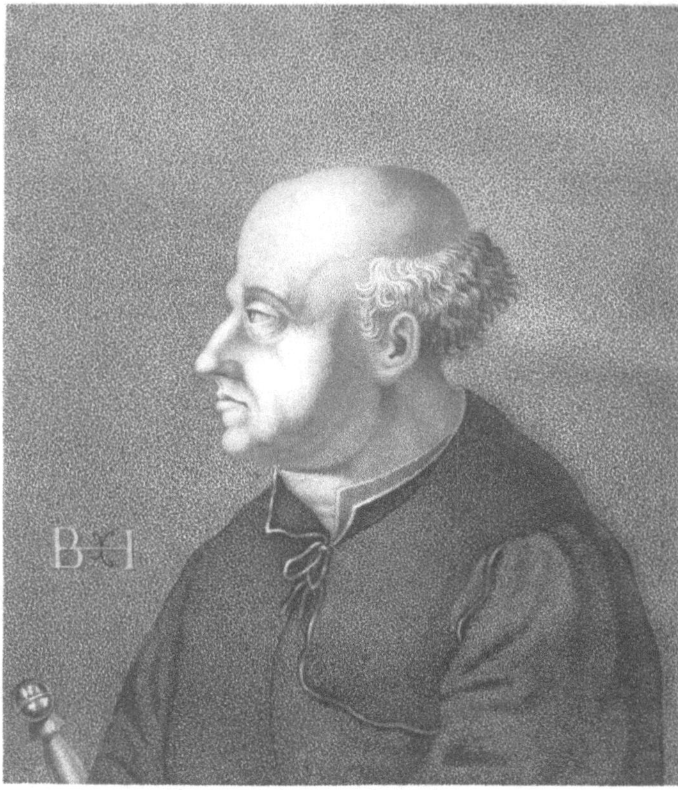

Theophrastus Paracelsus.

Es sind den Menschen mancherley Gaben gegeben von Gott; einem jeden nach seiner Wirkung aber durch einen Geist.
I. Corinth. 12.

Gleich wie Dürer in der Mahlerei
Also dieser in der Ertznei;
Vor und nach ihnen niemand tratt
Der in ihrer Kunst ihnen gegleichet hat
Must es darum vom Teufel seyn?
Das sey ferne; ach nein, ach nein!

1579.

Sulzbach in der J. E. v. Seid[illegible] Buchhandlung.

Paracelsus, sein Leben und Denken.

Drei Bücher

von

Michael Benedict Lessing,

Doctor der Medizin und Chirurgie, ausübendem Arzte in Berlin, der Hufelandischen medizinisch-chirurgischen Gesellschaft daselbst ordentlichem, der medizinischen Societät zu Antwerpen, des Vereins Großherzoglich Badischer Medizinalbeamter zur Förderung der Staatsarzneikunde und der Gesellschaft für Natur- und Heilkunde zu Dresden correspondirendem, sowie der medizinisch-chirurgischen Gesellschaft des Cantons Zürich und des Apotheker-Vereins im nördlichen Deutschland Ehren-Mitgliede.

„μεγάλας κακίας ὥσπερ καὶ ἀρετὰς
αἱ μεγάλαι φύσεις ἐκφέρουσι."
PLATON.

Mit einem Titelkupfer.

Berlin,
gedruckt und verlegt bei G. Reimer
1839.

„Dogmata non juro in Paracelsi aut scita Galeni;
Vera utriusque placent, falsa utriusque jacent."

Dem

Hochwohlgeborenen

Herrn

Dr. Joh. Nep. Rust,

Leibarzte Sr. Königl. Hoheit des Kronprinzen von Preußen, Wirklichem Geheimen Ober-Medizinal-Rathe im Ministerio, Präsidenten des Königl. Curatoriums für die Krankenhaus- und Thierarzneischul-Angelegenheiten, ordentlichem öffentlichen Professor der Heilkunde ꝛc., Ritter des rothen Adler-Ordens zweiter Klasse mit Eichenlaub und des eisernen Kreuzes, desgl. des Kaiserl. Russischen Wladimir-Ordens dritter und des Stanislaus- und St. Annen-Ordens zweiter Klasse, des Kaiserl. Oesterreichischen Leopold-Ordens und des Civil-Verdienst-Ordens der Baierischen Krone,

seinem hochverdienten Lehrer und Gönner,

in dankbarer Anerkennung

der Verfasser.

Unter den großartigen Gestalten des ärztlichen Walhalla hat besonders der unsterbliche Paracelsus mein Interesse in hohem Grade rege gemacht. Aus meinen langwierigen Studien in seinen und seiner Zeitgenossen Werken ist diese Biographie entstanden, und ich fühle mich für die vielfache Mühe einer solchen Arbeit dadurch reichlich belohnt, daß Ew. Hochwohlgeboren mir gestatteten, mein Buch mit Ihrem berühmten Namen zieren, und es Ihnen als schwachen Beweis meiner Anhänglichkeit zueignen zu dürfen. Ich schweige hier von den inneren Gründen, durch die ich mich gedrungen fühle, meinem Lehrer ein solches Denkmal aufrichtiger Hochachtung und Anerkennung zu errichten. Aber nicht allein Dankbarkeit und Verehrung gegen den Lehrer und Staatsmann, auch äußere Gründe und vor allem die Aehnlichkeit in so verschiedenen Schicksalswendungen, die sich in Ihrem und in des Paracelsus Leben herausstellt, würden diese Widmung rechtfertigen. Die Chirurgie verdankt dem Paracelsus ihre Emancipation, ihre Gestaltung zur Wissenschaft. Indem er sie zuerst auf die Heilkraft der Natur begründete, sicherte ihm dies Verdienst allein schon die Unsterblichkeit. Zwar bilden die Gelehrten unter sich Alle nur eine große Republik, in der die Wahrheit die Gesetze vorschreibt; allein diejenigen, die der Naturwissenschaft huldigen, und besonders die Aerzte, müssen über sich noch die Herrschaft der Natur als ihrer einzigen Regentin anerkennen. Wer ihre Gesetze versteht und ihnen gehorsamt, der ist ihr würdigster Vasall, und der würdigste Diener der Königin Natur ist der würdigste Arzt der Könige auf Erden. Wenn Ew. Hochwohlgeboren in der Wissenschaft nichts weiter geleistet, als was die Chirurgie Ihnen verdankt, so würde schon darum allein Ihr Name der Geschichte angehören. Sie waren kein Verächter des Paracelsus, sondern, wie Er, in Wort und Schrift und That ein wahrer Diener der Natur, der ihre Spuren weise erschaute und verfolgte. Sie sahen in der Nähe ihr erhabenes Antlitz, und das Geschick hat Ihnen vergolten, indem es Sie in die Nähe des Thrones stellte, und Ihnen einen ebenso umfang- als segensreichen Wirkungskreis verlieh. Wenn Ihnen zuweilen auch

Verkennung, Neid, Anfeindung, Undank zu Theil ward, — wo die Sonne am hellsten strahlt, spielen die gestachelten Mücken am liebsten. Wie dem Lebenslang verfolgten Paracelsus die Nachwelt ihre Anerkennung nicht versagte, so wird auch Ihnen, verehrter Herr, die Zukunft gerecht werden, denn Sie haben nicht bloß für die Gegenwart gebaut.

Vorwort.

Mit vorliegender Schrift erfülle ich ein Versprechen, das ich schon vor einem Jahre in meinem Handbuche der Geschichte der Medizin geleistet habe. Daß ich damit keine überflüssige Arbeit unternommen, davon bin ich noch mehr überzeugt worden durch mancherlei briefliche Mittheilungen mehrerer ausgezeichneter Gelehrten an mich, die mir den Vorwurf machten, ich hätte in meinem Geschichtswerke dem Paracelsus eine viel zu hohe Bedeutung beigelegt und ihn weit über die Gebühr erhoben. Bei den allgemein herrschenden Vorurtheilen gegen Paracelsus konnte ich mich über eine solche Sprache nicht wundern. Dieselbe ward mir aber ein Anlaß mehr, meine ausführlichen Studien über diesen Gegenstand, wie sie dem betreffenden Kapitel in meinem historisch-medizinischen Handbuche (S. 359–404) zum Grunde lagen, zur Oeffentlichkeit zu bringen und damit gleichzeitig eine Pflicht zu erfüllen, deren Entledigung meinem Wahrheits- und Gerechtigkeitsgefühl zum Bedürfniß geworden. Denn Pflicht schien es mir, heilige Pflicht, die Ehrenrettung eines Mannes zu übernehmen, den ich als eine großartige und fruchtbringende Erscheinung in der Geschichte der Wissenschaften kennen gelernt hatte, den ich als eine Zierde des deutschen Vaterlandes mit Ehrfurcht und Staunen betrachtete. Ich mache mir ein Verdienst daraus, der Anwalt eines lange verkannten Todten, der Vertheidiger eines großen Mannes geworden zu sein, den seine Zeitgenossen verleumdeten und die Nachwelt nicht zu würdigen verstand. Nur wenige Auserwählte ahnten in ihm den erhabenen Geisterkönig, der nach Jahrhunderten noch seine wohlthätige Herrschaft geltend zu machen wußte; nur ein kleines Häuflein übte an ihm Wohlwollen und Milde. Darum Ehre vor Allen der Stadt, die endlich den verfolgten Flüchtling liebend und pflegend in ihre schützenden Mauern aufnahm, — Ehre der wackern, ächt deutschen Stadt **Salzburg**, die, eifersüchtig auf den Ruhm des deutschen Vaterlandes, einem seiner größten Männer, troß des Geschrei's mißgünstiger Finsterlinge, in ihrer Mitte ein Asyl und eine Ruhestätte, und seinen irdischen Ueberresten ein schönes verherrlichendes Denkmal gönnte! **Salzburg**, von der Natur so reich begünstigt und ein angenehmer Ruhepunkt dem ermüdeten Wanderer auf dem weiten Gebiete der Erdkunde, hat durch die Anerkennung, die es seinem Mitbürger Paracelsus selbst noch im Grabe bewies, auch in der Geschichte der Wissenschaft sich einen rühmlichen Platz, ein eigentliches Ehrenbürgerrecht erworben, wie Allen denen gebührt, die wahres Verdienst zu schätzen und zu belohnen wissen.

Aber Dank auch denjenigen Männern, die, wie Jahn, C. H. Schultz, Damerow, in der neuesten Zeit für Paracelsus mit muthigem Wort in die Schranken traten, und deren Vorarbeiten bei gegenwärtigem Werke benutzt zu haben, ich mit Freuden anerkenne.

Sonst habe ich hier nur noch wenig hinzuzufügen. Wenn ich die Belagsstellen aus den Werken des Paracelsus, wobei ich immer nach der zu Straßburg von Joh. Huser 1618 besorgten Ausgabe in drei Foliobänden citirte, mit seinen eigenen Worten wiedergab, und meistens, mit Beibehaltung seiner eigenthümlichen Schreibart und Orthographie, ihn selber redend einführte, so wird man daraus nur ein um so treffenderes Bild seiner Persönlichkeit und seiner Zeit gewinnen, und auch nicht die oft gehörte Behauptung aufstellen können, es sei seinen Gedanken und Aussprüchen Gewalt angethan und ein willkührlicher Sinn untergelegt worden. Nur auf diese Weise war es mir ebenfalls möglich, gleichzeitig systematisch und exegetisch zu Werke zu gehn, und nicht nur eine geordnete Uebersicht der Paracelsischen Lehren, sondern so zu sagen auch einen Commentar zu seinen Werken zu liefern, die Manchem noch heute wie Hieroglyphen erscheinen.

Das beigegebene Titelkupfer, nach einem alten Stich des Nürnberger Meisters Balthasar Jenichen, wie aus dem Monogramm (Brulliot, I, No. 956.) und der Jahreszahl (1572) hervorgeht, gehört zu den wenigen Portraits des Paracelsus, die als getroffen gelten können, und wird gewiß jedem Leser eine erwünschte Zugabe sein.

Inhaltsübersicht.

I.

II.

III.

Paracelsus.

Erstes Buch.

Sein Leben.

§. 1.

Die Geschichte ist nichts Zufälliges oder Gemachtes, sie ist etwas Nothwendiges, die Offenbarung der Gottheit in der Gestaltung des menschlichen Geistes und in der lebendigen Aeußerung seiner Freiheit und Thätigkeit. Was man im einzelnen Organismus beobachtet, die verschiedenen Stadien seiner Entwickelung und Fortbildung, die mannigfachen Durchgangsperioden durch bestimmte Krankheiten, Hemmungen und Metamorphosen, ehe er zu einer gewissen Selbstständigkeit und gleichmäßigen Entfaltung seiner Kräfte gelangen kann, — alles dies wiederholt sich in der großen Gesammtheit des Menschengeschlechts nach denselben Gesetzen, und die Erscheinungen des Individuums spiegeln sich ab in den physischen und psychischen Schicksalen Aller. Auch das Menschengeschlecht hat seine Umwandlungsstufen, seine Krankheiten und Gebrechen zu überwinden, ehe es die Höhepunkte der Gesittung und Humanität erreicht, und dem ernsten Betrachter großartiger Epochen stellt sich dies Phänomen in klaren Zügen im Bilde der Weltgeschichte dar. Folgt nicht selten im isolirten Organismus auf die Zeit der Evolution als

Fortsetzung eine Zeit der Krankheiten, so haben ebenfalls ganz[e] Staaten und Völker, wenn sie einen gewissen Aufschwung ge-wonnen, nicht selten wieder eine Zeit der Krankheiten zu über-stehen, die zu vollkommener Revolution und Umwälzung anwächst. Es giebt aber nicht allein in natürlich und künstlich organisirte[n] Gebilden solche Leidensperioden, auch ganze Zeitalter haben ihr[e] Krankheiten; es giebt Krankheiten der Zeit! Ihre höchste Stei-gerung geht gleicher Weise in endliche Wiedergeburt über; si[e] sind Entwickelungskrankheiten, wie beim Menschen, aus denen ei[n] neues, lebensfrisches Dasein hervorsprießt. Das Mittelalter ist al[s] solch' eine Zeit der Umwandlung zu betrachten; es ist das Jüng-lingsalter der Menschheit. Erst mit dem Anbruch des XVI. Jahr-hunderts begann das Mannesalter derselben. Selbstständigke[it] und eigenes Denken trat an die Stelle der ehemaligen jugendlic[h] vertrauenden Nachbeterei; die poesiereichen Träume schwindelnde[r] Romantik machten dem ernsteren Streben nach wissenschaftliche[r] Didaktik Platz. Der grob-körnige, ungeschlachte Uebermuth de[s] Jünglings wich dem sittlichen Gefühle gemessener männliche[r] Würde. Waren bisher die Krankheiten der Zeit in Folge lange[r] Gewohnheit von der Mehrzahl mit großer Gleichgültigkeit ge-tragen, ja nur von sehr wenigen Auserwählten überhaupt al[s] Krankheitszustände erkannt worden, so wuchsen in diesem Jah[r]-hundert nach dem unerforschlichen Rathschluß der Vorsehung, wie einst aus den gesäeten Drachenzähnen riesige Kämpfer, au[s] den überall ausgestreuten Keimen der lange wuchernden und tie[f] wurzelnden Uebel, Heldenmänner hervor, um mit Einsicht, Kühn-heit und Ausdauer der hundertköpfigen Hydra den verderbende[n] Krieg zu erklären. Es waren dies die Männer der Reformatio[n] in Kirche und Wissenschaft, die eigentlichen Aerzte in den Krank-heiten jener Zeit. Ihnen verdankt das Menschengeschlecht, daß e[s] die, im heißen Blut des Jünglingskörpers tobenden Stürme, d[ie] ihm den Erstickungstod drohten, glücklich besiegte, und zur Reif[e], zur Mündigkeit, zur Männlichkeit heranwuchs. Die Reformatio[n] bildet den Markstein zwischen Mittelalter und Neu-Zeit; sie i[st] der Triumph des Verstandes über die Leidenschaft, des Geiste[s] über das Gemüth, des Glaubens über den Aberglauben, der Triumph der Religion und der Wissenschaft über Fanatismus und Unwissenheit. Das Gesetz trat an die Stelle der Willkühr, freier Gehorsam an die Stelle blinder Sclaverei. — Man begann zu denken, wo man früher nur nachzubeten gewohnt war; unbefriedigte Hoffnungen und Wünsche erzeugten neue Ideen und Bestrebungen, die Forschung verdrängte die Verfinsterung. Der Abend des XV. Jahrhunderts ist die Zeit der größten Entdeckungen des menschlichen Geistes, und die Morgenröthe des XVI. begrüßte die kühnste und erhabenste That seit Christi Geburt. So ein sonniger, hoffnungsvoller Morgen mußte seine beglückende Wirkung auch auf die übrigen Stunden des Tages äußern, und wahrlich! die Reformation war wieder der erste Tag seit anderthalb Jahrtausenden. Gott sprach zum drittenmale: es werde Licht! und siehe, es ward Licht! Wie einst in den gläubigen Gemüthern der armen Jünger, so tagte es jetzt in den gedankenschweren Geistern reichbegabter Männer; das Licht blieb nicht mehr Monopol einer bevorzugten Kaste, die Aufklärung ward Gemeingut. Eine solche Epoche konnte nicht ohne Einfluß auf den damaligen Standpunkt der Völker bleiben, ebensowenig als dieser selbst sich indifferent gegen die Herbeiführung und Beschleunigung einer solchen Umwandlung verhalten konnte. Allenthalben erblickt man daher das Bild des Kampfes; im Innern der Menschen einen Widerstreit neu aufkeimender, sie mit Blitzesschnelle durchdringender, aber noch unausgebildeter und chaotisch verwirrter Ideen gegen die Verkehrtheiten der ehemaligen Jugenderziehung und die tief eingenisteten Vorurtheile aus Legenden und Ammenmährchen; in der Außenwelt die Abwehr geistlicher Despotie und adligen Uebermuthes durch die Macht selbst erworbener Einsicht und bürgerlicher Sitte und Ordnung. Auf dem Gebiete der Wissenschaft traten diese Folgen am auffallendsten hervor; in allen Theilen derselben mußte die langgewohnte Nacht und Verdumpfung der hellen Fackel funkensprühender Wahrheit und Ueberzeugung weichen; Sterne erster Größe gingen endlich am Himmel der Gedankenwelt auf und sendeten ihre belebenden Strahlen in die entlegensten Winkel des verwahrlosten Geistes. Ein Luther brach mit den Donnerworten seiner Thesen die Gewalt der Hierarchie; Melanchthon und Erasmus lösten der lange gefesselten Sprache die Zunge; Cardanus hob den Schleier der Isis und hüllte die dunkelsten Geheimnisse mathematischen Tiefsinns in das durchsichtige Gewand unsterblicher plastischer Formeln; ein Copernikus rief Josua's göttlichen Machtspruch: „stehe still Sonne!" zum Himmel hinauf, und seinen Worten gehorchte das Planetensystem, und der Erdkreis bewegte sich seitdem in den Bahnen, die seine Weisheit ihm angewiesen. Und dieser Geist lebendiger Forschung trat fast plötzlich in allen Theilen der Wissenschaft, auch in der Medizin und Naturkunde im Anfang des mächtigen XVI. Jahrhunderts auf.

Schon vorbereitet seit der Erfindung der Buchdruckerkunst und der Zerstreuung griechischer Gelehrten nach der Eroberung von Konstantinopel, und durch die Entdeckung Amerika's noch mehr begünstigt, konnte jener welthistorische Kampf, der sich beim Eintritt dieses Säculums zwischen Unwissenheit und Aufklärung, zwischen der Gewalt des Genius und den Dogmen der Kirche, zwischen dem Großhandel der Erkenntniß und dem Schleichhandel der Verdummung, zwischen der eisernen Gewalt der mönchischen Schulmethode und dem unbefangenen Sinne wissenschaftlicher Beobachtung erhob, auch für die Heilkunde nicht spurlos vorübergehn, da bereits vielfach die Sehnsucht nach Abschüttelung der so lange getragenen unwürdigen Knechtschaft unter dem Scepter Galen's und der Araber laut geworden war, und in den Gemüthern der Aerzte wie des Volks tiefe Wurzel geschlagen hatte. Mehr als tausend Jahre hindurch waren Theosophie, Kabbala und Scholastik vereinigt bestrebt gewesen, aus verwitterten Trümmern griechischer und orientalischer Gelehrsamkeit ein, schon in seiner Basis unhaltbares, buntscheckiges Gebäude zusammenzusetzen, dem phantastischer Aberglauben und willkührliche Grübeleien unmöglich Festigkeit, Sicherheit und lebensvolle Gestaltung zu geben vermochten. Die neuen Reichthümer aber, die eine neue Welt dem Arzneischatz aufgeschlossen, der gesteigerte Umfang, den die Kenntniß der Pflanzen und Chemie dadurch gewonnen, die reinen Quellen klassischer Weisheit und ungetrübter Naturanschauung, die jene hellenischen Flüchtlinge der allgemeinen Bildung eröffnet hatten, die überraschenden Erfahrungen, welche die Lustseuche und ein Heer anderer, bisher ungekannter Krankheiten in ihrem Gefolge führte, und endlich das Zusammentreffen großartiger politischer Ereignisse, besonders die bedeutungsvolle Reformation, — alles dies insgesammt mußte nothwendig bei der allgemeinen Gährung der Meinungen den lockern Boden untergraben, auf dem jenes altherkömmliche System gegründet war, und seinen Sturz beschleunigen helfen. Durch das seelenlose Nachbeten der Aristotelischen Formeln in die sterile Region der Begriffe und Definitionen, in gänzliche Seichtheit hinabgezogen, so fand der Mann, den das Schicksal zu jener Riesenarbeit ausersehen, so fand Paracelsus die Philosophie seiner Zeit. Auf einem noch tieferen Standpunkte befand sich die Medizin. Man beschränkte sich einzig auf das Commentiren der vergötterten Galenischen oder Hippokratischen Lehrsätze. Des Paracelsus Streben ging darauf hinaus, die göttliche Abkunft der Philosophie zu beweisen, und die Heilkunde aus der Flachheit der Meinungen zur Wissenschaftlichkeit, aus einer bloß oberflächlichen und einseitigen Betrachtung des Wesens des Organismus zu einer höheren und universelleren zu erheben, die Aerzte selbst aus dem beschränkten Kreise ihres gewöhnlichen Handelns zu einer geläuterten Kunstansicht zu führen. Dies ist die Tendenz, die sich in seinen Büchern offenbart, und wenn sein kühnes Streben ihm auch nur zum Theil gelang, so bleibt ihm doch immer das Verdienst, zu einer Zeit, wo die meisten Gelehrten in der niederen Verstandessphäre befangen waren, einen höheren Standpunkt errungen, und, als ein neuer Prometheus, in die alte tausendjährige Nacht helles, zündendes Licht geworfen, und eine Zwingburg der Aerzte, an der Tausende tausend Jahre lang gebaut, als einzelner Mensch mit herkulischer Stärke von Grund aus zerstört zu haben.

§. 2.

Philippus Aureolus Theophrastus Paracelsus Bombastus von Hohenheim wurde 1493 zu Maria-Einsiedeln, einem Marktflecken, 2 Meilen von Zürich, geboren. Eigentlich stand das Haus seines Vaters eine Stunde von Einsiedeln entfernt, an der über das Ufer der wilden Sil gebauten Teufelsbrücke [1]). Sein Vater, Wilhelm Bombast von Hohenheim, stammte aus der alten und berühmten [2]) schwäbischen Familie der Bombaste ab, die sich von dem adligen Schlosse Hohenheim (nachmals Eßlinger Hof oder Meiler), nächst dem Dorfe Pfinningen bei Stuttgart, Bombaste von Hohenheim nannten [3]), und war nahe verwandt mit dem Großmeister des Johanniterordens Georg Bombast von Hohenheim. Er ließ sich als Arzt bei Maria-Einsiedeln nieder und verheirathete sich 1492 mit der Aufseherinn des Krankenhauses der dortigen Abtei, aus welcher Ehe als einziges Kind Paracelsus entsprang. Alle andere Angaben über seine Abkunft und seinen Namen sind entschieden unrichtig [4]). Der Neid und die Verfolgungssucht seiner Feinde, mit denen Paracelsus sein ganzes Leben hindurch zu kämpfen hatte, ließ nicht einmal seine ehrliche Geburt unangetastet. Seinen Taufnamen „Philippus Theophrastus" [5]) verwandelte die Mißgunst in „Kakophrastus", und den Namen

---

1) Dies Haus wurde erst 1814 wegen seiner Baufälligkeit durch ein neues ersetzt.

2) cf. Schenck von Graffenberg Observat. med. rarior. I. Obs. 36. Basil. 1584.

3) Das Wappen dieser adeligen Familie zeigt Siebmacher's Wappenbuch. Thl. II. Tab. 87.

4) Z. B. bei Erastus (disputat. de medic. nova Paracelsi, I. 237.) Schröckh (Lebensbeschreib. berühmter Männer I. 14.) und Haller (Bibl. med. pract. II. 2.), die ihm den Namen Höchener beilegen und als seinen Geburtsort Hoheneck oder Hundsweil oder Gaiß bezeichnen. Noch nach seinem Tode bewies eine, den gedruckten Testamentsakten beigefügte Quittung des Abtei-Procurators Peter Wesener zu Einsiedeln, worin der Empfang eines Legats von 10 Florinen bescheinigt wird, die sein „lieber Oheim" Paracelsus seinen nächsten Verwandten zu Einsiedeln in der Schweiz vermacht habe, daß dieser Ort wirklich seine Heimath und sein Geburtsort gewesen sei.

5) „Et naturae et baptismatis jure Theophrastus nominor" sagt er selbst in seinem Buche Paragranum.

„Aureolus", behauptete man, habe er sich aus Unkenntniß der Grammatik beigelegt, weil er einmal irgendwo [1]) gelesen: „exstant aureoli Theophrasti libri." Inwiefern diese Beschuldigung gegründet sei, läßt sich heutzutage nicht mehr ermitteln; ebensowenig, ob er sich den Namen Paracelsus aus Hochmuth [2]) oder, was wahrscheinlicher, nach der damaligen Sitte gelehrter Zeitgenossen [3]), als Uebersetzung seines Namens „von Hohenheim" beigelegt habe. So unbedeutend dies auch an und für sich ist, so charakterisirt es doch den kleinlichen Haß seiner Gegner, die alles Mögliche hervorsuchten, ihn herabzusetzen. — Uebrigens hieß er wegen seines Geburtsorts Einsiedeln auch Helvetius Eremita, wie ihn Erasmus Roterdamus stets zu nennen pflegte, und führte außerdem zuweilen noch die Beinamen Germanus, Suevus, Arpinas.

Sein Vater zog im Jahre 1502 nach der Stadt Villach in Kärnthen, wo er 1534 als angesehener Arzt und Bürger starb. Ob Paracelsus erst dort oder schon in früherer Kindheit, wie es heißt, als dreijähriger Knabe, ob zufällig (beim Hüten der Gänse durch den Biß eines Schweins), oder absichtlich (um ihn zum Studiren anzuhalten), oder überhaupt jemals entmannt worden sei, wie man ihm allgemein nachsagt, dürfte jetzt wohl nicht mehr leicht entschieden werden können. So viel aber ist gewiß, daß er keinen Bart hatte und das weibliche Geschlecht haßte, und daß sein noch vorhandener Schädel in seiner Formation eher einem weiblichen als einem männlichen gleich sieht. Auch ist er nirgends mit einem Barte abgebildet. Sein Portrait ist noch jetzt zu Salzburg an seinem Hause [4]) zu sehen, wo es oberhalb des dritten Stockes in Lebensgröße auf die Mauer gemalt ist [5]).

---

1) In St. Hieronymi Lib. I. contra Jovianum.

2) „Quasi superior Celso," wie er überhaupt παρὰ gern als Steigerungspartikel vorsetzt, z. B. Paragranum, Paramirum.

3) Z. B. Melanchthon, Oekolampadius, Erastus u. a.

4) Ecke der Linzer Gasse Nr. 365., der St. Andreas-Kirche gegenüber.

5) Eine mit seinem sehr genauen Portrait versehene Medaille ist in Köhler's Münzbelustigungen Th. XI. S. 369 abgedruckt.

Schon in früher Jugend genoß Paracelsus den Unterricht seines Vaters, der ihm auch die ersten Kenntnisse in der Alchymie [1]), Wundarzneikunst und in der Medizin beibrachte. Mit kindlichem Andenken hing er stets an demselben, und rühmte sich keines Menschen, als nur dessen, der ihn erzeugt und in seiner Jugend auferzogen hatte [2]). Später bildete er sich bei verschiedenen Klostergeistlichen, besonders in dem nahe gelegenen Kloster zu St. Andrä im Laronthale, unter Leitung des gelehrten Bischofs **Eberhard Paumgartner** aus, ferner unter den Bischöfen **Matthias Scheidt von Seckach** (Scheyt oder Seypt von Sekau oder Settgach) [3]), **Matthäus Schacht**, Suffragan zu Freisingen, u. A. Im 16ten Jahre schickte ihn sein Vater auf die Universität nach Basel, und vielleicht gilt sein Ausspruch, „er sey eine nicht kleine Zierde der hohen Schulen gewesen“, von dieser Universität. Doch ist es wohl ausge-

1) G. **Stolle** (Anleit. zur Hist. der med. Gelahrtheit, 1731. S. 171. d.) behauptet, er habe ihn dem „**Basilio Valentino**, einem berühmten Chemico, in die Information gegeben. Von diesem hat er gelernet, daß man von den meisten Körpern Wasser, Oel und Salz separiren könne, worauf er nachmals diese 3 Dinge zu Principiis der Körper gemacht und alle Krankheiten ohnmittelbar auf eines derselben referiret.“ Jedoch die ältern Schriftsteller über Paracelsus, wie **Helmont**, **Gudenius** (Erfurtische Historie, Bd. 2. Cap. 21. S. 129), **Barchusen** (Historia medicinae, Amstelod. 1710) u. a. halten Letzteren mit Recht für bedeutend jünger als Valentinus (s. mein Handb. d. Gesch. d. Medizin, 1838. I. 358), während Andere dagegen (Beitrag zur Geschichte der höhern Chemie, Leipz. 1785) sogar den Herausgeber der sogenannten Werke des Valentinus, Joh. **Thölden**, für ihren eigentlichen Verfasser halten, der sie aus des Paracelsus Schriften entlehnt und extrahirt haben soll. Selbst **Sprengel** scheint dieser Ansicht gefolgt zu sein, da er jene Werke dem Paracelsus oder einem seiner Schüler zuschreibt (Gesch. d. A. K. 1827. III. 426). Am wahrscheinlichsten ist es wohl, daß **Arnoldus Villanovanus** (s. mein Handb. d. Gesch. d. Med. I. 303) u. a. bereits die Grundlage zu dem hergegeben, was später in den Schriften des **Valentinus** enthalten war, und durch diesen, sowie durch **Trithemius** und **Isaac Hollandus** in die des Paracelsus überging.

2) Astrol. magica II. 403.

3) Obgleich Paracelsus aller dieser Männer selber erwähnt (Vorrede zum 2ten Th. der Chirurgia magna), so bietet sich doch bei Letzterem eine eigenthümliche historische Schwierigkeit dar, indem er, wie schon **Brucker** bemerkt (Hist. crit. philosoph. T. 4. P. I. p. 650), bereits 1503 starb, so daß Paracelsus, der damals erst 10 Jahre zählte, wohl nur aus seinen **Werken** Belehrung geschöpft haben kann.

macht, daß Paracelsus, dem die damalige Weisheit der Aerzte schon frühzeitig ein Greuel war, eigentlich keine regelmäßigen akademischen Studien gemacht habe, was ihm, der sich einen eigenen Weg bahnte, nachmals natürlich sehr übel ausgelegt wurde. Später kam er zu dem in der Alchymie sehr berühmten Johannes Trithemius, damals Abt zu Sponheim, nachmals zu Würzburg. Seine Liebe zu dieser Wissenschaft führte ihn darauf in das Laboratorium des reichen Siegmund von Fugger zu Schwatz in Tyrol, der damals für einen der berühmtesten Chymisten galt, und von dem er sehr viel lernte. In der Folge machte er noch in seinen Jünglingsjahren weite Reisen, und soll Deutschland, Italien, Frankreich durchwandert, und nach Art anderer Alchymisten seiner Zeit, auch das Erzgebirge, Schweden, selbst den Orient besucht [1]), ja sogar als Wundarzt die Feldzüge in den Niederlanden, in Dänemark [2]), Neapel u. a. a. O. mitgemacht haben, wobei er allenthalben nicht nur aus dem Unterrichte der Aerzte, Laboranten und Hüttenarbeiter, sondern auch aus dem Umgange mit alten Weibern, Scharfrichtern, Schäfern, Juden, Badern, Zigeunern u. a. dgl. — „Gescheidten und Einfältigen“ — für seine Kenntniß der Natur und der Menschen Bereicherung zu schöpfen strebte. Man sah ihn daher auch nicht selten in Gesellschaft von Kärrnern und Fuhrleuten auf der Landstraße und in Wirthshäusern, was freilich die pedantische Beschränktheit und Engherzigkeit seiner Geg-

1) Er selbst nennt Spanien, Portugal, Preußen, Polen, Siebenbürgen, Ungarn und Croatien als die Länder, die er durchreist habe. In seinem Fragment de morbo gallico sagt er: „expellebant me ex Lituania, Borussia, Polonia, non placebam Belgis, non Universitatibus, non Monachis, non Judaeis.“

2) Er erwähnt selber „eine edele Fraw zu Stockhalma in Dänemark“, (Chirurg. magn. II. Cap. 2.) die ihm die Zubereitung eines schmerzstillenden Wundwassers gelehrt habe, woraus Einige schließen wollen, er sei nie in Skandinavien gewesen, weil er sonst wohl Stockholm als Hauptstadt Schwedens gekannt hätte. Aber zu geschweigen, daß er in dänischen Diensten zu Stockholm war, ist es nicht abzusehen, warum Paracelsus späterhin in seinem Gedächtniß mehr geographische Kenntniß bewahrt haben solle, als heutzutage manche französische Gelehrte, unter denen z. B. der berühmte Broussais einmal Regensburg (Ratisbonne) für eine Stadt hält, die in der Schweiz gelegen.

ner nicht vom kosmopolitischen Standpunkte zu würdigen vermochte und ihm daher zum bittersten Vorwurf anrechnete [1]. — Nach dem Morgenlande hatte ihn übrigens nur ein Zufall geführt. Im dänischen Heere angestellt, wohnte er nämlich der Belagerung Stockholms bei, von wo aus er die scandinavischen Bergwerke besuchte und später durch Rußland mit einem tartarischen Fürsten über Moskau nach Konstantinopel ging. Der Behauptung einiger seiner Schüler, daß er auch in Aegypten und Arabien gewesen, widerspricht er selber [2].

Nach zehnjährigen Wanderungen, theils als fahrender Schüler, theils als Alchymist, theils als Arzt und Theosoph, indem er nach der Sitte jener Zeit im Lande umherzog, und den Leuten aus den Sternen und den Linien der Hand die Nativität stellte oder die Todten citirte und allerlei chemische Prozesse vornahm [3], kehrte er, 32 Jahre alt, nach Deutschland zurück, wo er wegen seiner vielen glücklichen Kuren bald einen großen Ruhm erlangte.

§. 3.

Wahrscheinlich nahm Paracelsus bereits 1525 sein Domicil zu Basel [4]. Im folgenden Jahre nannte er in der Dedication seiner 7 Bücher „de gradibus et compositionibus receptorum et naturalium“ sich selber „utriusque medicinae doctor, physicus et ordinarius Basiliensis,“ und ward endlich 1527, wie man glaubt, auf des Oekolampadius Empfehlung, vom Stadtrath zu Basel an der dortigen Universität als Professor der Physik, Medizin und

1) Erastus l. c. p. 293.
2) De morbis tartar. c. 2. p. 285.
3) C. Gesner epistol. med. Lib. I. fol. 1. — Zwar ist Paracelsus auf diese vagabondirenden Scholastici nicht wohl zu reden, allein dennoch ist Gesner's Angabe sehr wahrscheinlich. Auch Luther war in seiner Jugend fahrender Schüler gewesen, und eiferte gleichwohl gegen diese verderbliche Sitte, wie sie es verdiente. (s. Ruhkopf's Gesch. d. Schul- und Erziehungswesens in Deutschland S. 129—132).
4) Dies bestätigen Conrad Gesner u. A. Ueberhaupt sind diese und die folgenden Angaben über seine Lebensumstände kritisch genauer und richtiger, als die bei Sprengel und anderswo enthaltenen. Vergl. des Dr. Werneck zu Salzburg Mittheilungen zur Gesch. des Paracelsus, in Clarus und Radius Beitr. z. prakt. Heilkunde. 1836. Bd. 3. Heft 3. S. 209 ff.

Chirurgie mit großem Gehalte angestellt. Als solcher kündigte er im Juni 1527 seine Vorlesungen in einer Art von Programm an [1]), dessen Anfang also lautet: „Ego amplo Dominorum Basiliensium stipendio invitatus, duabus quotidie horis tum active tum inspective Medicinae et Physices et Chirurgiae Libros, quorum et ipse auctor, summa diligentia magnoque auditorum fructu publice interpretor". Seine Vorlesungen waren keine Commentare zum Galen, Hippokrates oder Avicenna, worauf sich meistens die Professoren der Medizin in jener Zeit beschränkten, sondern was Paracelsus lehrte, war im eigentlichsten Sinne seine Wissenschaft. So trug er denn vor einer zahlreichen Zuhörerschaft täglich 2 Stunden lang in deutscher Sprache die Chirurgie der Wunden, die tartarischen Krankheiten [2]), ferner über Gelbsucht [3]), über die Beurtheilung des Urins und des Pulses [4]), über Physiognomie, soweit sie dem Arzte nothwendig ist („privatim in diebus canicularibus") und über 14 verschiedene Krankheiten unter stetem Beifall der Studirenden vor [5]). Zugleich verwaltete er das Amt eines Stadtarztes, als welcher er beim Magistrate den Antrag machte, die Apotheken einer Untersuchung unterwerfen zu dürfen, um sich zu überzeugen, ob die Apotheker ihre Kunst verständen, gehörigen Vorrath an den nöthigen Mitteln hätten und ihre Waare nicht übertheuerten. Dies gewissenhafte Verfahren zog ihm natürlich den Haß der Apotheker zu, sowie auch die Aerzte und übrigen Professoren ihrerseits seiner Anstellung sich widersetzten, weil dieselbe, ohne sie davon in Kenntniß zu setzen, geschehen, und man nicht wisse, woher er komme, und ob er wirklich Doktor sei. Vielleicht hätte er aber alle diese Verdrieß-

---

1) I, 950. 2) de tartaro lib. II. I, 392.
3) de icteritiis I, 444. 4) I, 739.
5) I, 451 — 477. — Welchen Beifall er erhielt, läßt sich aus einer Nachricht von Ramus (Oratio de Basilea) hierüber abnehmen, worin es heißt: „Theophrastum Paracelsum Basiliensis Academia medicinae lingua Germanica Professorem habuit, qui in intima naturae viscera sic penitus introiit, metallorum stirpiumque vires et facultates tam incredibili ingenii acumine exploravit et pervidit, ad morbos omnes vel desperatos et hominum opinione insanabiles percurandum, ut primo cum ipso medicina nata videatur."

lichkeiten und Verfolgungen besiegt, wäre er nicht im Juli 1528 durch einen unglücklichen Prozeß gegen den Kanonikus Cornelius von Lichtenfels genöthigt worden, Basel heimlich zu verlassen. Letzterer hatte ihm nämlich für seine Heilung vom Magenweh, woran ihn bereits alle übrigen Aerzte erfolglos behandelt, 100 Gulden versprochen, weigerte sich aber, da die Heilung bereits nach 3 Pillen Laudanum eintrat, sein Versprechen zu halten. Paracelsus klagte und ward über den Richterspruch, der dahin entschied, daß Lichtenfels nur nach der Medizinaltaxe zu bezahlen habe, so empört, daß er öffentlich gegen den Magistrat Schimpfworte ausstieß [1]), und, um den schlimmen Folgen zu entgehen, auf den Rath seiner Freunde nach dem Elsaß flüchten mußte.

§. 4.

Seitdem lebte er als Mann ebenso unstät, wie im Jünglingsalter, und brachte oft, wie ehemals auf seinen Wanderungen, in Dörfern und Fuhrmannsherbergen zu. Auf diesen Reisen schlossen sich ihm, wie es scheint, weniger aus Wißbegierde, als aus Eigennutz, zahlreiche Schüler an, deren einige als stete Begleiter um ihn waren, weil sie ihn im Besitz eines Universalheilmittels (Panacee) oder des Steins der Weisen glaubten, und ihm seine vermeinten geheimen Künste ablernen wollten. Der bekannteste unter ihnen ist Joh. Oporinus, der mehr als drei Jahre ihm als Schreiber bei seinen literarischen Arbeiten und als Diener folgte, und nachmals Professor der griechischen Sprache und Buchdrucker zu Basel wurde. Durch seine Nachrichten über Paracelsus trug er gar sehr zu dessen Verunglimpfung bei, und urtheilte über ihn, wahrscheinlich weil er sich in seiner Hoffnung, von ihm die Bereitung des Universalheilmittels zu erfahren, getäuscht, und, da Paracelsus seine eigennützige Absicht durchschaute, von ihm aus seiner Nähe entfernt sah, mit großer Härte und Undankbarkeit. Erst nach seinem Tode zeigte er eine große Verehrung gegen ihn und

1) Wursteysen (Urstisius) in der Basler Chronik (B. VII. K. 19. p. 1527) sagt, Theophrastus habe, über den Richterspruch erzürnt, „böse Zettel fliegen lassen," was auf ein Pasquill zu deuten scheint.

bereuete sein früheres Betragen, wie dies Conring, selber einer der heftigsten Feinde des Theophrastus, angiebt. — Ueberhaupt hatte sich Paracelsus oft über die Treulosigkeit seiner Schüler bitter zu beklagen, die sich nicht schämten, von ihm zu lernen, um ihn zu betrügen, und ihn meistens, ehe sie reif waren, verließen, um die chemischen oder praktischen Kunstgriffe, die sie ihm abgelernt hatten, zu seinem Nachtheil anzuwenden. Besonders warnte er das Publicum öfters vor der Unwissenheit der Schüler, die er in Basel zurückließ. „Dieselben hatten ihm," wie er sich ausdrückt, „die Federn vom Rock gelesen, Urin aufgewärmt, gedient und gelächelt, wie ein Hündlein um ihn herumgestrichen und ihm angehangen. Dies konnten nur Erzschelme sein" [1]). Sie rühmten sich seiner Lehre, waren aber zu früh aus der Schule gekommen. Bei einer andern Gelegenheit äußerte er sich über den Erfolg seines Unterrichts also: „Was ich von Aerzten geboren habe: aus den Hunderten von Pannonia, sein zween wohlgerathen: aus der Confyn (Nachbarschaft) Poloniä drey: aus den Regionen der Saxen zween, aus den Sclavonien einer: aus Bohemien einer, aus dem Niederland einer, aus Schwaben keiner. Wiewohl in einem jeglichen Geschlecht große Zahlen gewesen sind. Ein jeglicher hat meine Lehre nach seinem Kopfe gesattelt: einer führt mir's in einen Mißbrauch zu seinem Seckel: ein anderer zeucht's ihm in seine Hoffart, aber ein anderer glossirts und emendirts, und im Fürlegen für mich warens erstunkene Lügen." —

Glaube man nicht, daß etwa der Neid über das Reüssiren seiner Schüler ihn zu solcher Sprache veranlaßt habe. Vielmehr hielt er es für ganz unpassend, das Ansehen des Alters oder andere Verhältnisse im Reiche der Wissenschaft geltend zu machen; der Meister, wollte er, müsse sich freuen, vom Schüler übertroffen zu werden: „was ist Höheres und Löblicheres an einem Auditore und Discipulo, denn daß er in einer weichen

1) I, 143.

Schale liege, die da nicht erhärte, bis er seiner Disciplin gewachsene Flügel erlangt habe und alsdann den Ruthen entrinne? Ehrlich und löblich ist es dann solchen, daß sie die Alten ans den Nestern stoßen. Denn Kunst und Weisheit, Zucht und Liebe sollen alle Stunden erhoben werden über ihren Meister und aufwachsen wie die junge Buche, die durch ihr Aufwachsen den alten Buchen ihr Lob nimmt" [1]).

Außer Oporinus nennt er von seinen Secretären und Zöglingen noch einen Dr. Cornelius, der aber wohl schwerlich Cornelius Agrippa von Nettesheim gewesen ist [2]), Dr. Petrus, Dr. Andreas, Dr. Ursinus, Licent. Pancratius und Mag. Raphael. Er schrieb diesen zu Ehren etliche Libellen. Doch kann jener Dr. Petrus unmöglich Petrus Severinus sein [2]), der erst im Jahre 1542 geboren, nachmals aber als Anhänger des Paracelsismus so berühmt wurde [3]), daß selbst einer der heftigsten Gegner der Paracelsischen Lehre, der nachmalige Kanzler Baco von Verulam, eine so günstige Meinung von ihm hatte, daß er sagt [4]): „unter allen Nachfolgern und Schülern des Paracelsus beneide ich ihn wegen des einzigen Severinus."

§. 5.

Es ist schwierig, bei dem umherziehenden Lebenswandel, den Paracelsus führte, die verschiedenen Aufenthaltsorte genau nach dem Zeitpunkte, wo er sie wählte, zu ermitteln. Doch geht aus seinen Schriften, deren Dedicationen und Vorreden hier von besonderer Wichtigkeit sind, hervor, daß er sich von Basel zunächst nach dem Elsaß wandte, bei welcher Reise eben der genannte Oporinus sein Weib verließ, um sich ihm anzuschließen. Im Juli 1528 befand er sich zu Colmar, wo er dem dortigen „Stettmeister" (Schöffen) Conrad Wickram sein Werk „von den offenen Schäden" [5]), und dem dortigen Stadtmeister Hie-

1) I, 205.
2) Wie es zweimal fälschlich in Rixner's und Siber's Biographie des Paracelsus (Sulzbach, 1819. S. 12)) angedeutet steht.
3) Mein Handb. d. Gesch. d. Mediz. I. S. 409.
4) Opera omnia. Amstel. 1712. p. 740.
5) III, 376.

ronymus Bonerus das „von den französischen Blattern, Lähme, Beulen u. s. w." [1]) widmete. Während der Jahre 1529 bis 1530 scheint er sich vielfach umhergetrieben zu haben. In den Städten Eßlingen und Nürnberg, woselbst er (im Novbr. 1529) seine Schrift „von den Frantzosen" dem Rathsmeister Lazarus Stengler zueignete, ward er von seinen Patienten um den Arztlohn betrogen, und ist daher nicht gut auf sie zu sprechen. In Nürnberg verschrieen ihn auch die dortigen Aerzte als einen Prahler und Charlatan. Um diese Nachreden zu widerlegen, bat er den Stadtmagistrat, ihm einige unheilbare Kranke zu übergeben. Er erhielt darauf einige an Elephantiasis Leidende, die er auch glücklich und umsonst zur Genesung brachte. Die Zeugnisse hierüber sollen in den Archiven der Stadt Nürnberg sich vorfinden, wie Fr. Bitiscus in der Vorrede der von ihm (Genf, 1669) veranstalteten Ausgabe der Paracelsischen Schriften bezeugt. Natürlich mußte unter solchen Umständen Theophrastus oft mit Armuth kämpfen, und da er in schlechten Kleidern erschien, so empfahl er sich dadurch ebensowenig den verwöhnten Kranken wie den Aerzten. Doch trug er dies Alles mit Ergebenheit und leistete ruhig auf die Eitelkeiten des Lebens Verzicht. „Habe kein Acht meines Elends, du Leser, schreibt der Verfolgte, laß mich mein Uebel selbst tragen. Ich habe zwei Gebrechen an mir, meine Armuth und meine Frommheit. Die Armuth ward mir vorgeworfen durch einen Bürgermeister, der etwa zu Inspruck die Doktores hatte gesehen in seidenen Kleidern an den Fürstenhöfen, nicht in zerrissenen Lumpen an der Sonne braten. Jetzt wurde die Sentenz gefällt, daß ich kein Doktor sei. Der Frommheit halben richtet mich der Prediger und der Pfarrer aus, dieweil ich kein Zutütler der Venus bin, auch mit nichten diejenigen liebe, die da lehren, was sie selbst nicht thun." —

Wir finden ihn daher in dieser Zeit stets auf der Wanderung begriffen, z. B. zu Nördlingen, wo das erste Buch „de

1) III, 249.

peste" [1]) geschrieben wurde, zu München, Beritzhausen, Regensburg, Amberg, Innsbruck und Meran. Hier war ihm das Glück wieder etwas günstiger, wie dies aus der Widmung seines Buchs „von der Pestilenz" an die Stadt Sterzing hervorgeht, wo er wackere Freunde getroffen hatte [2]). Aber er fand nicht lange Ruhe an einem Orte und begab sich deshalb schon zu Anfang des Jahres 1531 nach der Schweiz zurück. Daselbst lebte er theils zu St. Gallen, theils während der drei folgenden Jahre in Zürich und dessen Umgegend. Am erstgenannten Orte entstand sein berühmtes „Opus Paramirum de tribus substantiis," das er dem dortigen Bürgermeister und Stadtphysikus Joachim von Wadt im März 1531 widmete [3]). Im August 1535 besuchte er den damals schon sehr berühmten Badeort Pfeffers, wie dies aus seiner Schrift über dieses Bad [4]), mit einer Dedication an den Abt Joh. Jac. Russinger, ersichtlich ist. In dem nämlichen Jahre verfaßte er sein „Consilium für den Stadtschreiber Adam Reißner zu Mindelheim" [5]), um ihn von langwierigen rheumatischen Leiden zu befreien. Er ertheilte ihm diesen Rath mit dem Bemerken: er bedürfe nun in sechs Jahren keines Raths weiter, was sich auch durch den Erfolg bewährte. Denn der Stadtschreiber, zuvor beständig krank, wurde völlig gesund und erreichte ein Alter von 70 Jahren [6]). 1536 begegnen wir ihm in Müncherode (Münchraht), wo er im Maimonat den ersten, und bald darauf (im August) zu Augsburg, wo er den zweiten Theil seiner „Chirurgia magna" dem nachmaligen Kaiser Ferdinand I. zueignete.

Von Augsburg aus ward er im folgenden Jahre zu dem Obererbmarschall von Böhmen, Joh. von der Leipnick, nach Krumau in Mähren berufen, um ihn von einem inveterirten Gichtübel zu heilen [7]). Er fand ihn aber in einem so hülflosen

1) I, 362. 2) I, 356. 3) I, 24, 50.
4) I, 1116. 5) I, 684. 6) So erzählt Huserus.
7) Consilium für von der Leipnick. I, 688. Sprengel schreibt Leippa, ist aber hier, wie überall in der Biographie des Paracelsus, ganz unzuverläßig. Zu Krumau widmete Paracelsus auch den dritten Theil seiner Wundarzneikunst dem Kaiser Ferdinand. III, 126.

Zustande, daß er noch vor seinem Tode nach Wien, und dann durch Ungarn nach Kärnthen ging. Anfangs hielt er sich hier zu Villach auf und schrieb daselbst „de natura rerum" [1]) an Joh. Winkelsteiner in Freiburg im Uchtlande. Während des nächsten Jahres war St. Veit sein Wohnort. Dort [2]) besuchte ihn der polnische Leibarzt Albert Basa auf seiner Rückreise von Italien, und war Augenzeuge einer von ihm schnell vollbrachten Heilung eines schweren Kranken, dem Basa selbst schon das Leben abgesprochen hatte. Auch dedicirte er im August 1538 zu St. Veit den Herren Ständen des Erzherzogthums Kärnthen, das er nach dem Lande seiner Geburt für sein zweites Vaterland erklärte, weil sein „lieber Vater" 32 Jahre darin ansässig gewesen, gestorben und begraben war, und ihm „von einer löblichen Landschaft viel Zucht, Ehre und Gutes erwiesen worden," aus Dankbarkeit seine „Chronik des Landes Kärnthen" [3]), und übersandte ihnen drei andere seiner Schriften: „von den tartarischen Krankheiten, (dem Pfarrer Joh. v. Brandt zu Efterdingen zugeeignet) [4]), Defensiones [5]) und Labyrinthus medicorum" [6]), wofür ihm im September aus Klagenfurt ein Danksagungsschreiben [7]) zukam, mit dem Versprechen, den Druck derselben zu fördern. Aus der nämlichen Zeit ist sein „Consilium für Sebaldus Treyling, Bürger zu Wolsperg" [8]).

1540 ging Paracelsus nach Mindelheim und kam 1541 nach Salzburg, wohin ihn wahrscheinlich der wissenschaftlich gebildete Fürst Ernst, Pfalzgraf zu Rhein und Herzog in Baiern, der 1540 als Erzbischof zur Regierung Salzburgs gelangte und ein Verehrer der Astrologie und Naturwissenschaften war, berufen hatte. Er genoß hier endlich die Früchte seiner vieljährigen Arbeiten und Mühseligkeiten und seines ausgebreiteten Ruhmes. Selbst der damals als Beschützer der Gelehrten allgemein bekannte polnische Edelmann Franz Bonerus zu Krakau ließ

1) I, 880.
2) Nicht 1527 zu Basel, wie Sprengel (III, 442.) irrthümlich angiebt.
3) I, 249. 4) I, 282. 5) I, 252. 6) I, 264.
7) I, 317. 8) I, 690.

sich von ihm aus Salzburg ein „Consilium" kommen [1]). Doch nicht lange war ihm die hier zugedachte Ruhe vergönnt, denn schon am 24sten September 1541 starb er nach kurzem Krankenlager, erst 48 Jahre alt, drei Tage nachdem er sein Testament gemacht hatte, in einem kleinen Stübchen des Wirthshauses „zum weißen Roß" genannt, am Kay, und wurde auf dem Kirchhofe zu St. Sebastian begraben. Ueber die Art seines Todes ist man noch immer in Ungewißheit. Doch bestätigen die neuesten Nachforschungen, was schon von den Zeitgenossen behauptet wurde [2]), daß nämlich Paracelsus von der Dienerschaft mehrerer ihm feindlich gesinnter Aerzte bei einem Gastgebot meuchelmörderisch überfallen, und durch einen, nach wenigen Tagen tödtlich gewordenen Schlag und Sturz von einer Anhöhe seines Lebens beraubt worden sei, weshalb man ihn, fast dem Verscheiden nahe, in aller Eile in die eben genannte Herberge bringen mußte. Es verliert hierdurch die Meinung Anderer [3]), daß er an Gift gestorben, um so mehr an Wahrscheinlichkeit, als S. Th. von Sömmerring [4]) bereits im J. 1812, bei einer genauen Untersuchung des durch seine eigenthümliche Bildungsform schon an und für sich merkwürdigen Schädels des Paracelsus, einen Sprung wahrgenommen hat, der durch den ganzen Schuppentheil des linken Schläfenbeins bis an den Schädelgrund dringt, und, durch das häufige Hin- und Herwerfen vergrößert, jetzt für Jedermann sichtbar ist. Sömmerring hält die-

1) I, 685.
2) Auch in dem Buche „Theophrastus redivivus illustratus i. e. usus practicus Azothi von El. Joh. Hessling (Hoffingen 1660. Hamburg 1663. 4. p. 133.) heißt es: „Paracelsus war neben andern Doktoribus nebst seinen heimlichen Widersachern auf einem Gastgeboth gewesen, daselbst ward er von der Doktoren Diener und andern auf ihn bestellten Sicariis ergriffen, von einer Höhe abgestürzet und ihm also der Hals gebrochen worden; denn auf keine andere Weise hat man ihm sonst beikommen können. Hatte also der selige Mann eines plötzlichen unversehenen und erbärmlichen Todes mit gesundem Herzen sterben müssen."
3) Z. B. Oswald Croll's in seiner Basilica chymica. Der geistreiche Helmont setzt den frühzeitigen und schnellen Tod des Paracelsus auf Rechnung der schädlichen Dünste, die er bei seinem beständigen Laboriren eingeathmet habe.
4) Salzb. mediz. Zeitung 1815. I, 47. 48.

sen Spalt für eine nur am lebendigen Kopfe mögliche Verletzung, indem auf diese Weise wohl nicht die Knochen eines dürren, trockenen, todten Schädels auseinanderweichen können.

Paracelsus vermachte, mit Ausnahme einiger Legate an Verwandte und Freunde, sein ganzes, freilich nicht bedeutendes Vermögen den Armen [1]). Seine Gebeine wurden bei einer späteren Ausbesserung der Kirche im J. 1752 wieder ausgegraben und an der Hinterwand des Vorplatzes der an die St. Sebastianskirche gebauten Kapelle des heil. Philippus Nerius beigesetzt, wo man noch jetzt sein ehrenvolles Denkmal sieht. In der Mitte einer abgestumpften Pyramide von weißem Marmor befindet sich in einer Vertiefung sein Bildniß, und über demselben stehen die Worte:

PHILIPPI THEOPHRASTI PARACELSI QUI TANTAM ORBIS FAMAM EX AURO CHYMICO ADEPTUS EST EFFIGIES ET OSSA DONEC RURSUS CIRCUMDABITUR PELLE SUA. Job. c. 19.

Unter dem Portrait liest man:

SUB REPARATIONE ECCLESIAE MDCCLII EX SEPULCHRALI TABE ERUTA HEIC LOCATA SUNT.

Das Piedestal enthält folgende Inschrift:

CONDITUR HIC PHILIPPUS THEOPHRASTUS INSIGNIS MEDICINAE DOCTOR QUI DIRA ILLA VULNERA LEPRAM PODAGRAM HYDROPISIN ALIAQUE INSANABILIA CORPORIS CONTAGIA MIRIFICA ARTE SUSTULIT ET BONA SUA IN PAUPERES DISTRIBUENDA LOCANDAQUE HONORAVIT. ANNO MDXXXXI DIE XXIIII SEPTEMBRIS VITAM CUM MORTE MUTAVIT.

Unter dieser Aufschrift steht ein alter Wappenschild mit einem Querbalken von Silber, worauf 3 schwarze Kugeln gereiht sind, und darunter liest man:

PAX VIVIS REQUIES AETERNA SEPULTIS.

---

1) Das desfallsige Testament ist für die Geschichte des Paracelsus und seiner Zeit wichtig genug, um es dieser Biographie als Beilage A. anzufügen.

Eine Uebersetzung der obigen Inschrift ist auf einer schwarzen Tafel an der linken Seite des Monuments befindlich [1]).

Die beiden letzten Inschriften sind offenbar die ursprünglich auf dem älteren Denkmal befindlich gewesenen, die um das Bildniß aber erst 1752 hinzugefügt worden.

§. 6.

Wie wenig Paracelsus auch an irdischen Gütern hinterlassen hat, so ist doch das Vermächtniß, das er der Nachwelt in seinen Schriften zurückließ, desto reicher und unvergänglicher. War aber seine Person schon bei Lebzeiten die Zielscheibe zahlreicher Verfolgungen gewesen, so mußten nach seinem Tode selbst seine Werke dazu dienen, die Sünden der Welt zu tragen, indem unwissende und eigensüchtige Charlatane sich seines ehrwürdigen Namens bedienten, um ihre abgeschmackten und nichtsnutzigen Produktionen durch den Empfehlungsbrief Paracelsischen Ruhms in's Publikum einzuschwärzen. Wundern wir uns daher nicht mehr, daß wir unter den Werken des Vaters Hippokrates die ächten von den unächten nicht zu unterscheiden wissen! Ist ja dem Paracelsus, den nur drei Jahrhunderte von uns trennen, ein gleiches Loos geworden, ein bis jetzt nicht hinlänglich gewürdigter Beweis für die Bedeutsamkeit seiner Stellung und seines Einflusses bei den Zeitgenossen. Es ist nicht leicht, an seine Schriften zur Sichtung des Aechten von dem Unächten einen kritischen Maßstab zu legen. Im Allgemeinen aber kann man die in den jetzt vorhandenen Ausgaben unter seinem Namen existirenden Werke als sein Eigenthum betrachten, während man in die Angaben älterer Literatoren mit Recht Zweifel setzen muß. So behauptet Val. Antaprassus Siloranus [2]), Paracelsus habe 53 Bücher über Medizin und 235 über Philosophie, und Valentius de Rhetiis sagt sogar [3]), er habe 230 Bücher über Philosophie, 46 über Medizin, 12 über Staatskunst, 7 mathematischen Inhalts und 66 über Nekromantie geschrieben. Der-

1) S. Hübner's Beschreib. der Stadt Salzburg. I, 333—348.
2) I. 476. 3) I. 824.

gleichen Annahmen verlieren um so mehr an Wahrscheinlichkeit, als man schon bei einem so unstäten und so vielen Verfolgungen ausgesetzten Leben es kaum für möglich halten sollte, eine so umfangreiche schriftstellerische Thätigkeit zu entwickeln, wie die drei Foliobände, die wir heutzutage noch im Ganzen als seine rechtmäßigen Werke ansprechen können, an den Tag legen. Hiezu kommt, daß er nicht vor seinem 33sten Jahre die Laufbahn als Schriftsteller begonnen zu haben scheint, denn die sieben Bücher „de gradibus et compositionibus receptorum et naturalium [1])", die er in Basel einem Theile seiner Vorlesungen zum Grunde legte, sind wohl das Erste gewesen, womit er (1526) in die Welt trat.

Ebensowenig scheint er, wie es in unsern Zeiten Sitte ist, wo die Unselbstständigkeit der meisten Autoren eine Concurrenz, nicht sowohl der Ideen als der Spekulationen, und dadurch eine Störung in ihren buchmacherischen Plänen zu befürchten hat, mit der Veröffentlichung seiner Schriften sehr geeilt zu haben. Er hatte vielmehr nicht selten bei deren Herausgabe mit manchen Widerwärtigkeiten zu kämpfen. So verweigerte der Stadtrath zu Nürnberg seinem Buche „über die Frantzosen" im J. 1529 die Druckbewilligung, weil einige Mitglieder der Leipziger Universität Einsprüche dagegen erhoben. Obgleich Paracelsus darüber klagbar wurde und nach damaliger Sitte auf eine öffentliche Disputation antrug, um die Wahrheit oder Unwahrheit jener Beschuldigungen darzuthun, so konnte er dennoch seinen Zweck nicht erreichen, und verehrte darum, wie schon oben erwähnt, einen Theil seiner Schriften den Ständen in Kärnthen, die ihm dafür auch die Beförderung des Druckes zusagten. Diese und mancherlei andere Hindernisse, sowie seine ärztlichen Zwistigkeiten mußten ihm natürlich die Freuden der Autorschaft verleiden und sind Schuld daran, daß fast keine einzige seiner Schriften vor seinem Tode erschienen ist. Wir sagen absichtlich: fast keine einzige, denn eine einzige, und zwar die Chirurgia magna ist wirk-

1) I. 952.

lich von ihm im J. 1536 zu Ulm in Folio edirt worden, wie dies von Adam [1]) und Gesner [2]) ausdrücklich bemerkt wird, wenngleich diese Ausgabe nur noch selten mehr vorhanden sein mag. Es herrscht aber in dieser Beziehung in allen Nachrichten über Paracelsus vielfache Verwirrung. Selbst Morhof widerspricht sich ganz offenkundig [3]). So viel bleibt gewiß, daß, jenes chirurgische Werk ausgenommen, sämmtliche Schriften des Paracelsus erst nach seinem Tode ans Licht kamen. Und dies ist um so mehr zu bedauern, als seine Schüler und Anhänger, wie Bodenstein, Alexander von Suchten, Dornäus, Thurneysser, Severin, Croll, Scheunemann u. A., die sich rühmen, daß Paracelsus ihr Meister gewesen, seine hinterlassenen Papiere in einer solchen Unordnung zum Druck befördert haben, daß sie oft ganze Seiten und Perioden auslassen, und es unsägliche Mühe kostet, die Spreu von den Körnern und das Original von den Zusätzen zu scheiden. „Wie oft also kann der Fall eintreten, sagt der eigene Herausgeber des Paracelsus, Huserus, in seiner Dedication an Ernst, Erzbischof zu Cölln, daß man etwas für Theophrastischen Unsinn erklärt, woran dieser gar keinen Theil hat, indem das Manuscript immer vorher durch viele Hände gekommen, und dadurch auf mancherlei Weise verändert und entstellt worden sein kann." Dieser Meinung stimmte schon der bekannte Gefährte des Paracelsus, Joh. Oporinus, bei, indem er in einem seiner Briefe an die berühmten Aerzte Solenander und Wierus sich darüber also ausspricht: „Ich muß mich in der That wundern, daß so viele Schriften zum Vorschein kommen, welche alle dem Paracelsus zugeschrieben werden und aus dessen Verlassenschaft sein sollen;

1) Melchior. Adami vitae germanorum medicorum. Heidelberg 1620. 8. p. 28 ff.
2) Enumerat. alphabetic. chirurg. illustrium, in seiner Sammlung de chirurgiae scriptoribus. Tigur. 1555. Fol.
3) In seinem „Polyhistor" Tom. I. Lib. I. Cap. X. §. 26. p. 100 sagt er, daß die meisten Schriften des Paracelsus erst nach seinem Tode erschienen seien, aber ebendaselbst Tom. II. Lib. I. Cap. XV. §. 16. heißt es: Scripta ejus esse omnia posthuma nec a viro quidquam literis comprehensum.

denn ich bin überzeugt, daß er von dem Inhalt einiger dieser Schriften nie geträumt, geschweige denn wachend dergleichen gedacht habe.“ [1])

Konnte man also bald nach seinem Tode nicht mehr die ächten unter seinen Schriften von den unächten unterscheiden, wird es dann auffallen, daß man heutzutage noch vieles für Paracelsischen Ursprungs hält, was eigentlich seinen Schülern, Nachbetern oder Herausgebern zugeschrieben werden muß? Besonders mag das von den theologischen Schriften gelten, die unter seinem Namen existiren [2]). Nur wenige davon haben ihn wahrscheinlich zum Verfasser, und auch diese nur insofern, als sie im Allgemeinen seine Gedanken und Aussprüche über theologische Gegenstände wiedergeben, nicht etwa von ihm eigenhändig niedergeschrieben sind. Außer den bereits früher genannten Werken, bei denen wir die Zeit ihres Entstehens aus den Vorreden und Dedicationen kennen, dürfte man mit Bestimmtheit nur noch sein Werk „Paragranum,“ „de longa vita“ und „Archidoxis medicinae“ [3]), ferner „de generatione metallorum,“ „de arte rerum naturalium“ und „de eclipsi solis“ für ächt erklären können. So wahrscheinlich dies auch von dem übrigen Inhalt der drei Foliobände gilt [4]), die Joh. Huser, Cöllnischer Leibarzt, bei Zetzner in Straßburg 1616—1618 herausgab [5]), so läßt dafür sich doch weiter kein Beweis führen.

---

1) cf. Sennert tract. de consensu ac dissensu chymicor. cum Galen. et Aristot. Cap. IV. (in opp. Vol. I. p. 188. fol. Lugd. 1666.)

2) Die Titel einiger unter seinem Namen erschienener theologischer Schriften liefert Arnold's Kirchen- und Ketzer-Historie, 1699. Fol. Thl. 2. Buch XVI. K. 22. §. 8. S. 316.

3) Sein Buch „Archidoxis magica“, das über magische Kuren durch Amulete u. s. w. handelt, soll, wie schon der Herausgeber bemerkt, nicht von ihm sein.

4) Ein genaues Inhaltsverzeichniß dieser drei Bände befindet sich in der Beilage B.

5) Ueber die verschiedenen Ausgaben, Uebersetzungen und Commentare Paracelsischer Schriften vergl. Brucker hist. crit. philosoph. Tom. IV. P. I. p. 668—70. Adami vitae p. 70. Haller bibl. med. II. p. 3—12. — Auf der Trew'schen, für ältere Literatur sehr reichen Bibliothek zu Erlangen sind 117 Bände der verschiedenen lateinischen und deutschen Ausgaben von des Paracelsus Schriften vorhanden.

§. 7.

Man sollte glauben, daß der so plötzlich, und, wie außer allen Zweifel gesetzt ist, gewaltsam erfolgte Tod des Paracelsus seine zahlreichen Verleumder versöhnt, oder wenigstens beschwichtigt hätte. Allein die Verfolgungen, denen bei Lebzeiten sein Charakter und seine wissenschaftlichen Leistungen unterworfen gewesen, dauerten auch fort, als bereits die sichtbare Hülle des Gehaßten durch die ewige Nacht des Grabes den Blicken der Verfolger entrückt war. Ein Widersacher wiederholte immer auf Treu' und Glauben die Schmähungen des andern, und so blieben viele Dunkelheiten in seinem Leben und in seiner Lehre unaufgehellt. Ueberhaupt kennt die Geschichte nur wenige Männer, die von Mit- und Nachwelt so verschiedentlich und entgegengesetzt beurtheilt worden sind. Paracelsus hat das mit den großen Geistern aller Jahrhunderte, besonders mit denjenigen, die sich dem Strome allgemein verbreiteter, durch die Dauer geheiligter Vorurtheile widersetzten, und die dicke Finsterniß des Wahns und Aberglaubens durch das Licht selbstständiger Erkenntniß unterbrachen, gemein, daß er vielfach verunglimpft und angefeindet, nur von Wenigen erkannt, selten verstanden, meistens gemißdeutet, von Allen gefürchtet, und darum bald beneidet und verdammt, bald überschätzt und vergöttert wurde. Was ihm die Einen zum Verbrechen anrechneten, gereichte ihm bei Andern zum Lobe; was Diese Stolz und Uebermuth, nannten Jene Seelengröße und Selbstbewußtsein. So war, was allen außerordentlichen Menschen begegnet, dumm gelobt und dumm getadelt zu werden, auch des Paracelsus Schicksal. Bei Beurtheilung seiner Schriften hielt man sich gewöhnlich an die degenerirten Auswüchse und Monstrositäten, die dieselben, wie alle Naturprodukte, an sich tragen. Und in der That waren die Erzeugnisse seines Geistes letzteren zu vergleichen, da sie in natürlicher Einfachheit unmittelbar aus innerer Anschauung hervorgingen, und höherer Wissenschaftlichkeit sowie künstlerischer Vollendung entbehrten. Indem man also bei seinen Produktionen über dem Abnormen das Normale aus den Augen verlor, konnte man zu keiner richtigen Idee von dem wahren Geiste seiner Lehre gelangen. Ebenso wurden bei Beurtheilung seiner persönlichen Eigenschaften Zeit und Oertlichkeit, in denen er lebte, meistentheils zu wenig erwogen. Dies gereicht besonders denjenigen zum Vorwurf, die auf die Urtheile seiner Zeitgenossen zu viel Gewicht legten, und ihn darum, statt zu beurtheilen, blindlings verurtheilten. Die Nachwelt muß stets als gerechte und unpartheiische Richterin erscheinen, wo die Mitwelt nicht selten Undank, Haß und Verlästerung spendet. Dies bleibt der einzige Trost für alle die Männer, welche die Freuden ihres Daseins großartigen Verbesserungen und Umwälzungen in Leben und Wissenschaft zum Opfer brachten, und zum Lohn dafür von beschränkten Eiferern, beeinträchtigten Egoisten oder neidischen Schwachköpfen alle Bitterkeiten eines zerstörten Lebensgenusses zu kosten bekamen. Dem Verdienste seine Kronen zu ertheilen, Anmaßung und Lüge in den Abgrund der Vergessenheit zu stürzen, die Wahrheit mit der Siegespalme zu schmükken: dies ist das schönste und heiligste Vorrecht der Geschichte, dieser Kämpferin für Licht und Recht. So möge denn auch dem Paracelsus in unsern Tagen die ihm so lange vorenthaltene Gerechtigkeit werden! Schauen wir ja nicht mehr durch die Brille seiner befangenen Zeitgenossen, denen er ihre Systeme zerstörte, um sie aus der sorgenfreien Gedankenlosigkeit eines mehr als tausendjährigen Geisterschlummers aufzurütteln. Sie verkannten ihren Wohlthäter, wie das unfolgsame Kind die Ruthe des strafenden Vaters, deren Bedeutung es erst im Mannesalter zu würdigen versteht. — Uebrigens ist es merkwürdig, daß dem Paracelsus meistens seine eigenen Landsleute, wie Erastus, Gesner, Conring, und noch in ganz neuester Zeit Zimmermann [1]), lauter Schweizer von Geburt, feindlich entgegentraten, ein für die historische Kritik nicht unwichtiger Umstand, der sehr zu Gunsten des Paracelsus spricht. Denn auch noch heute bewährt sich alltäglich das alte bekannte Sprüchwort: der Pro-

1) Das in der That leidenschaftliche Urtheil desselben, sowie die Urtheile einiger Andern über Paracelsus befinden sich am Ende dieser Biographie in der Beilage C.

phet gilt am wenigsten in seinem Vaterlande. Lange genug hat nun Paracelsus zu den Verdammten gehört. Seitdem man aber aufgehört, anmaßenden Autoritäten blind zu folgen, und seitdem man seine eigenen Werke mit eigenen Augen zu lesen begonnen hat, erscheint er in einem ganz andern Lichte, als bei den Schriftstellern, die, weil sie ihn nicht kannten, ihn mit Verachtung behandelten. Um so schwieriger ist der Standpunkt des unpartheiischen Historikers, da er nur wenige Haltpunkte besitzt, die bei Feststellung der Thatsachen und Begründung seines Urtheils ihm in der Besonnenheit und Unbestechlichkeit seiner Gewährsmänner eine Bürgschaft und Sicherheit bieten können. Zwar macht die Schilderung des Paracelsischen Lebens und Denkens eine ziemlich umfassende Literatur aus [1]); doch erst der neuesten Zeit war es vorbehalten [2]), mit Berücksichtigung ehemaliger Biographen und Kritiker, aus dem langen und genauen Studium der dunkeln Werke des Paracelsus zu dem selbstständig erworbe-

---

1) Außer den bereits hier an verschiedenen Orten citirten Werken von Adamus, Brucker, Erastus, Gesner, Hensler u. a. gehört hieher noch Le Clerc Hist. de la médecine. 1723. 4. p. 792—820. J. C. Barchusen hist. medic. Amstelod. 1710. Dialog. XV. Conring de hermetica medicina. Lib. II. Helmst. 1669. Helmont historia tartari. Ol. Borrichius de ortu et progressu chemiae. Havn. 1668. Hermetis Aegyptior. et Chemicor. sapientia ab H. Conringii animadversionibus vindicata per Ol. Borrich. Havn. 1674. Loos über Th. Paracelsus, in den „Studien", herausgeg. von Daub und Kreuzer. Bd. I. Frankf. 1805. Freher theatrum mundi. p. 1132. Rixner und Siber Leben und Lehrmeinungen berühmter Physiker u. s. w. Heft 1. Sulzbach 1819. Vergl. ferner die verschiedenen Werke über Gesch. der Mediz. u. Gesch. d. Philos.

2) Besonders verdanken wir den geistreichen Forschungen von Ferd. Jahn in seinem klassischen Werke „die Naturheilkraft" (1831) und bereits früher in Hecker's literar. Annalen d. ges. Heilk. (1829. Heft 5—6. S. 1—31. 129—152.), sowie dem berühmten Physiologen C. H. Schultz (in seinem Werke: die homöobiotische Medizin des Th. Paracelsus in ihrem Gegensatz gegen die Medizin der Alten, als Wendepunkt für die Entwickelung der neueren mediz. Systeme und als Quell der Homöopathie. Berlin, 1831) eine vollständigere, auf Kritik und Wahrheitsliebe basirte Würdigung des Lebens und der Lehre des Paracelsus. Schade nur, daß Schultz sich den Gesichtspunkt des unbefangenen Richters durch die einseitige Auffassung der Paracelsischen Medizin als Quell der Homöopathie in mancherlei Beziehung verrückt hat. Vergl. auch A. F. Bremer de vita et opinionibus Th. Paracelsi, Havn. 1836, worin jedoch in sprachlicher, historischer und kritischer Beziehung an der Umsicht und Geschicklichkeit des Verf. sehr Vieles auszusetzen, und die angegebenen Quellen nur vorsichtig zu benutzen sind.

nen Resultate zu gelangen, daß der Tadel, der ihm geworden, größtentheils als unbegründet und ungerecht, und er selbst als einer der erhabensten Menschen aller Zeiten und Völker angesehen werden müsse[1]). Freilich hat in dieser Welt selbst die Sonne ihre Flecken, und vollkommen ist Gott allein. Um so weniger darf man also an bedeutenden Erscheinungen mit kleinlicher Schadenfreude bloß die Schattenseiten hervorsuchen. Wie klug und gerecht ist dagegen das Verfahren des berühmten Gelehrten Winther v. Andernach, der eine Parallele zwischen Galen und Paracelsus mit den Worten schließt: „Ein Jeder von ihnen hatte seine guten und seine schlimmen Seiten; aus den ersteren muß man Vortheil ziehen, vor den letzteren sich hüten" [2]). In ähnlicher Weise spricht sich über ihn der bewährte medizinische Historiograph Hensler aus, indem er sagt: „Mag er unbescheiden, ein Prahler, unbillig, grob, sein Wissen unbestimmt und unhaltbar gewesen sein, so muß man doch viel Hartes dem Zeitalter beimessen, in dem er lebte. Aber ein treffliches Genie war er, keines von heuriger Ernte, kränkelnd und winzig, — ein wahres Genie, umfassend, weit- und schnellsichtig, fest, voll Kraft und Feuer, und das diente statt vielen Wissens und langer Erfahrung zum Fortschritte in der Kunst, die damals wahrlich einer Reform bedurfte. Allenthalben wird man in einem Schwall von Worten, einem Wuste von Großsprechereien, einer Fülle alchymistischen Tandes viele reine, wichtige Ideen finden, die man jenen Zeiten kaum zutrauen sollte, wenn man mit ihrem Geiste etwas vertraut ist."

§ 8.

Und welche Zeit war die des Paracelsus! Welch' ein Ringen des Alten und Neuen in Wissenschaft, Religion und Leben, welche Gewalt der Leidenschaften in dem stürmischen Riesenkampfe feindlicher Partheien! Hier gebrechlich und alterschwach, aber ge-

---

1) „Ecce, locabo loco celso celsum Paracelsum," sagt ein alter Dichter, Paul Linck, von ihm.

2) Joh. Guinteri Andernac. de veteri et nova medicina. Lib. II. Basil. 1571. Fol.

heiligt durch tausendjähriges Herkommen, mächtig durch die Eingenommenheit blinder Gewohnheitsmenschen, die starre Autorität abgestorbener, durch ihre Dauer für ehrwürdig gehaltener Formen; dort dem Schooße der Gegenwart entsprungen, stark durch Hoffnung und Jugendmuth, der kühne Eifer eines neu erwachten, kraft- und blüthenreichen Selbstbewußtseins, die exaltirte Ungeduld des entfesselten Geistes, der gedankenschwere und doch leichtbeflügelte Drang selbstständiger Intelligenz! Hier Moder und schmutziger Staub des Grabes und Winternacht, dort das rege Leben der vom Thau geweckten, duftenden Blüthenwelt an einem frischen, versprechenden Frühlingsmorgen! In diesen Zwiespalt, in diese Zerrissenheit hinein hatte das Schicksal das Loos des Paracelsus geworfen. Ist es ein Wunder, wenn ihm hier und da etwas von dem häßlichen Leichendunste der Vergangenheit anklebte oder von dem Staub' und Blut' des Kriegsgetümmels, indem er sich bewegte? Honig, nicht Gift saugt die emsige Biene aus den Blumenkelchen; mögen wir ihr nachahmen, wie es die Pflicht der Gerechtigkeit und Klugheit erheischt! — Und in wie dunkeln Tinten dann auch der Maler das Bild des Paracelsus auftragen mag, die Schattenseiten desselben werden nur dem zum Hintergrunde dienenden Gemälde seiner Zeit und Umgebung angehören, und eben dieser grelle Hintergrund voll Wust und Nebel wird als verklärende Folie die Erscheinung des großen Mannes im vollsten und reinsten Lichtglanze hervortreten lassen.

Um aber eine Anschauung von dem düstern Treiben jener Zeit zu gewinnen, bedarf es nur eines einzigen Blickes in die eigenen Schriften des Paracelsus. Gedenken wir hier nur desjenigen, was er von seinen ärztlichen Zeitgenossen sagt! Er mochte mit ihnen gar keine Gemeinschaft haben, denn man mußte sich ihres Eigennutzes, ihrer Gewissenlosigkeit und Rohheit wegen schämen, unter solch' „heillose Lotterbuben" gezählt zu werden [1]). Dabei wußten sie nichts als ein Bischen griechische

1) I, 259—60. „Ich für mein Theil schäme mich der Artzney, angesehn, daß sie so sehr in einen Betrug gekommen ist. —

Sprache, die sie als Schulmeister, Correctoren und Schüler des Erasmus gelernet hatten, und meinten, weil die Sprache die Bücher regiert, regiere sie auch die Kranken [1]). Uebrigens wollten sie ihre Praxis aus den hermetischen Büchern schöpfen und „rumpelten im Raimundo (Lullio)[2]) und im Nequam Rubicissa [3]) und in Praeparationibus, Arcanis u. dergl. wie die Sau im Trog". Sie hatten weder die Kunst noch die Kenntniß der alten Autoren, und konnten sie daher nur mit Unrecht oder fälschlich „allegiren" [4]). Ueberhaupt standen die damaligen Aerzte weder in einem Vergleich noch in einem Verhältniß zu denen des Alterthums, weil „im anfang der Artzney und der Artzten ist der Artzt seltzam gewesen und wenig und theur. Denn so vil hat zu dem Artzt gehört, daß wenig gewesen sind, die Aertzte möchten geben. Aber in die lenge ist der unfleiß eingefallen, unnd sind jetzt 300 Doctores oder 400 und mehr, die zu den ersten Zeiten nicht hetten mögen Köch der Artzten sein: so gar ist die Artzney in das gemein Uziffer kommen, und all die, die sonst niergend zu gut oder nutz sind, werden Arzt, werden Meister oder Doctores, deren eine unzahl ist, beyn Teutschen und Wälschen, und uns Christen Allen eine große Schandt, daß wir die Conscientz so leichtfertig tragen, und die Gewissen, die Frömkeit so gar ring zu verkauffen. Denn die hohen Schulen machen Doctores, die deß zu sein nicht werth sindt,

---

Ob nicht billig sich einer sollt' schämen einer Profession, die so ganz wider ihre Eigenschaft gebraucht wird von untüchtigen Leuten? Wiewohl die Kunst an sich selbst ein hoher Schatz ist, so wird sie doch von diesen nicht betrachtet. Also sind viele, die sich der Artzney annehmen; ein Jeder will sie gebrauchen und nicht kennen. Sie sind Diebe und Mörder, steigen nicht zur rechten Thür hinein."

1) III, 160.

2) Derselbe war ein berühmter Alchymist des XIV. Jahrhunderts, der sich göttlicher Offenbarungen und der Erfindung einer Universalmedizin rühmte.

3) Joh. de Rupescissa, ein französischer Franziskanermönch, Zeitgenosse und Nachahmer des Vorigen, der ebenfalls vorgab, durch göttliche Erleuchtung im Besitze vieler chemischen Geheimnisse und einer Universalmedizin zu sein.

4) III, 289.

nit tüglich, nit verständig. Und dieselbigen Doctores schicken sie zun Fürsten, zun Stätten, zun Ländern unnd confirmierens, geben Testimonium, geben Brieff, der Unwarheit, ein Warheit zu sein, d. i. geben Zeugnuss, sie seyend Doctores, Meister u. s. w. Ob das nicht eine große leichtfertigkeit sey, allen Christen Lügen also zu bezeugen?" [1]). — „In Teutschland glaubt man gleichwohl, wenn ein Teutscher Esel, verdorbener Schulmeister, Meßner, Henker und dergl. in der Sakristey zu Rom die rothe Krone (den Doktorhut) empfangen, so habe er den heiligen Geist mit sich heraus gebracht. So wird nämlich Deutschland von den Wälschen betrogen" [2]). „Wo sie selbst nicht hinkönnen, schicken sie die Deutschen Esel hin, nehmen 14 Dukaten, und machen aus einem Deutschen Narren einen probirten Esel" [3]). — „Soll das nicht sein wider die Liebe des Nechsten, so schandtlich handeln? Einen zu einem Doctor machen, Kundschafft und Zeugnuss geben der Werdtschafft unnd ihn zu dem Krancken schicken, der von ihm mehr gebösert wirdt, denn gebessert? Ich geschweig größer Schandt: wie kan das den hohen Schulen verziehen und vergeben werden, ihren Nechsten mit falschem Titel also zu verführen, (so sie doch die sein sollen, Werthschaft zu bezeugen), und mit ein jeglichen Fantasten, Falschen, der sonsten im nichten gut ist, umb ein kleine Gaab Meineydig zu werden? — Was ist uns nütze der Nahm, der Titel, die hohe Schul, so wir nicht Kunst auch haben? Die Kunst macht den Arzt, nicht der Nahme noch die Schul. Was ist uns nütz, daß wir groß Ansehn und großen Pomp führen, so wir die Kunst nicht kennen? Was ist's, daß wir groß geachtet werden bei Fürsten, Herren, Stätten, Ländern, daß man uns große Dignität, Ehre und Zucht erbeut, so es kommt in die Stunde der Noth, da wir sollen die beschehene Ehre ehrbittig bezahlen,

---

1) III, 628.
2) Paracelsus bedient sich stets des Kraftausdrucks „besch....."
3) III, 661.

so wir die Kunst nicht haben? Welche ziert die Ehre, der Talar anders als diejenigen, die da mit ihrer Kunst solches verantworten können? [1]). — Die Geschrifft sagt: Ehre den Artzt, gib ihm den Sitz, Gott hat ihn geschaffen. So er nun ein Irrlehrer ist, ein Bub, ein Wedler, ein Ungewisser, (denn ein Artzt soll gewiß sein im Grundt der Erkanndtnuß und Heylung, nicht ein Versucher, nicht ein Probierer, nicht in Lufft handeln,) so geständt die Geschrifft Lügnerey bey, und hieß Buben ehren, die doch von der Geschrifft verworffen werden und von Christus verdampt. Betrachtet die Geschrifft recht, was sie von der Artzney unnd von den Artzten (sagt), so werdet ihr finden, das unter tausendt nicht Einer ist, der sich dieser Geschrifft behelfen mög. Aber dieweil die Welt in weltlicher Wollust sinnet, unnd trachtet umb Reichtumb unnd Güter, umb Alles, was dem Leib dienet und wohlthut: So muß solchs mit Falsch erlanget werden. Darumb so ist der Grund der Artzten dem Seckel zugericht; das verderbet die Artzney. Wo nun der Seckel der Grund ist, was sind die Doctores, was Meister, was Apothecker? Nichts als allein aller Büberey voll, aller Betrug. Denn Artzney und Apoteckerey, wie sie sein sollen, mögen fürwahr keinen Reich machen." — — [2]) „Was ist denn also eine solche hohe Schule gegen eine niedere? Lernet man dort höhere Weisheit, höhere Frömmigkeit? Ach, es hat sich wohl! Dort sitzen Potentes, in denen keine Wahrheit, keine Weisheit, keine Frömmigkeit, sondern nur Falschheit, Hoffart und Schalkheit ist." — Doch — „ob mir die hohen Schulen folgen wollen oder nicht, was kümmert's mich? Sie werden noch niedrig genug werden, und mehr will ich richten nach meinem Tode gegen sie, als bei meinem Leben, wo sie mich verachten, daß ich allein bin, daß ich neu bin, daß ich deutsch bin" [3]).

1) III, 309. 2) III, 628—29.
3) I, 225.

§. 9.

So weit Paracelsus in der Schilderung seiner Zeitgenossen. Unter solchen Verhältnissen mußte freilich der Mann, der die Wahrheit liebte und mit rücksichtsloser Offenheit die Gebrechen aufdeckte, an denen die Wissenschaft und ihre Jünger krankten, überall Anstoß erregen und sich Haß und Feindschaft zuziehen, um so mehr, als manches von den Bildern, worin sein in scharfe Lauge getauchter Pinsel uns die Vergangenheit darstellt, erst der Gegenwart, in der wir selber leben, entlehnt zu sein scheint. Es ist daher hier der Ort, einige Vorwürfe und Beschuldigungen zur Sprache zu bringen, die jene gehässige Meinung gegen Paracelsus schon frühzeitig hervorrief, und die man gewöhnlich auch heutzutage noch gegen ihn zu erheben pflegt.

Vorzugsweise wirft man ihm Sittenlosigkeit, die durch einen unstäten, dem Trunk ergebenen Lebenswandel sich bekundet haben soll, Prahlsucht und Hochmuth vor, lauter Fehler, die nicht den Mann, sondern sein Zeitalter treffen. Meistentheils schreibt sich das Gerede von seiner Völlerei aus den Mittheilungen des Oporinus her, einer, wie wir bereits wissen, sehr unlautern Quelle. Ueberdies war das Zutrinken und Vollsaufen in Deutschland damals so eingerissen [1]), daß selbst die ehrbarsten und gelehrtesten Leute demselben nicht entgehen konnten, und darum darf man auch, wie Jak. Horstius [2]) bereits bemerkte, einen Arzt, wenn er manchmal einen Trunk zu viel that, nicht gleich unter die Trunkenbolde rechnen. Wenn also auch Paracelsus bisweilen dem Weine über die Gebühr zugesprochen haben mag, so ist doch diese Gewohnheit aus seinem umherziehenden Wanderleben, aus seinen Kriegsfahrten und Verfolgungen um so eher erklärlich, als es ausgemacht ist, daß er bis zu seinem 25sten Jahre nichts anders als Wasser getrunken. Und wenn die Behauptung sei-

---

1) Vitiscus sagt: Ebrietatem non fuisse viri vitium, sed gentis, a Taciti saeculo ad nostrum usque non interrupto filo devolutum, sinceritati forte germanicae coaevum, et nescio an aliquo consanguinitatis vinculo junctum. (Praef. ad opp. Paracels.)

2) Levini Lemnii occulta naturae miracula, aus dem Lateinischen ins Deutsche gebracht durch Jac. Horstium. 1601. p. 369.

ner Gegner, daß er beständig im Rausch gewesen, und sogar, wie Oporinus aussprengte, die meisten seiner Werke, wenn er des Nachts aus seinen Saufgelagen zurückkehrte, in trunkenem Zustande diktirt habe, keine böswillige Erdichtung ist, wäre es wohl möglich gewesen, Leistungen wie die seinigen zu vollbringen? [1]). Zwar beruft man sich bei jenem Vorwurfe gewöhnlich auf den Ausdruck „Combibones optimi", womit er die Züricher Studenten in einem seiner Briefe [2]) anredet; allein dieser Ausdruck bezieht sich auf eine frühere Stelle desselben Briefes, worin es heißt: „Suavissimus ille vester convictus, quo nuper apud vos fruitus sum, cujus etiam adhuc cum summa gratiarum actione recordor etc.", und ist um so weniger anstößig, als der ganze Brief einen rührenden und tief gemüthlichen Inhalt hat. Auch gesteht Paracelsus anderswo selbst, daß ein „voller Zapf" nicht an's Krankenbett gehöre. Und wenn er demungeachtet bisweilen seinen herben Unwillen über die Zeit in dem Strudel sinnlicher Genüsse vergraben, die verzehrenden Stürme, die seinem Geiste nicht Rast noch Ruh' gönnten, das ungestüme Mahnen des eigenen drangerfüllten Innern stillen und beschwichtigen zu können wähnte durch ein flüchtiges Selbstvergessen, — wollen wir ihn darum lieb- und rücksichtslos verdammen? —

§. 10.

Gleicherweise war Paracelsus ursprünglich fern von Hochmuth und von Eitelkeit. Freilich zwingt ein blindes Verkanntwerden ganz natürlich zu einer gewissen Selbstschätzung; sonst würde schwerlich etwas tüchtiges Neues je Wurzel fassen und aufkommen. Aber wo äußere und innere Reize eine wechselseitig sich steigernde Aufregung hervorrufen, und ein feuriges Naturell die ernste Liebe zur Wissenschaft in wild fanatische Begeisterung verkehrt, wie dies bei Paracelsus der Fall war, da mag das Gefühl eines redlichen, werthvollen Strebens leicht als eitle Ruhm-

1) Dieser Meinung ist auch Arnold (Kirchen- und Ketzer-Historie, II. B. 16. K. 22.): „Die Nachrede verfällt, als ob er ein Trunkenbold und Epikureer gewesen, welches ohnedem mit denen ihm von Gott verliehenen sonderbaren Gaben nicht stehen kann."

2) I, 952—53.

redigkeit, der erlaubte Stolz auf die wohlbewußte Kraft als trotziger Uebermuth erscheinen. Wer kann ihn aber der Lüge zeihen, wenn er ausruft: „Ich weiß, daß mein sein wird die Monarchia, mein wird sein die Ehre: nicht daß ich mich rühme; die Natur lobet mich, auß ihr selbst bin ich gebohren und ich folge ihr nach; sie kennt mich, und ich sie auch“ [1]. Ist es wohl einem Manne, der seine eigene Größe fühlt, übel zu nehmen, daß ihm einmal die Geduld reißt, daß er aus den Schranken weicht, wenn er von seichten Schwätzern angefallen wird? Wer wird, da solch' kindische Thoren, die sich oft auf ihre bessere Kleidung etwas einbildeten, in die gebührenden Grenzen zurückzuweisen waren, dem Paracelsus die bekannte und doch so gemißdeutete Aeußerung verargen: „Mir nach Avicenna, Galenus, Rhases, Montagnana, Mesoë und ihr Andern! Mir nach und ich nit euch nach, ihr von Paris, ihr von Mompelier, ihr von Schwaben, ihr von Meißen, ihr von Cöln, ihr von Wien, und was an der Thonau und Rheinstrom ligt, ihr Insuln im Meer. Du Italia, du Dalmatia, du Sarmatia, du Athenis, du Griech, du Arabs, du Israelita. Mir nach und ich nit euch nach, mein ist die Monarchey. Ewrer wird keiner im hintersten Winkel bleiben, an den nicht die Hunde seichen werden: ich wirdt Monarcha, und mein wirdt die Monarchey seyn, und ich führe die Monarchey u. s. w.“ [2]) Trotz diesem scheinbaren Eigendünkel erkannte Paracelsus die Gebrechlichkeit seines, wie überhaupt des menschlichen Wissens gar wohl, und seinen von Natur demüthigen Sinn nicht verleugnend, bricht er in die Worte aus: „Das merket wohl, daß Gott uns gesetzt hat die Strafe, das Anzeichen, das Exempel in unsern Krankheiten, daß wir sehen sollen, daß all' unsere Sache nichts ist, und daß wir in kein Ding gut ergründet sind und die Wahrheit wissen. Sondern in allen Dingen

---

1) I, 935.

2) Hieher gehört auch die Stelle: „Omnes quotquot sunt scholastici medici non digni sunt, qui corrigiam calceamentorum mihi solvant.

sind wir bresthaftig, und unser Wissen und Können ist nichts." [1])

§. 11.

Wirkliche Prahlsucht lag nicht im Charakter des Paracelsus; sie fällt seinem Zeitalter, der Gewohnheit der damaligen Aerzte und den Umständen, unter denen er lebte, zur Last. Noch mehr von ihrer Gehässigkeit verliert sie aber durch die wirklichen Wunderkuren, die er nach dem Zeugnisse der kenntnißreichsten und scharfsichtigsten Männer, wie z. B. des Erasmus Roterdamus u. a., verrichtet haben soll. Bereits in seinem 33sten Jahre war er wegen seiner vielen glücklichen Kuren der Gegenstand der Bewunderung der Laien und des Neides der Aerzte. Achtzehn Fürsten, die durch die Methode der Galenischen Aerzte [2]) ungeheilt blieben, stellte er wieder her, und schwerlich hätte er ungestraft die Namen der Fürsten nennen dürfen, wie er es that, wenn er nicht wirklich glücklich in ihrer Behandlung gewesen wäre. Auch kurirte er viele Arme unentgeltlich, von denen sich die übrigen Aerzte bezahlen ließen [3]). Es sind nur wenige sei-

---

1) I, 199. 233.   2) III, 310.

3) Libav. defens. alchem. Lib. II. p. 153. — Zum Beleg seiner Uneigennützigkeit diene hier folgender Brief vom 9. Aug. 1575, den ein ehemaliger Schüler des Paracelsus geschrieben, ein Mann, der, wie Michael Neander, welcher uns diesen Brief seines guten Freundes (in orbis terrae succinct. explicat. P. I. p. 117.) aufbewahrt hat, versichert, „pietate, doctrina, opibus atque dignitate aliquando et aetate septuagenaria in Bohemia inter suos praestans" war, und worin es u. a. also lautet: „Da ich nun etliche Zeit bei ihm gewest, ist eine Frau zu ihm gekommen, sich beklaget, ihr lieber Mann sei sehr schwach, sie besorge sich, er werde die Nacht nicht überleben, hat er ihm sein Wasser bringen heißen und drauf, da ers gesehen, gesagt: Euer Mann wird morgen das Frühstück mit euch essen und frisch werden. Wenn das Gott wollte, hat sie gesagt: Ich hab noch einen Gulden und auch nicht mehr in meinem Vermögen; ich wollte ihn auch gern geben. Hat er gesagt: Schicke ihm nur zu essen, ihr werdet es wohl sehen. Den andern Tag um Mittag ist sie wieder kommen, hat den Gulden bracht, für ihn niedergefallen, ihm den gereicht und gebetten, er wollte ihn für gut annehmen, und gesagt, sie hätte nicht mehr zu Hauß, und hoffe, sie wollte ihm sonst mehr geben, darneben ihr Mann ist gar frisch von demjenigen, das ihr gegeben hat. Darauf er geantwortet: Liebes Weib, nimm deinen Gulden und kauffe dir und deinem Mann essen und trinken und dancket Gott u. s. w. Was es aber war, das er ihr gegeben, weiß ich nicht. Es war ein weiß Pulver, das sollte sie ihm in warmem Wein geben, und drauf schwitzen lassen. Desgleichen weiß ich, daß

ner Heilungen auf die Nachwelt gekommen, darunter die des Kanonikus Lichtenfels, diejenige, bei welcher der polnische Leibarzt Basa zugegen war, und einige andere, deren aller bereits früher Erwähnung geschah. Es gehört hieher auch noch die Kur eines baierischen Edelmanns, dem er gegen die Wassersucht, woran er litt, ein so kräftiges Hydragogum verordnete, daß derselbe sein Zimmer fast überschwemmt haben soll [1]. Ueberhaupt wurde sein Rath von den entferntesten Gegenden her begehrt. Mit Recht konnte er daher zu seinen Gegnern, den Humoralpathologen, sagen: „Nein, nein! Was ihr verderbt, dasselbige unterstehe ich mich wieder aufzubringen.“ [2]) Auch mit Erasmus von Rotterdam, der an Nierensteinen litt, stand er wegen seines Gesundheitszustandes im Briefwechsel [3]). Erasmus hatte ihn durch die Kur, die er an seinem Hauswirthe Joh. Frobenius in Basel gemacht, kennen gelernt. Es soll von derselben hier bald ausführlicher gesprochen werden, da sie ihm so vielfache Verunglimpfungen zuzog. Zwar ist es das Schicksal fast aller bessern Aerzte, daß ihnen für ihre Aufopferungen nicht selten nur Undank zum Lohn wird; ganz besonders häufig aber hatte sich Paracelsus hierüber zu beklagen. So heilte er unter Andern den Markgrafen Philipp von Baden, der bereits dem Tode nahe war, von einer gefährlichen Ruhr, nachdem ihn seine Leibärzte ganz aufgegeben hatten. Der Markgraf versprach ihm eine fürstliche Belohnung, hielt aber sein Wort sehr unfürstlich. Paracelsus kam, wie er selber sagt, bei diesem Fürsten schlimmer davon, „als bei dem Juden Mosche Dalles, der die ganze Welt betrogen hat. Welches Fürsten undanckbarkeit unnd Unfürstliche belohnung meynen Feinden ein Frewd war, unnd ein stichblatt wider mich.“ [4])

Ebenso schlimm ging es ihm bei dem obgenannten Kanoni-

---

er Aussätzige, Wassersüchtige, Fallentsüchtige, Podagrische, Frantzösische und andere unzehlich viele Kranke umsonst curirt, das ihm denn die Galenischen Doctores, nicht ohne mertliche Schande, nicht nachthun mögen.“

1) Freher l. c.

2) III, 20.

3) S. Beilage D.

4) I, 132.

kus in Basel, und später bei einem reichen Bürger zu Amberg in der Pfalz, Sebastian Castner. Dieser litt an fressenden Geschwüren unter dem Knie und am Arm, und der Münzmeister in Regensburg ersuchte Paracelsus, der damals grade an jenem Orte war, den Kranken zu besichtigen. Trotz der ihm verheißenen großen Belohnung wurde schon der erste Ritt ihm nicht bezahlt, sondern er mit leeren Worten abgespeist. Paracelsus wollte nun nichts mehr mit ihm zu thun haben. „Denn wo im anfang ein solcher Filtz ist, was soll sich der Artzt im endt dazu versehen?“ Der Münzmeister legte indessen die Sache wieder bei, und versprach in einem Revers, wenn Castner genesen würde, an seiner Statt eine große Summe zu bezahlen. Paracelsus begann daher die Kur von Neuem, und heilte zuerst den Arm. Allein der Bruder des Kranken stahl ihm die Arznei, und glaubte, die Kur nun selbst vollenden zu können. Als daher die Heilung schon zu Ende ging, wurden sie grob und spotteten seiner [1]).

Solche und ähnliche Vorfälle mochten Veranlassung gewesen sein, daß er sich selbst folgenden Eidschwur ablegte: „Das gelob ich: meine Artzney zu vollfertigen unnd nit von der zu weichen, so lang mir Gott das Ampt vergönnt, und zuwiderreden aller falschen Artzney und Lehren, kein Hoffnung in Hohen Schulen zu setzen, item dem Baretle (Doctorhut) nit nachzustellen, item demselbigen nit Glauben zu geben, dann die Krancken zu lieben, ein jeglichen mehr, als wann es mein Leib antreffe, den Augen nit zu verlassen (dem Augenschein nicht zu vertrauen), sondern zu urtheilen nach den Anzeichen; auch keine Artzney geben ohne Verstand, noch Gelt ohngewunnen (ohne Verdienst) Einnemmen, kein Apotecker zu vertrauen, kein Kind den gewalt (?) befehlen; nicht wenen, sondern wissen, dergleichen kein Fürsten artzneyen, ich hab dann den gewinn im Seckel, kein Edelmann auff sein Schloß, kein Münch, kein Nunn in ihrem Ge-

---

1) III, 626.

walt (Kloster): In Francken und Beheim nichts artzneyen, und wo ein Artzt Kranck läg, am theursten zu behandlen, für das, so mich einmal Einer ließ nimmer (im Spital) annehmen: In der Ehe, wo untrew bemerkt wirdt, es sey Fraw wider den Mann oder Er wider Sie, mit der Artzney sie nicht zu übernehmen, Geistlichen in ihrer Kranckheit nichts verhängen (verordnen), wo Klage ist, Alles fahren zu lassen. Wo die Natur versagt, nit weiter zu versuchen, wer mir den Lidlon (Lohn) vorhelt, mein nicht würdig zu sein erkennen, keinen (meiner) Apostaten, aber alle Sekten sonst anzunemmen, bei den Aertzten nichts zu übersehen, Frawen Hülffe selber zu erzeigen, den Martialischen und Saturnischen, Melancholischen Raht zu thun u. s. w. Das Alles bei dem, so mich beschaffen hat, zu halten gelob ich." [1])

Solch' ein Gelübde konnte nur ein Mann thun, der bittre Erfahrungen eingesammelt hatte, und im Gefühle seines Werthes sich bewußt war, daß er besser sei, als die Mehrzahl derjenigen, mit denen er in Berührung kam. Auch mußten ihm selbst seine Feinde den außerordentlichen Erfolg seiner Kuren eingestehen [2]), und nur die geschäftige Lästerzunge des Neids, der so gern fremde Größe benagt, konnte es nicht unterlassen, auch die auf dem Gebiete seiner praktischen Thätigkeit mühvoll erworbenen Lorbeeren mit ihrem Geifer zu besprützen. Eine erwünschte Gelegenheit dazu fand sich bald. Paracelsus hatte den gelehrten Buchdrucker Joh. Froben in Basel in Behandlung. Dieser lag an einem schmerzhaften Podagra, das die Ferse des rechten Fußes einnahm, so schwer darnieder, daß ihn die Aerzte nur durch die Amputation retten zu können glaubten. Para=

---

1) III, 649 — 50.

2) So z. B. Gesner und Oporinus a. a. O. Helmont sagt ausdrücklich: „graviorum morborum myriades passim velut falce demetendo Herculis clava trucidavit. Neminis apologum ago, fateor autem lubens, illum potuisse per remedia sua sanare lepram, asthma, tabem, paralysin, epilepsiam, calculum, hydropem, podagram, cancrum atque ejusmodi vulgo incurabiles morbos. Atque hactenus fuit morborum fere omnium vindex et sanator."

celsus stillte die Schmerzen durch das vielfach von ihm gepriesene Laudanum; nur verlor der Kranke fortan alle Flexionsfähigkeit der Zehen. Dennoch ward er so weit wiederhergestellt, daß er sich ganz wohlauf befand und zwei Mal zu Pferde nach Frankfurt reisen konnte [1]). Der Erfolg dieser Kur trug nicht wenig dazu bei, des Paracelsus Ruf allgemein zu verbreiten, und in diese Zeit fällt auch sein ärztlicher Briefwechsel mit Erasmus. Allein unglücklicher Weise nahm sich Frobenius nicht genug vor Erkältung in Acht, wie ihm Paracelsus gerathen hatte [2]), und so starb er denn, als dieser eben auf Besuch in Zürich war, etwa ein Jahr nach vollendeter Kur, im November 1527 zu Basel plötzlich an einem Schlagfluß, wahrscheinlich in Folge einer Gichtmetastase [3]) nach dem Gehirn. Paracelsus verlor in ihm einem theuren Freund und klagt über diesen schmerzlichen Verlust in rührenden Worten in jenem Briefe an die Studenten in Zürich, aus dem beschränkte Wortklauber seine Trunksucht herauszudemonstriren sich nicht gescheut haben. Grade während er einige frohe Tage im Kreise der Studirenden zu Zürich genoß, starb Froben. Indem er Jenen für die freundliche Aufnahme seinen Dank abstattet, fährt er also fort: „Interim dum hic apud vos genio indulgeo et animum laxo, diem obiit ille, ille, inquam, quem perinde atque oculos meos amavi, Joannes Frobenius, omnium doctorum et bonorum (nimirum ipse quoque doctus et bonus) virorum parens et tutor, omnigenaeque eruditionis diligentissimus propagator; — ille quem Basileae carissimum habui amicum" [4]).

§. 12.

Hatte schon die Genesung Froben's viel Aufsehen gemacht, so erregte der unerwartete Tod dieses angesehenen Mannes eine noch allgemeinere Sensation. Die Aerzte, die Paracelsus beschämt hatte, fanden jetzt die schönste Zeit, ihr Müthchen an ihm zu kühlen. Er war es, der diesen plötzlichen Tod

---

1) Adami l. c. 2) Adami l. c.

3) Paracelsus selbst nennt die Krankheit in seiner Weise: „Lapsus demotinus" I, 952.

4) I, 952.

veranlaßt hatte; die großen Dosen seines Laudanum's, um dessen Bereitung und kundige Anwendung man ihn beneidete, mußten die Schuld alles Unglücks tragen. Und so untergrub man fortan seinen Ruf auf alle mögliche Weise und verschrie seine mörderischen Mittel, ohne zu bedenken, daß Paracelsus, dessen ärztlicher Grundsatz es war, zu wissen, nicht zu versuchen, wohl schwerlich leichtsinnig genug gewesen wäre, das Leben seines liebsten Freundes auf's Spiel zu setzen durch den Gebrauch einer Arznei, über deren heilsame Wirksamkeit er auch nur im geringsten in Zweifel schwebte. Eines solchen Experiments ist bloß die verworfenste Immoralität fähig, wie nur die höchste Blindheit übersprudelnden Hasses sie einem Paracelsus zumuthen konnte. Der Trunkenbold, der Hochmüthige, der Prahlsüchtige scheute sich vielleicht nicht, ein Menschenleben, und sei es das seines Bruders, zu gefährden, wenn es galt, seinen Seckel zu füllen oder den Lorbeerkranz seines gleißnerischen Ruhms um ein Blatt zu vermehren. — Möge es also vergönnt sein, hier in dieser Ehrenrettung eines der größten Geister aller Zeiten, die sittliche Denk- und Handlungsweise desselben noch näher in Augenschein zu nehmen. Dann werden wir ihn geläutert aus dem Fegefeuer der Verkennung und Verleumdung vieler Jahrhunderte hervorgehen sehen, und die Glorie des Nachruhms und unvergänglicher Ehre wird hervorstrahlen aus den glühenden Kohlen, die Haß und Neid sein Leben hindurch auf sein Haupt gesammelt haben. Zwar ist Paracelsus ein ganz Anderer in seiner individuellen Persönlichkeit und ein ganz Anderer als auserwähltes Rüstzeug in der Entwickelung der Geschichte. Nicht weil beide Eigenschaften einander bedingen, soll hier neben seiner wissenschaftlichen Stellung ein Bild seines innersten Wesens gegeben werden; sondern obgleich sein Geist und sein Charakter einander ausschließen, ist es Pflicht, neben der Darstellung seiner weltgeschichtlichen Bedeutung, auch ein specielleres Sittengemälde von ihm zu entwerfen. Diese Pflicht fällt einzig und allein dem Biographen anheim; unverantwortlich aber ist es, wenn der freie Forscher auf dem weiten Meere der

Universalgeschichte bei Beurtheilung welthistorischer Größen, gleich dem Vogel an den Leimruthen, hängen bleibt an den Unebenheiten und Schroffheiten ihrer gemüthlichen Zustände. „Die engherzigen Ansichten flacher, hergebrachter Moral den Thaten solcher Individuen als Maaßstab ihres Werthes anlegen wollen, heißt den Mann und die Zeit nicht begreifen, da beide aus einem Gusse sind. Die Geschichte ist nicht eine Musterkarte von Beispielen zu Sittensprüchen über Thun und Lassen; nein, sie ist die Offenbarung der Thaten des Weltgeistes in allen nur möglichen Formen — sie ist die Lehre von der Menschheit, nicht von Menschen — die eine große Anthropologie! Das historische Individuum muß aus der Richtung des Zeitgeistes begriffen werden, nicht aus der breiten, weichen Moral, auf welcher die Masse sich behaglich reckt und dehnt. Wer nach so beschränkten Ansichten die Thaten der Größten beurtheilen will, der gleicht jenen Hellebardenträgern, dem die Bühne des Lebens durchschreitenden königlichen Geiste gegenüber [1]); mochten sie ihn „kreuzen" mit ihren Spießen, ihnen „stand er nicht Rede." — Es ist uns tief Ernst um jenes Wort: daß die Weisheit zuerst keusch sei; es ist uns unerschütterliche Ueberzeugung, daß das wahre Genie, welches die Einheit Seiner, der Zeit und seines Berufs genetisch begriffen hat, zugleich sich zum sittlichen Kunstwerk herausgebildet haben muß; aber jene Zeit war nicht die Zeit der Wahrheit, und Paracelsus war kein vollendetes Genie. Wer vor der Geschichte des Mittelalters, wer vor dem Leben und den Werken des Paracelsus steht, der steht, wie Göthe von den Shakespeareschen Tragödien sagt, vor den aufgeschlagenen Büchern des Schicksals, in denen der Sturmwind des bewegtesten Lebens hin- und herbraust. — Mit welchen herben Geisteswehen mußte nicht ein Mann zu kämpfen haben, der durch eigene Kraft aus der Zeit für die Zeit sich gebildet hatte! In Paracelsus einte sich die ungeheuere Gährung der Zeit mit der Gährung seines

1) In Shakespeare's Hamlet, Aufzug 1. Scene 1.

eigenen Geistes, das Ringen mit der Zeit und seiner eigenen Bildung." [1]) —

Demungeachtet unterlag er nicht. Die tiefen Wurzeln seiner sittlichen Prinzipien hatten sein schwerbelastetes Herz wie eine Schutzwehr umsponnen; aus ihnen sog er die kräftigende Nahrung, um allen Prüfungen des Geschicks zu widerstehen. Wie sehr auch diejenigen sich wundern werden, die gewohnt sind, in Paracelsus den Auswurf aller Laster zu sehen, so möge dennoch als ein ehrendes Denkmal für alle Zeiten das Wort hier seine Stelle finden: Paracelsus war ein streng moralischer Mensch, von ächt religiösen Grundsätzen beseelt. Er verband einen redlichen, biedern Sinn mit Pflichttreue und Frömmigkeit, einen freien, unbefangenen Geist mit einem gläubigen Gemüthe. Dafür sprechen seine offenherzigen Geständnisse über sein eigenes Thun und Lassen, die rücksichtslose Aufdeckung der Irrthümer und Gebrechen seiner Zeitgenossen, die zahlreichen Ermahnungen und Rathschläge zum Besserwerden und die mannigfaltig zerstreuten, nur Vernunft, Tugend und Lebenserfahrung athmenden Aussprüche in seinen Schriften. Doch hören wir jetzt seine eigenen Worte! „Ob ich nicht billig mög die Redligkeit eines Artzts auch lassen ein Grundt seyn und eine Säule in der Artzney? Was ist des Artzts Redligkeit? Ja, ja! nein, nein! darauf soll er gründen. — Denn Gott will, daß der Mensch wahrhaftig sey, nit ein Zweifler und Lügner, hat die Wahrheit beschaffen, nit die Lügen, den Artzt also in der Wahrheit zu sein verordnet und beschaffen, nichts in Lügen. Die Wahrheit nun ist sein Redligkeit. Also ist des Artzts Redligkeit, daß er so standhaft und so wahrhaft sey, als die erwählten Apostel Christi, denn er ist nit minder bei Gott." [2]) — „Das Höchste, so wir Artzten an uns haben, ist die Kunst, nachfolgend das dem gleich ist, ist die Liebe für den Kranken und deren zweien ist die Hoffnung

---

1) Damerow, in seinem geistvollen Buche: die Elemente der nächsten Zukunft der Medizin. Berlin, 1829.

2) 1, 226.

der Beschluß. Diese Liebe empfahn wir aus der Liebe Gottes, in derselbigen Liebe müssen wir sie wieder austheilen und durch uns dem Dürftigen zugehen lassen. Und zum dritten müssen wir dieselbe so brauchen, als treffs uns selbst an. In welcher Maaß die Liebe ist, dermaßen wird auch das Wetter über uns gehen. Ist unsere Liebe groß, so werden wir große Frucht in der Arzney dadurch schaffen; wird sie bresthaftig sein, so werden unsere Früchte mangelhaftig befunden. Also stehet auch die Hoffnung in denen hohen erfahrnen Dingen. Wo die Hoffnung nicht ist, da ist ein gut Gewissen, daß derselbige nichts kann. Denn der allein hofft, der es weiß. Der es nicht weiß, hofft nichts, sondern zweifelt." 1) — Folgendermaßen charakterisirt Paracelsus die Pflichten eines Biedermanns. „Den Reichen und den Armen in der Gemeine dienen nach Gottes Gebote; lieben, was recht, und ehren, was wahr ist, steht mir und allen Biedermännern ähnlich! Wo aber allein das Maul sich regt, und sonst kein Glied mehr — erstorben ist da Herz und Seele zum Guten." — So konnte nur sprechen, wer selbst ein Ehrenmann war. Aber auch viele andere seiner Aeußerungen zeugen für die ächte Moralität und vernünftige Durchbildung seiner Lebensgrundsätze. Man höre, was er über Glück und Unglück, über freien Willen u. a. m. sagt! „So Vieles schreibt man dem Unglücke zu, woran nur unsere Unachtsamkeit und Unwissenheit Schuld ist. Man fällt über eine Stiege, stößt sich an einer Bank u. dergl., — soll dies Unglück sein? Sieh' für dich und hab' Fleiß zu dir — es geschiehet dir nichts. Wenn du aber auf ebener Erden von einer Stiege herabfielest, alsdann möchtest du wohl von Unglück sagen. Sorg' und Fleiß wenden Unglück, nicht Sorg', nicht Fleiß haben, giebt's. — Wer zum Fenster hinausspringt auf die Gasse und einen Schenkel ausfällt, der kann nicht sagen, das sei ein Unglück; wer in ein Wasser fällt und er-

1) III, 309.

trinkt, da kann Niemand sagen, daß er Unfall habe. Denn wär' er nicht hineingekommen, so wär's ihm nicht geschehen. Wenn er aber auf trockener Erde ertränke, alsdann möchte er von Unglück sagen. So ist es überhaupt ein Selbstverderben, eine selbst gegebene Ursach', die uns dazu bringt, es sei zum Glück oder Unglück. Je nachdem es ein Jeglicher anstellt, anschickt, kann, weiß und Fleiß und Sorge zu seinen Dingen trägt, nach dem geht es auch vor sich. Dem es nun nicht also geht, der darf sich nicht beklagen, denn er schickt sich dermaßen nicht, wie der Andere; darum so geb' er sich nur selbst die Schuld und sonst Niemand. Denn so hoch ist der Mensch begabt, was er sich untersteht und die Lehre, Fleiß, Sorg' dazu braucht, er erlangt's." 1) — — „So Gott seine Hand abzeucht, so ist es nicht anders, denn daß er den heiligen Geist vom Menschen nimmt und läßt ihn mit seiner eigenen Vernunft nach seinem Gefallen handeln. Da der heilige Geist nicht ist, da ist der (thierische) freie Wille, denn wo der heilige Geist ist, da müssen alle Dinge nach dem heiligen Geist gehen. Aber auch wo dieser Geist ist, ist freier Wille, denn man liebt diese Freiheit des Geistes aus frei gefaßtem Willen zum Guten und zur Wahl des Guten. Wem nun der heilige Geist entzogen ist, als den Verdammten, dieselben haben zwar auch freien Willen, aber im Argen. Der rechte freie Wille ist aber der, der die Probe besteht in der Versuchung, durch eigne Vernunft ohne den heiligen Geist." 2)

§. 13.

Um einen vollständigen Anblick von des Paracelsus sittlichem Charakter zu gewähren, scheint es hier der Ort zu sein, auch seine religiösen Gesinnungen einigermaßen zu beleuchten, zumal dieselben bei Männern von historischer Bedeutung — wenn auch mit Unrecht — immer mit in die Wagschaale ihres Werths gelegt zu werden pflegen, und besonders in früheren Jahrhun-

---

1) II, 208. 2) II, 475.

derten einen integrirenden Theil, wenn nicht gar das allein bestimmende Prinzip des Urtheils bildeten. Paracelsus hatte in dieser Beziehung ebenfalls eine harte Prüfung zu bestehen. Nicht genug, daß man sein Privatleben bis in die kleinsten Details zum Gegenstande des bösen Leumunds machte, man sog sich auch mit gieriger Wuth in die geheimsten Falten seines Herzens ein, um daraus das Blut des Lebens zu ziehen und es mit dem Gift hämischer Rachsucht zu beflecken. Längst hatte man ihn, wie einen Verbrecher, geächtet. Es fehlte nur noch der höchste Schimpf, den jene Zeit ersinnen konnte; man verschrie ihn als einen Atheisten, und was schlimmer galt, als das, für einen Sektirer, für einen Feind der Kirche. Konnte ein Solcher etwas Anderes sein, als ein Verbündeter des Teufels? Und nun vergleiche man dieses teuflische Scheusal mit den herrlichen Ansichten über Frömmigkeit und Religion, die er an den verschiedensten Stellen seiner Schriften [1]) entwickelt, und man wird von der Gottesfurcht, der Gläubigkeit und der ächt christlichen Demuth dieses Mannes sich wahrhaft gerührt und erhoben fühlen! Er empfahl seinen Schülern stets eine mäßige und züchtige Lebensweise und das Studium der heiligen Schrift, aus der er häufig die Belege für seine Aussprüche hernahm, „denn was ist die Philosophie, die nicht aus der Schrifft ihren Fuß nimbt?" Dennoch suchte er über Naturwissenschaftliches niemals Aufklärung in der Bibel, weil „die Hebreischen haben je und je nichts gewisst in der Natur, allemal die gröbesten Püffel gewesen" [2]). Dabei erklärte er den wahren, inneren Glauben als eine der vorzüglichsten Stützen der ärztlichen Kunst, „denn der Artzt, der eines gutten glaubens ist, der leugt nit und ist ein Vollbringer der Werck Gottes. Denn wie er ist, also ist er seins selbst zeugnuß: das ist, du must in Gott eines ehrlichen, redlichen, starken, wahrhaftigen Glaubens seyn, mit allem deinem gemüt, hertzen, sinn und gedancken, in

1) Besonders in der „Philosophia occulta."
2) II, 387.

aller liebe und vertrawung: alsdann auff solchen Glauben und Liebe wirt Gott sein warheit nit von dir ziehen, und wirt dir seine Werck offenbar machen, glaublich, sichtlich, tröstlich." [1]) — „Denn der Mensch ist von Gott gesetzt, daß er sich begnügen und zufrieden sein soll, es möge hageln, donnern, gefrieren u. s. w.; Alles, was geschieht, ist der Wille Gottes. Deswegen soll der Mensch unerschrocken sein. Wer aber erschrickt und nur den Abgang seines Nutzens betrachtet, handelt gegen das Gebot Gottes, und zweifelt an der Schrift, an der Liebe, an der Hoffnung und an dem Glauben; denn es zweifelt nur der, der nicht in dem lebt, was ihm sein Gewissen giebt. Das Gewissen ist aber die von Gott gegebene Natur, in welcher wir uns ersehen sollen, ohne weiter zu suchen den Verstand in unserm Leben, die Sitten und Tugenden, sondern nur thun, was sie uns lehrt. Wer sich selbst nicht vertrauet, vertrauet auch Gott nicht; denn Gott hat ihm gegeben, auf was er vertrauen soll. Von Andern lernen und nach Andern sich richten, ist eine Verführung. Thue immer für dich selbst, was dir Christus und Gott vorgelegt hat, nach der Natur und Eigenschaften einer Taube und Schlange. Aus deinem, nicht eines andern, Gemüthe, Herzen und Kräften liebe Gott, lasse einem andern seine Kräfte selbst brauchen; denn die Kräfte anderer sind fremde Kräfte, gelten Nichts, verführen, machen Krankheiten in der Vernunft, im Leibe, in den Sinnen, in den Gedanken. Diese verhüte durch das, was dir deine eigene Natur aus deiner Mutter Leibe gegeben hat, und bewahre dich wohl." [2]) — „Derohalben müssen die Dinge hier auf Erden gegründet werden auf die heilige Schrifft und auf die Lehre Christi, welches denn ein feiner fester Grund ist. Darum wollen wir sie den Grund und Eckstein legen auf drei fürnehme Punkte: als aufs Gebet, dazu gehöret suchen und klopffen, dadurch wir Gott, den Allmächtigen, ersuchen und

1) I, 227. 2) I, 140.

erinnern seiner Verheißungen; so dasselbe in rechter Gestallt und mit reinem, andächtigem Hertzen geschicht, alsdann wird uns gegeben, und finden, was wir suchen, und wird uns eröffnet und aufgethan Alles, was uns verborgen und verschlossen ist. Der andere Punkt ist auf das Glauben, der die Berge versetzt und in das Meer wirfft, dem denn Alles möglich ist, wie Christus selbst sagt. Der dritte ist auf die Imagination, so dieselbe in unserm Gemüth recht angezündet wird, mag sie mit diesem Glauben leicht übereinkommen.“ 1) — Anderswo bestimmt er gleichfalls diese Gläubigkeit als ein Mittel, die wahre Weisheit zu erlangen: „O Heiliger Geist, weise mir, daß ich nicht weiß, und lehre mich, das ich nicht kan, und gib mir, das ich nicht habe. Gib mir die meinigen fünf Sinnen, daß du, Heiliger Geist, wohnest drinnen, mit den sieben Gaben soltu mich begaben, und soll deinen göttlichen Frieden haben. O Heiliger Geist, lehre und weise mich, daß ich recht leben kan gegen Gott und meinen Nechsten, amen.“ 2) —

Dergleichen Ausdrücke findet man viele in seinen Schriften, da er bekennt, daß Alles, auch sein Wissen, allein von Gott kommen müsse. Wie er u. a. auch also schreibt: „Ein Mensch, der in solchen tiefen Gedancken ist, und in seinem Gemüthe also ertruncken, der ist gleich als hätte er seine 5 Sinne verlohren, und wird von der Welt vor den grösten Stocknarren gehalten. Ist aber bei Gott der allerweiseste Mensch, dem er seine Heimlichkeiten wissen läßt und in das Verborgene sehen läßt, mehr denn alle Weltweisen. Denn durch das Gemüth kommen wir zu Gott, durch den Glauben zu Christo, durch die Imagination empfinden wir den Heiligen Geist. So werden wir gleich den Aposteln. Wir fürchten weder Tod noch Gefängniß, weder Marter noch Pein, weder Arbeit, Armuth, Hunger noch anders dergleichen“ 3).

---

1) II, 285—86. 2) II, 687.
3) I., 308.

§. 14.

Freilich war Paracelsus kein Kirchgänger. Seine Gegner haben ihm dies sehr übel genommen, und mit scheinheiliger Heuchelmiene versichert, sie hätten ihn nie öffentlich seine Andacht verrichten sehen. Allein wie freisinnig er auch in seinen religiösen Ansichten sein mochte, so hing ihm doch nichts von jener indifferenten Freigeisterei an, die heutzutage in einer großen Anzahl leerer Köpfe ihren Spuk treibt. Paracelsus war gottesfürchtig, ohne ein augenverdrehender Betbruder zu sein. Christus sagt: „Bete nicht öffentlich, sondern gehe in dein Schlafkämmerlein!“ Warum hat Christus also gesprochen? Paracelsus beantwortet diese Frage mit den Worten: „So du öffentlich betest, was wird daraus? Nichts als ein Anfang und Ursach der Abgötterey, darumb hats Christus verboten“ [1]). Dies ist die Sprache eines ächten Christen, und wirklich blieb Paracelsus trotz allem Geschrei sein ganzes Leben hindurch ein guter Katholik. Als solcher glaubte er aber nicht blindlings den Insinuationen der Pfaffen Folge leisten, sondern gestützt auf die heilige Schrift, jede spätere Satzung als eitles Menschenwerk verwerfen zu dürfen. Darum war er ein Freund und Verfechter der Kirchenreformation, darum erschien er in den Augen der bethörten Menge als ein Ketzer. Indem er über den Parteien stand, gehörte er keiner Partei an, und verwarf daher alle Sekten, so viel ihrer sein mochten. „Denn von allen Sekten, die jetzt blühen — so soll er selbst sich geäußert haben [2]), — besitzt keine die wahre Religion. Man muß daher den Text der heiligen Schrift ohne alle subjektive Auslegung lesen, bis einst in einer künftigen Zeit die wahre Religion erscheinen wird.“ —

Natürlich mußte ein so aufgeklärter Denker sich vielseitigen Haß und Verfolgung zuziehen. Noch mehr Feinde erwarb er sich aber durch Aufdeckung zahlreicher Irrthümer und Mißbräuche.

1) Arnold a. a. O. Th. 4. S. 140.
2) Erastus l. c. II. p. 11.

So ward er z. B. verketzert, weil er nirgends der Sakramente als Mittel der Erleuchtung gedenkt [1]), obgleich er sie an und für sich hoch und heilig achtet [2]). Dagegen eiferte er stets in seinen Schriften gegen das damalige Ceremonieen- und Bilderunwesen [3]), den Heiligen- und Reliquiendienst und gegen den gottlosen Lebenswandel der Geistlichkeit, die in Saus und Braus lebte und die Armen Hungers sterben ließ. Man höre ihn hierüber selbst mit seinen eigenen Worten: „Der den rechten Glauben haben will, der soll ihn nit also nehmen, nit aus den Bildern, nit aus den Ceremonien, nit aus den Gemäldern, sondern er soll ihn nehmen aus Christo ohn alle Mittel. Darumb so ist das Wort, das dich lehren soll, in dem kanstu kein Bild, Gemäld, Ceremonien finden als den einigen Geist, d. i. den heiligen Geist. Denn so dir der Glaub verkündet wird und gepredigt, so ist das allein da, daß du ihn behaltest, in deinem Hertzen; jetzt glaub aus dem. Wo aber nicht, daß er in dein Hertze nicht fallen will, sondern in die Ceremonieen, Bildt, Gemäld, d. h. du must dieselbigen haben, so wisse, daß es ein böß Hertz ist bei dir. Denn ob sie dich schon bewegen und zum Seufftzen bringen, so ist doch der Grund und Anfang Nichts, d. i. du hast den Anfang von Bildern genommen, und in die Bilder gehts wieder; hast du ihn von Ceremonien genommen, so gehts wieder darein. Denn die Ding all gehen wieder in ihren ersten Anfang, aus dem sie gegangen sind, und diese Anfänge sind zergänglich und tödtlich. Also wirdt auch dein Glaub sein tödtlich und zergänglich." [4]) Denn „Gott allein das Hertze haben will und nit die Ceremonien" [5]). „Ceremonien tau-

1) Vergl. die Schrift: „Theophrastus non Theophrastus oder deutliche Entdeckung, was von Paracelsus zu halten sey, ob er seyne hohe weißheit und künste von Gott oder dem Teuffel gehabt, aus seynen eignen schrifften mit etlichen testimoniis und exempeln angezogen." Goslar, 1517.

2) II, 286.

3) Er schrieb ein eignes Buch über den Aberglauben und die Ceremonieen. II, 246 sqq.

4) II, 250.

5) I, 114.

gen nichts weder in Glaubenssachen noch in der Magie, sie führen nur zu vielem Aberglauben" [1]). —

Ein Gleiches gilt von den Heiligenbildern und ihrer Anbetung. „Die Heyligen seynd im Himmel und nit im Holz" [2]). — „Ein jeglicher Mensch ist ihm selbst der nechst bei Gott" [3]). — „Ich widerrede euren heiligen Vätern, denn sie haben alle dem Leibe geschrieben, und nit der Seele, sie haben Poëterey getrieben und nit die Theologie, sie haben Schmeicheley getrieben und nit die Wahrheit erzwecket. Ihrer ist auch keiner zum Märtyrer geworden. Sie sind Alle des Bauchs Lehrer und Prediger, Keiner der ewigen Seligkeit". — „Daher nützt Nachäffung dessen, was die Heiligen gethan haben zu Nichts, sondern wird vielmehr zur Verdammniß" [4]).

In ähnlicher Weise erklärte sich Paracelsus gegen den Unfug, der damals mit Wallfahrten getrieben ward, wie z. B. bei der Wallfahrt zur schönen Maria in Regensburg [5]). „Oft, sagt er, verwandelt man Wundschäden in St. Johannsbuße, St. Kürisſ· (Görichs? —) Rache, St. Antonsfeuer u. dergl., läßt Messen lesen, fastet, betet, trinkt das Wasser aus dem heiligen Brunnen, opfert den Heyligen, macht Verheißungen und Gelübde, steuert nach Vermögen u. s. w. Der Eigennutz macht aus den Heyligen Aerzte und aus den Bächen Apotheken. Manchmal mischt man unter das Wasser den Saft heilender Kräuter, schreibt die Ehre dem Heyligen zu, wäscht sich die Hände und ist unschuldig wie Pilatus" [6]). —

Noch weniger mochte sich die Klerisei geschmeichelt fühlen, wenn er ihre Unwissenheit und Heuchelei den Laien recht anschaulich zu Gemüthe führte, z. B. wenn er sagt: „Aus dem entspringt die unwissend Grobheit der Theologen, die da groß Auslegung machen in dem, das die Meiste nicht verstehen, und uns Menschen nicht wissend ist, wie es der gemeint hat, der es gegeben: und sie doch also ihm seine Wörter nach

---

1) I, 110 — 117. 2) I, 138. cf. I, 103 — 109. 3) I, 114.
4) II, 240. 5) I, 302. 6) III, 367.

ihrer Hoffart und Geizigkeit ränken und ziehn, da viel Beschiß (Betrug) entstanden ist, und alle Tag neu erfunden worden. Darumb wir die Vernunft, die nit in den Mysterien fundirt, sichtlich für nichts achten." 1) — „Und leichtlich sind die falschen Heiligen zu erkennen in ihren Zeichen und Leben. So wisset, daß am fürderlichsten ist, daß ihr Acht habt auf ihr Leben. So es pharisirt, so es der Reu zustreicht, so es feiert im Worte Gottes, so sie lehren und nicht thun selbst: so ist Alles aus. Das so Gott zeichnet, legt es gar gewaltig an Tag und gar scheinbarlich, daß die Andern allemal dunkel und trüb herfürbrechen. Denn nehmet euch ein Exempel an den Aposteln, wie schnell und behend sie gewirkt haben, die Teuffel ausgetrieben, die Todten auferwekt. Also sollen Alle die beweisen und zeichnen, so sich geistlich nennen. Denn der ist nicht geistlich, der die Kleidung führet, der ist aber geistlich, der die Wercke thut des Haupts, d. i. Christi. Die Andern sind Simeones und Malefici." 2)

Dies wird genügen, um Paracelsus weder als einen irreligiösen Gotteslästerer, noch als einen heidnischen und indifferenten Freigeist erscheinen zu lassen. Er war vielmehr gleichzeitig ein gläubiger und ein denkender Christ. Nur in der Verbindung von Vernunft und Glauben sieht er das wahre Christenthum und die wahre Weisheit. Denn „dem Weisen erkleckt nicht der bloße Glaube. Wer glaubt, ohne ein Philosoph zu sein, der ist kein weiser Mann. Ein Thor, welcher ohne Weiteres glaubt, ist todt in seinem Glauben, weil die Werke der Natur, der Zeichen und der Wunder seinen Glauben machen. Wer da glauben will, der muß auch wissen, denn aus und nach seinem Wissen glaubt er. Da aber dieses Wissen und daraus der Glaube aus der Philosophie kommt, so wird wohl der nicht selig, welcher zwar Alles glaubt, aber die Früchte seines Wissens verloren gehen und absterben läßt" 3). — „Daraus erkennen wir, wie unser Gott ist, was

1) I, 788. 2) II, 244. 3) II, 107.

er ist, und wie treu er es mit uns meint, und wie er es liebet und haben will. Keineswegs soll man meinen oder glauben, daß er wolle, wir Menschen seien verfinstert und in Dunkelheit; sondern wir sollen Alle gelehrt sein aus Gott und erleuchtet in dem Höchsten. Er hat keine Freude bei Thoren, Narren und Unweisen, auch nicht daran, daß allein in einem Lande ein weiser Mann, ein Rathsmann, ein Gelehrter sei, sondern daß wir Alle aus Gott und in Gott wissen, wer unser Gott sei und was er sei. Nur durch unsere Weisheit werden Gottes Werke offenbar, und nur, wenn der Sohn dem Vater gleich ist, d. i. also vollkommen, hat der Vater der Weisheit in solcher Vollkommenheit eine Freude an seinem Sohne." 1)]

§. 15.

Ist bisher nur von dem sittlichen Charakter und der Lebensart des Paracelsus die Rede gewesen, um beide vor den Giftpfeilen zu schützen, die seine Feinde in so zahlreicher Menge auf ihn abgeschossen haben, so kommen wir nun zu einem neuen Aergerniß, das man in seiner Schreibart zu finden geglaubt hat. Man nannte ihn darum mit der simpelsten Unbefangenheit gar häufig einen pöbelhaften Grobian. Freilich sind Redensarten, wie diejenigen, womit er die alte Medizin und ihre starrsinnigen Anhänger belegte, — „Schanddeckel, unwissender Stölpel, Requiem-Doktor, Galeni-Leviten, Zahnbrecher, Hodenschneider, Polster-Doktor, Dr. Gimpel, grober Stuffel-Doktor der hohen Schulen, Pseudomedicus, lausiger Sophist, Hundschläger, Kälberarzt, contrafeite Oelgötzen, coeci et casci doctorculi" u. s. w. — heutzutage unstatthaft im Munde des gebildeten Mannes; aber dem Geiste der damaligen Zeit waren sie angemessen, und Luther bediente sich oft ähnlicher Kraftworte in seinen Schriften, weil die Gegner beider Männer sie mit nicht mildern Schmähungen herausforderten. „Waldesel von Einsiedeln, landstreicherischer Bettler, vom Beelzebok Be

1) III, 323.

sessener, Cacophrastus, Plagiarius, Nekromantist, Homicida, Lutherus medicorum u. s. w." waren die Ehrentitel, die dem Paracelsus zu Theil wurden. In der That hatte derselbe mit Luther in vielen Dingen ganz gleichartige Ansichten, und in ihrem ganzen Sein und Wesen offenbarte sich eine große Aehnlichkeit. Merkwürdig ist es, daß beide den Aristoteles den sie aber nur aus schlechten, scholastischen Uebersetzungen kannten, mit Schmähungen überhäuften. Luther nennt ihn einen verdammten, hochmüthigen, blinden, elenden Heiden, der mit falschen Worten so viele genarrt; Paracelsus sagt, er sei ein scharfer Phantast, der sich selbst verführt hat, ganz unwissend der natürlichen Philosophie, aber scharfsinnig auf irrigem Wege, und verstehet seine Worte und Reden künstlich zu setzen und mit Sentenzen und Sprüchen zu verzieren [1]). Häufig ward Paracelsus von seinen Feinden mit Luther verglichen, wie schon der Name „Lutherus medicorum" beweist. Aber er war auch ein großer Verehrer Luther's und zollte dem von ihm unternommenen Werke der Kirchenreformation seinen vollen Beifall. Nur zuweilen scheint es, als widerspreche er ihm, aber dann ist es die Gewalt der Leidenschaft, die ihn zu einem gewissen Fanatismus und Verfolgungsgeist hinreißt, so daß er Luther's Milde und Nachgiebigkeit tadelt und ihn zu noch größerer Strenge und Energie gegen seine Gegner auffordert. In solchen Momenten erklärte er oft, daß Luther noch nicht weit genug gegangen sei, und er selber ganz anders reformirt haben würde. Ja, er stellt sich dann wohl gar über Luther, dessen Größe und Bedeutung für die Zukunft freilich seine Zeitgenossen noch nicht ganz begreifen konnten [2]). „Mit was Spott habt ihr ausgeschrieen, ich sei Lutherus medicorum, mit der Auslegung, ich sei Häresiarcha, Ich bin Theophrastus und mehr als die, mit denen ihr mich vergleichet. Ich bin derselbige und bin Monarcha medicorum

1) I, 115.
2) Luther selbst vermochte nicht die unermeßlichen Folgen seines kühnen Unternehmens zu berechnen. Man weiß, daß er auf dem Sterbebette nicht ohne Reue darauf zurückgeblickt haben soll.

dazu, und darf euch beweisen, was ihr nicht beweisen möget." Wie viel er aber auf Luther hielt, sieht man aus vielen Aussprüchen, in denen er ihn gegen seine Feinde vertheidigt. „Dem Luther sind meistens Schwärmer, Schälke und Buben feind. Warum muß ich ein Luther heißen? Ihr thuts nicht zu ehren, sondern ihr verachtet den Luther. Aber ich weiß niemand, der Luthero feind sei, als wem er die Küche verschlechtert hat. Ich laß Lutherum sein Ding verantworten, ich will das Meinige auch verantworten. Wer dem Luthero feind ist, eine solche Rotte ist mir auch gehaßt. Und wie ihr von ihm meinet, meinet ihr von mir auch: dem Feuer zu!" 1)

Paracelsus war sich sehr wohl der Art und Weise bewußt, wie er allein die riesige Umwälzung, die er begonnen, dem Starrsinn seines Zeitalters gegenüber, zu Ende führen konnte.

---

1) I, 143. 150. Vergl.: Luther und Paracelsus, eine Parallele, von Ferd. Häußler in Greiz; in „Hohnbaum's und Jahn's mediz. Conversationsblatt", 1830. No. 43. S. 337—42. Die Hauptsätze dieser Parallele, in welcher die Suprematie Luther's gebührend anerkannt wird, sind folgende: „Beide, Luther und Paracelsus, haben, ein Jeder in seiner Sphäre, gleiche Bedeutung, gleiche Lebensbestimmung. Luther brach die lange Zwingherrschaft des römischen Stuhls, Paracelsus die Alleinherrschaft Galens. Beide sind Söhne eines Volks und Zierden desselben. Beide haben durch die Energie und den Schwung ihres Geistes, die Kühnheit und Kraft ihres Denkens und Handelns dem Vaterlande Ehre gemacht, und neue Bahnen gebrochen. Beide haben sich in ihren Schriften der Sprache ihres Vaterlandes bedient. Beide sind Männer eines Jahrhunderts. Beide haben sich desselben Mittels zur Erreichung ihres Zweckes bedient: des damals herrschenden religiösen Mysticismus. Beide sind nicht frei von den Mängeln ihres Jahrhunderts. Ist auch des Paracelsus Gebäude, dem Luther's feste Grundsäule, die Bibel fehlte, längst zusammengestürzt, so ist und bleibt doch Paracelsus Name, gleich wie Luther's Name einen neuen Zeitabschnitt der christlichen Kirche hervorgerufen hat, der Scheidepunkt der alten und der neuen Heilkunde." — — Aber auch jene Intoleranz des Paracelsus gegen die Anhänger der von ihm bekämpften Ansichten, die man bald als Grobheit, bald als Unverträglichkeit zu deuten gesucht hat, ist nur eine Eigenschaft, die ihm mit allen Reformatoren, auch mit denen der Kirche, gemein ist. Man denke nur an die empörende Feindseligkeit, womit die Lutheraner die Anhänger Calvin's so lange verfolgten. Luther selbst erklärte Zwingli und seine Partei für besessen, widerrieth jedes Bündniß mit ihnen, weil es sie nur in der Ketzerei bestärken würde, und verweigerte hartnäckig, sie für Mitglieder und Brüder in Christo zu erkennen. Vergl. Luthers Werke von Walch. Halle, 1743. 4. Th. 16, S. 624; Th. 17, S. 1918, 2361 ff.

Daher erklärte er sein derbes, gerades, man möchte sagen sein unverträgliches Wesen, wohl fühlend, wie nothwendig es ihm zur Erreichung seines Zweckes sei, recht eigentlich für eine Tugend, und gestand, daß er weder dasselbe ändern wolle, noch seiner Natur und Erziehung nach ändern könne, da er so beschaffen, wie es einem ächten Schweizer und Gebirgssohne gezieme. „Nicht daß es genug sei, mich in etlichen Artikeln anzutasten, sondern auch das gehört dazu: ich sei ein wunderlicher Kopf mit verkehrter Antwort, wäsche nicht jeglichem nach seinem Gefallen auf, antworte nicht einem jeglichen auf sein Fürnehmen mit Demuth. Sie schätzen und achten das eine große Untugend an mir zu sein; ich selbst aber schätze es für eine große Tugend, wollt nicht, daß es anders wäre, wie es ist; mir gefällt meine Weise ganz wohl. Damit ich mich aber verantworte, wie meine wunderliche Weise zu verstehen sei, so merket also: Von der Natur bin ich nicht subtil gesponnen, ist auch nicht meines Landes Art, daß man Etwas mit Seidespinnen erlange. Wir werden auch nicht mit Feigen erzogen, nicht mit Meth, auch nicht mit Weizenbrod, aber mit Käse, Milch und Haberbrod. Es kann nit subtile Gesellen machen. Zu dem, daß Einem all' sein' Tag' anhängt, was er in der Jugend empfangen hat. Derselbe scheint nun fast grob zu sein gegen die Subtilen, Katzreinen, Superfeinen. Denn dieselbigen, die in weichen Kleidern und (bei) Frauenzimmern erzogen werden, und wir, die in Tannzapfen erwachsen, verstehen einander nicht wohl. Darum so muß der Grobe grob zu sein beurtheilt werden, ob derselbige schon subtil und holdselig zu sein vermeint. Also geschiehet mir auch: was ich für Seiden achte, heißen die Andern Zwilch und Trillich." [1])

§. 16.

Allein nicht nur das Körnige und Grobschrötige ward der Paracelsischen Schreibart zum Vorwurf gemacht; seine Werke

1) I, 261.

trifft auch der Vorwurf der Unverständlichkeit. Hieran mag aber wohl mehr die Untreue seiner Schreiber, über die er selbst schon klagte, Schuld sein, als die ihm zur Last gelegte Erfindung neuer Worte und Wortbegriffe, an die man sich in der That bald gewöhnt. Auch ist es ganz natürlich, daß neue Ansichten neue Kunstwörter erfordern, wie wir dies täglich bei neu entstehenden Systemen beobachten. Wenn sich die Terminologie des Paracelsus in der Wissenschaft nicht das Bürgerrecht erwarb, so darf man sie darum nicht für nichtssagend verwerfen. Wer eine fremde Sprache nicht versteht, hat deshalb noch kein Recht, das, was in ihr geschrieben ist, für nichtig und überflüßig zu erklären. Bei so vielen großen Gedanken und herrlichen Ideen, welche deutlich ausgesprochen sind, möchte man sich über das, wovon das Verständniß schwerer ist, mit Sokrates beruhigen, der von einem Werke des Heraklit gesagt haben soll: „wo ich's verstanden habe, ist es sehr vortrefflich; ich vermuthe, es wird so sein, wo ich's nicht verstanden habe." Jener Neuerungen wegen aber vertheidigte er sich sehr bündig mit den Worten: „Nova quandoque usurpo vocabula, non sine caussa. Medicinae namque varietas hoc jubet, subjecti novitas cogit. Namque novus morbus novum nomen, novum remedium novumque medicum parit." Beispiels halber mögen hier einige der ihm eigenthümlichen Ausdrücke einen Platz finden. So ist bei ihm

Adech, der innere geistige Mensch.
Adassi, die Grundmaterie der Nahrungsstoffe.
Alboras, eine Art Aussatz (Baras).
Alchaest, ein Quecksilberpräparat.
Alchymie, die Kunst, die Astra aus den Metallen zu ziehn.
Anatomie, die Kenntniß der Urform eines Dinges.
Aquastor, ein täuschendes Gesicht.
Ares, die specifische Gestalt der Dinge.
Astrum oder Essatum, die Grundkraft in den Dingen.
Azoth, die geheime Medizin.
Cherio, gleichbedeutend mit quinta essentia.

Crisis, der Zeitraum von Anfang der Krankheit bis zu Anfang des Todes.

Cretica, gleichbedeutend mit der Crisis im gewöhnl. Sinne.

Derses, der dunstförmige Urstoff des Holzes.

Domor, die obere Sphäre, der Himmel.

Duelech, eine Art des Tartarus.

Ebron, das Paradies (Eden).

Enur, der Urstoff der Steine.

Ethica, die Auszehrung (Hectica).

Euester, der prophetische Geist, und die innere Sehkraft, wie sie z. B. den Somnambulen inwohnt.

Fugile, die Parotisgeschwulst.

Ilech, Ileias, Ileados, Iliadus [1]), die Urkraft der Dinge.

Iliastes (Hyliaster), die Grundmaterie.

Leffas, der Urstoff der Kräuter.

Limbus, der Samenbehälter der Dinge.

Magnalia, die Werke Gottes.

Manna, der Süßstoff, den man aus verschiedenen Dingen extrahiren kann.

Mumia, die Wundenheilende Materie.

Opprimechtiolum, die sublimirte Substanz eines Metalls oder Minerals.

Orexia, der Mangel an Appetit (Anorexie).

Pagoyus, wahrscheinlich so viel als Paganus.

Relolleus, die Passivität; (qualitas relollacea, qualitas passiva).

Stannar, der Urstoff der Metalle.

Sylo, das Weltall.

Syphita, der Veitstanz und Somnambulismus.

Taphneus, die gereinigte Medizin.

Trarames, gleichbedeutend mit ratio.

---

1) Peter Severin sagt, daß Iliadus des Paracelsus dasselbe bedeute, als Orcus bei Hippokrates und bei Andern Nox Orphei und Abyssus.

Truphat, die Kraft der Mineralien.
Turban, das Wesen der Prophezeiung.
Undimia, die Wassersucht (oedema).

Außer diesen finden sich noch viele ähnliche Ausdrücke, wie Idechtrum, Perenda, Zenda u. s. w., die alle bei ihm als Termini technici gebraucht werden [1]).

Abgesehen aber von dieser Eigenthümlichkeit neuer Wortbildungen, die wohl manchmal den Sinn in Dunkel hüllen mögen, zeigt Paracelsus gewöhnlich in seinem Vortrage eine große Klarheit, hauptsächlich durch treffliche Beispiele und Gleichnisse herbeigeführt. Zwar ist sein Styl meistens noch roh, ungehobelt und weitschweifig, doch erinnert das Bündige, Kräftige, und die natürliche Herzlichkeit seiner Ausdrucksweise nicht selten an Luther's unsterbliche Bibel-Uebersetzung. Vieles muß man auch der Unkultur der deutschen Sprache in jenen Zeiten zuschreiben. Er verwarf die todte lateinische Sprache, weil sonst, wie er sich selbst ausdrückte, ihn gewiß niemand verstehen würde, da man ihn kaum deutsch verstände. Durch dies sein eigenes Geständniß wird die Behauptung seiner Gegner zu nichte, die seinem barbarischen Style, anstatt der Tiefe seiner Gedanken es zuschrieben, daß er selbst in seiner Muttersprache unverständlich sei [2]). Indem er aber zuerst deutsch lehrte und schrieb, erwarb er sich um Wissenschaft und Vaterland ein neues Verdienst. Nur Undankbarkeit kann diesen ächt-germanischen Charakter des großen Reformators verkennen, der Gott dankte, daß er „ein geborner deutscher Mann" sei und ihn lobte, daß er ihn „in Armuth und Hunger seine Jugend verzehren ließ."

---

1) Ein sehr unvollständiges „Dictionariolum Paracelsianum" hat Baillif zu der Genfer Ausgabe der Paracelsischen Werke geliefert, womit Leonh. Thurneysser's „Onomasticon" zu vergleichen ist.

2) Th. Erastus (l. c. I, 29, 241.): „Linguam barbaram et inconditam esse ut ne Germani quidem absque labore intelligant." — Sennert (l. c. c. 3.) „vix puto exstare quemquam scriptorem Germanicum, qui tam inscite germanice scripserit."

§. 17.

Ein anderer Vorwurf, der den Paracelsus betroffen, ist sein umherschweifendes, unstetes Leben. Freilich sind seine Reisen nicht in der ruhigen Weise der heutigen, still und fleißig forschenden Gelehrten, die in einem bequemen Postwagen sich durch die Welt fahren lassen, und bloß Museen und Naturalienkabinette in Augenschein nehmen. Es sind vielmehr wilde, ungestüme Wanderzüge, die vielfach sein Leben verunglimpfen halfen, aber eine rüstige Kraft, einen glühenden Wissensdrang bekunden. Zu Fuße durchzog er fast die ganze damals bekannte Welt, und sparte weder Mühe noch Fleiß, seinen Geist mit nützlichen Kenntnissen zu bereichern. Man gewinnt den Mann lieb, der die Wahrheit in Irrsalen aufsuchte, und von sich selbst sagen konnte: „ich bin der Kunst nachgegangen, sogar mit Gefahr meines Lebens, und habe mich nicht geschämt, selbst von Landfahrern, Nachrichtern und Scheerern zu lernen. Denn wir sehen die Liebhaber weite Wege durchziehen, um das köstliche und herrliche Weib zu erblicken; wieviel eher muß dies geschehen der prächtigen und erhabenen Kunst wegen.“ — Emsig schöpfte er daher aus Natur und Welt und Menschen in der lebendig ihn umringenden Gegenwart. Die Kunst, sagte er, sei nicht in des Vaterlandes Grenzen eingeschlossen, und dränge sich Niemand auf, sondern wolle ergriffen und ausgespürt sein. „Keinem wächst sein Meister im Haus, noch hat Einer seinen Lehrer hinter dem Ofen. Wo Gott die Kunst hingelegt, da soll sie gesucht werden. Das ist eine große Erkenntniß im Menschen, daß er die Gaben Gottes sucht, wo sie liegen, daß wir gezwungen sind, denselbigen nachzugehn. So nun ein Zwangniß da ist, wie kann man einen verachten, der solches thut? Es ist wohl wahr, die es nicht thun, haben mehr, denn die es thun. Die hinter dem Ofen bleiben, essen Rebhühner, die den Künsten nachgehn, essen eine Milchsuppe. Die Winkelsitzer tragen Ketten und Seiden. Die da wandern, vermögen kaum den Zwilch zu bezahlen. Die in der Ringmauer haben Kaltes und Warmes, wie sie wollen: die den Künsten nachziehen, hätten keinen Schatten, wenn der Baum nicht wäre. Der nun dem Bauch dienen will, der folget mir nicht; er folget denen, die in weichen Kleidern gehen. Wiewohl sie auch zum Wandern nichts taugen. Denn Juvenalis hat es beschrieben, wie allein der fröhlich wandert, der nichts hat. Darum betrachten sie den Spruch: damit sie nicht gemordet werden, bleiben sie hinter dem Ofen und kehren Bieren um. Also glaub ich, daß ich bisher mein Wandern billig verbracht habe und mir dieses ein Lob und keine Schande sei." — „Ein Arzt soll ein Landfahrer sein. Ursach: die Krankheiten wandern hin und her, so weit die Welt ist, und bleiben nicht an einem Ort. Will einer viel Krankheit erkennen, so wandre er auch; wandert er weit, so erfährt er viel und lernt viel erkennen. Und ob es würde, daß er wieder in seiner Mutter Schoß kommt, kommt dann ein solcher fremder Gast in sein Vaterland, so kennt er ihn. — Die engländischen Humores sind nicht ungarisch, noch die neapolitanischen preußisch; darum mußt du dahin ziehen, wo sie sind. Und jemehr du sie suchst, und jemehr du von ihnen erfährst, je größer wird dein Verstand in deinem Vaterland. Wer die Natur durchforschen will, der muß mit den Füßen ihre Bücher treten. Die Schrift wird erforscht durch ihre Buchstaben, die Natur aber erforscht durch Land zu Land. So oft ein Land, so oft ein Blatt, und die verschiedenen Länder und Provinzen sind die Blätter des Codex der Natur" [1]).

§. 18.

Ebenfalls ungerecht ist der Ausspruch, daß Paracelsus alle Lectüre verachtete und mit dem Mangel an aller wahren inneren Geisteskultur den Mangel an Gelehrsamkeit und tieferem Wissen verband. Er selber bezeugt zwar, daß er sehr wenig auf Bücher halte, und beruft sich auf seine Secretäre, daß er ihnen alles aus dem Stegreife dictirt und in zehn Jahren kein Buch

1) I, 257—59.

gelesen habe [1]). Dies bestätigt auch das Inventarium seiner Verlassenschaft. Die Bibel, die biblische Concordanz, das neue Testament, Hieronymus Commentarien über die Evangelien und ein Arzneibuch, das waren alle gedruckten Bücher, die man nach seinem Tode bei ihm vorfand. Schon früher hatte er sogar, wie Luther die Bulle des Pabstes, Galen's und Avicenna's Schriften öffentlich zu Basel verbrannt. Erwägt man jedoch den Inhalt und die Lehrweise der damals hochgefeierten Schriften und Schriftsteller, so kann man ihm nur Recht geben, weil er allenthalben das treue Studium der Natur der Schulweisheit und gelehrten Träumereien vorzieht. „Aus Uebung und Erfahrenheit wird der Arzt geboren; denn wer wollte gelehrt werden in Erkenntniß der Erfahrenheit von Papier? Das Papier hat die Eigenschaft, daß es faule und schläfrige Leute macht, aber Hoffärtige, die sich selbst überreden lernen, lernen fliegen ohne Flügel, welche Dinge alle dem Arzte widerwärtig sind. Daher sollt Ihr es nicht seltsam finden, daß ich niemand verweise auf die Bücher des Papiers, in ihnen den Anfang der Artzney zu suchen. Die Ursach ist nicht noth, daß sie betrachtet wird. Es schreiben durcheinander gute und böse Leute, und viel der Schwärmer, fälschen das Gute durch das Böse, finden und erheben eher das Böse denn das Gute und machen durcheinander einen Muß, daß einer, der auf die Wellen kommt, nicht wieder kann in's stille Meer kommen. Ein Jegliches will von Anderer Federn seinen Namen erheben (d. h. sich mit fremden Federn schmücken und abschreiben, — wie es noch heutzutage Sitte oder vielmehr Unsitte ist —) und ein Neues aufbringen. Durch solche Scribenten ist die Artznei zerbrochen worden, und es ist den papierischen Büchern nicht zu trauen, die nur aus alten Lappen gemacht sind. So wie es daraus besteht, so ist es auch Lapperei, was ihr darauf findet, eine Lehre von Stückwerk und Lumpen." [2]) — „Die Kranken aber sollen des

1) I, 131. 2) I, 267—268.

Arztes Bücher sein. Lesen hat nie einen Arzt gemacht, sondern die Praktik. Alles Lesen ist nur ein Schemel der Praktik und ein Federwisch [1]), und wäre lateinisch, griechisch und hebräisch Lesen und Schwatzen zu einem Arzte genug, so glaube ich, daß ein Jeder ganz allein durch das Lesen des Livius ein guter Feldherr werden könnte [2]). Nicht vom Hörensagen und Lesen sollen wir in der Arzney gelehrt werden, sondern wie der Erste sie gelernt hat, sollen auch wir sie lernen. Der ihn gelehrt hat, der lehre auch uns, die Natur allein sei unsere Lehrmeisterin [3])!" — „Wer kann einen Arzt loben, der nicht der Natur Art weiß und kennt, oder wer soll ihm vertrauen? Dieweil doch ein Arzt nichts andres sein soll, denn ein Erfahrener der Natur, und einer, der da weiß der Natur Eigenschaft, Art und Wesen." — Wie kann ein Arzt ein ander Buch haben, denn eben das Buch, das die Menschen krank macht und gesund macht. Es muß jeder Verstand aus dem fließen, aus dem er ist, und das Spiegelbild von demselbigen probirt werden." — „So nun aus der Natur der Arzt wachsen soll und muß, und in ihm und von ihm und aus ihm ist nichts, alles aus und in der Natur: so ist es von Nöthen, daß er aus der Natur geboren werd und nit zu Leipzig oder Wien." — „Ich stellte mir vor, wie, wenn in der ganzen Welt kein Lehrer der Arzney wär, wo würd' ich die Kunst lernen? Nirgends als in dem offnen Buche der Natur, mit Gottes Finger geschrieben. Dies studirte ich nun und nicht mehr die Bücher der Aerzte, denn jeder Schwätzer hat seinen eigenen Tand; wer kann hier aufs Ende kommen oder die Wahrheit finden? Man lästert und schreit zwar von mir, ich sei nicht zur rechten Thüre zu den Geheimnissen der Kunst eingegangen, allein welches ist die rechte: Galenus, Avicenna, Mesue, Rhases oder die offene Natur? Ich glaube das letzte. Durch diese Thür ging ich ein; das Licht der

1) III, 301. 2) I, 332. 3) I, 26.

Natur und kein Apothekerlämpchen leuchtete mir auf meinem Wege."

Ansichten dieser Art kann man auch heutzutage nur billigen, zumal, wenn man bedenkt, daß Paracelsus mit jener Bücherweisheit selbst nicht so ganz unbekannt war, als man vorauszusetzen pflegt. „Anfänglich ermahnen wir euch, daß ihr nicht gedenken sollt, daß wir in euren Büchern leer sein und unerfahren, darum daß wir nicht euren Pflug ziehn. Wir entschlagen uns deß, denn uns mißfällt euer Styl, Praktik und Ursach. Und wiewohl ihr grundet auf die geschriebenen Aerzte, chaldäische, arabische und griechische, will uns wenig ansehen. Denn ihre Schriften weisen, daß es ihnen mit den Kranken gegangen, wie euch, denen die Mehrzahl stirbt." — Er vergötterte zwar nicht den Hippokrates und die alten Aerzte, wie seine Zeitgenossen, aber er mußte sie wohl aus dem Inhalte ihrer Werke kennen. Schwerlich hätte er sonst über die Aphorismen des Ersteren Commentare schreiben [1]), noch gegen

1) Zum Beweise der Trefflichkeit dieser Commentare — freilich in seinem Sinne und in seiner Weise, — mögen hier seine Bemerkungen über den ersten Aphorismus dienen: „Unser Leben ist kurz gegen andere. Gold, Silber bleibt bis an das Ende des Feuers, Stein und Salz desgleichen. Der Mensch aber bleibt nicht, hat den kürzesten Termin, keine bestimmte Stund, alle Tage muß er davon. Denn der Mensch überschleicht, übersieht andere Geschöpf. — Ars longa. Die Kunst ist lang in einem Weg, es ist angefangen worden zu suchen vom Anfang der Welt bis auf meine Zeit, und es ist noch kein End gefunden. Die Krankheit ist schnell, die Kunst langsam: so wird der Kranke versäumt. Denn die Aerzte haben noch kein Ende der Kunst, und was sie haben, ist so langsam, daß die Krankheit die Kunst übereilt. Dessen kann sich Hippocrates wohl beschreien, denn auch seinen Nachfolgern hängt das an. — Die Kunst der Arznei steht in der Astronomia, Philosophia, Alchymia und Physica. Nun mag Hippocrates wohl sagen, daß die Kunst lang sei, denn die vier Säulen der Arznei zu ergründen, braucht es eine Zeit. Wie fliegen ohne Federn nichts soll, so soll es auch nichts in der Arznei. Die Federn aber wachsen zu lassen, braucht es eine lange Zeit, bis die Kunst perfect ist. Dem Kranken ist die Kunst lang, denn es wird ihm langsam geholfen. Kunst und Arznei sind zweierlei; um die Hülfe und die Krankheiten zu erkennen, ist die Kunst langsam, die Arznei aber ist schnell. Daß die Kunst langsam sein mag in die Irrgänge, die in der Arznei sind. Als ich sagte, die Kunst sei

die Alten überhaupt, da sie ihn nicht befriedigten, so laut und vielfach polemisiren können. Es ist unglaublich, wie sklavisch man damals an den Alten hing. Man betrachtete ihre Werke wie Evangelien und warf dem Paracelsus, der sich neuer Rezepte bediente, vor, er handle gegen das zehnte Gebot: „du sollst nichts Fremdes begehren." Dabei verwarf er nicht einmal alle Arzneimittel der Alten. „Obgleich die Alten, sagte er mit ächt wissenschaftlichem Eklekticismus, wenn sie wieder auflebten, über unsere Arzneien staunen würden, so wollen wir doch die ihrigen nicht wegwerfen, sondern vielmehr den Kern derselben ausbeuteln." — Auch gesteht er offenherzig, daß er noch in vielen Stücken mit den Griechen übereinkomme. Vor dem Hippokrates hatte er eine große Hochachtung, dies beweisen viele Stellen seines Commentars. Er nennt ihn „einen Künstler, aus dem der Geist der Artzney geredet hat," und fragt: „wann ist die Artzney höher gestanden, denn da Hippokrates war?" Er betrachtet ihn als den Begründer der wissenschaftlichen Heilkunde: „Hippokrates ist gestorben vor der Kunst. Sie ist lang, das Leben kurz. Das Suchen ist bei ihm gewesen, aber das Donum finis ihm nicht gegeben worden." An einer andern Stelle sagt er, „daß Gott den Geist der Arz-

kurz und das Lernen langsam, so ist wohl zu bedenken, daß das Irrgehen auch zur Zeit des Hippocrates gewesen sei. Darauf redet er: die Kunst ist lang d. i. wird mehr gebraucht als noth ist. Daß die Kunst kurz sei, beweist die Erkenntniß, so ein Arzt sein soll. Die Kunst des Irrgangs aber ist lang, denn die Sucher sind nie an das Ende gekommen. Was also Hippocrates in diesen Punkten gesagt hat, ist nicht ohne Ursache geschehen; denn Suchen ist bei ihm gewesen, das donum finis ist ihm nicht gegeben worden. — — Judicium difficile etc. Wenn die Zeit der Herr des Arztes ist, so ist die Arznei nicht gewiß in seiner Hand. Daraus folgt auch, daß es kein gut Urtheil werden kann, denn in allen Hauptstücken der Kunst ist ein Zweifel und in keinem ein Grund. So aber die vier Säulen, die ich gemeldet habe, in gutem Wissen sind, so ist nimmer also, sondern die Kunst ist kurz, das Leben aber lang gegen die Kunst zu rechnen, und die Zeit muß sich biegen lassen und regieren, das Experiment liegt im Zaum gebunden. So mag ein Urtheil gesprochen werden, das nicht zweiflich, mißlich oder fehl sei, so der Arzt die Gesundheit aufrichten."

ney durch Apollo, Machaon, Podalirius und Hippokrates gründlich habe anfangen, und das Licht der Natur ohne verfinsterten Geist habe wirken lassen, daß aber später durch Sophisterey, Disputiren, Poeterey in der Arzneikunde, durch Rhetorisch-Receptschreiben und Nebulonisch-Präpariren das Gute wieder verlören gegangen sei." Ueberhaupt gesteht Paracelsus den alten Aerzten Fleiß und Uebung in der Beobachtung der Krankheiten zu; nur die Commentatoren hätten ihre Schriften corrumpirt und entstellt. Ob er den Galen in der Ursprache gelesen, ist schwer zu erweisen. Doch bezeugt Bitiscus [1]) nach der Aussage des Neander, eines Schülers des Paracelsus, er habe so fleißig den Galen studirt, daß er einst auf Verlangen eine Stelle aus seinen Schriften habe wörtlich hersagen können. Einigermaßen vertraut mußte er wohl mit dem Inhalte der Galenischen Werke sein. Dafür spricht die ziemliche Richtigkeit seines Urtheils über ihn, indem er ihn als einen trefflichen Theoretiker darstellt, der aber für die Praxis nichts leistete und aller Erfahrung fremd war. „Galenus kann sich nicht rühmen, auch nur ein einziges Experiment gemacht zu haben, sondern hat alles von andern gelernt. In allem streitet er gegen die Natur, und ist daher ein Lügner [2]), der nichts versteht, als Perlen zu sammeln und Kieselsteine daraus zu machen [3])." Gleicherweise erklärt er den Avicenna, „den seine Anhänger für das wahre Thor der Arznei halten [4]), für einen Lügener, dessen Lehre ist wie Feuer auf der See" [5]); denn „er hat seine Kunst nicht selbst erfunden, sondern als ein geschickter Sophist zusammengestellt, vielleicht aus guter Meinung, aber so verworren, daß die Künste, wie sie an sich selbst sind, nicht ganz blieben, weil er nichts gewißt, als Sophisterey [6])."

Alle diese Urtheile wird man auch heutzutage noch bestätigt finden. Sie beweisen hinlänglich, daß ihr Urheber in der Kennt-

1) Praef. ad opp. Paracels. ed. Genev. 1658. fol.
2) III, 647. 3) III, 194. 4) III, 335.
5) III, 649. 660. 6) III, 194.

niß des Alterthums nicht so ganz unwissend gewesen sei. Eben weil er mit dem Inhalt und den Mängeln der griechisch-arabistischen Aerzte vertraut war, wollte er der unwürdigen und unheilbringenden Verehrung derselben ein Ziel setzen. Die auf das Studium der Griechen und Araber gepfropfte Bildung genügte ihm nicht mehr, deshalb ging er darüber hinaus. „Ich bin wohl so stark und so heftig auff ihr Lehren gelegen als sie; da ich aber sahe, daß nichts anders als tödten, sterben, würgen, erkrümpen, erlamen, verderben macht und zuricht, und daß kein Grund nicht da war, ward ich bezwungen, der Wahrheit in ander Weg nachzugehn.“ — „Aber alle verzweifeln sie, und keiner will so viel lernen, daß er den Galenum, Avicennam, rc. übertreffe oder doch zum wenigsten ihnen gleich würde. Denn die Gnad' ist uns gleich sowohl gegeben als dem Avicennä, Galeno und andern.“ — Er bedurfte der Vergangenheit nicht, weil er eben den alten Riesen stürzen wollte. Indem er aber den Galen verbrannte, that er nur etwas damals sehr Gewöhnliches, um schnell auf die Menge einzuwirken, und bewies dadurch, daß er zuerst deutsch zu schreiben wagte, ebenfalls, daß er das Sklavenjoch Rom's und der übrigen alten Fremdherrschaft gänzlich abgeschüttelt. Er verwarf die lateinische Sprache, weil er glaubte, wie Helmont sagt, „man könne die Wahrheit nur deutsch verkünden.“[1]). Sicherlich wäre er nie aus den Irrthümern seiner Zeit zur reinern Erkenntniß der Wahrheit gelangt, hätte er seinen Geist noch mehr durch die beengenden und drückenden Formen der damaligen gelehrten Bildung erschöpft und eingeschüchtert. Er war überzeugt, als er zum Erstaunen der Welt bei seinem Tode keine Bibliothek hinterließ, daß sein Name sich nicht gleich jener zerstreuen und auflösen würde, so lange seine eigenen Bücher, die Thaten seines Geistes, übrig blieben. In diesen Werken liegen gewiß noch viele unentwickelte Keime zerstreut und verborgen, die zu den

1) Es scheint übrigens, daß er erst im spätern Alter die alten Sprachen wirklich verachtet habe, da mehrere seiner Bücher in einem für jene Zeit nicht üblen Latein geschrieben sind.

wichtigsten Untersuchungen vielleicht noch dereinst Gelegenheit geben. „Seine Sätze und Aussprüche nehmen durch Bündigkeit und Körnigkeit, Einfalt und frommen wahren Tiefsinn ein Interesse in Anspruch, kaum geringer als die herrlichen, uns erhaltenen uralten Fragmente der Griechen, des Thales, Heraklit, Anaxagoras und Hippokrates. Die Frische, die Gläubigkeit, womit ein kindlich ahnender Geist an die Natur herantritt, wird man desto lieber gewinnen und mit stets größerer Freude aufnehmen, je bewußter, je gründlicher, je forschender die Naturwissenschaft zu Werke geht. Mehr und mehr wird sich zeigen, daß die reichlichste Ausbeute an Wahrheit, die lauterste, fruchtbarste Erkenntniß an den Stellen verborgen liegt und dem Sucher entgegenquillt, die der Seher Paracelsus mit seiner Wünschelruthe berührte."

§. 19.

Fast alle historischen Nachrichten über Paracelsus stimmen darin überein, daß er astrologischen Träumereien und magischen Zauberkünsten nachgehangen, und mit denselben in der Medizin Mißbrauch getrieben habe. Man darf aber hierbei nicht den Geist des Jahrhunderts, in dem er lebte, vergessen, da die aufgeklärtesten Männer damals, selbst ein Melanchthon, nicht frei von astrologischen Verirrungen waren. Dennoch übertraf Paracelsus seine Zeitgenossen durch eine freiere, kühnere und richtigere Ansicht, indem er das Wechselverhältniß zwischen den großen kosmischen Bewegungen und den Veränderungen des Menschengeschlechts, sowie den innigen Zusammenhang in allen Theilen der Schöpfung erkannte, ohne der eigentlichen Sterndeuterei zu huldigen. Vielmehr tadelt er die Aerzte seiner Zeit, daß sie die Gestirne den Körper „bilden, naturen und regieren" ließen, „das mehr denn ein linker Verstand ist." — „Der Gang Saturnus bekümmert keinen Menschen um sein Leben, längert noch kürzt nichts; darum daß Mars grimmig ist, ist Nero nicht sein Kind gewesen; ob sie schon Eine Natur gehabt haben, hats doch keiner von dem andern genommen." — „Uns will nicht bekümmern der Spruch: Ein weiser Mann herrscht über die Gestirne, wie ihr ihn versteht: aber wie wir ihn verstehen, so wollen wir ihn annehmen. Sie gewaltigen gar nichts in uns, sie inbilden nichts, sie incliniren nichts, sie sind frei für sich selbst, und wir sind frei für uns selbst." — „Daß Einer mehr aufwächst als der Andere, einer in Künsten, der andere in Reichthum, der dritte in Gewalt und dergleichen, ein solches legt ihr zu dem Gestirn, daß ihr von ihnen habt. Deß entschlagen wir uns und legen es also aus: das Glück kommt aus der Geschicklichkeit und die Geschicklichkeit kommt aus dem Geist. Was wollen wir uns denn jovische Kinder heißen, oder monische?" — „Das lächerige Schreiben der Astronomen, die da setzen, wie das Gestirn den Menschen machen, dasselbige wollen wir lassen eine gute Fabulam sein." — „Denn das Mars in uns vermag, das vermag der Mensch in ihm auch," — „und die Weisheit, so wir aus Gott haben, überwindt den Himmel und alle Sydera." [1]) — „Es giebt drei Arten von Aerzten. Die von Gott gelehrten sind die allervorzüglichsten, die durch die Influenz des Gestirnes die schlechtesten, die aus dem Licht der Natur hervorgegangenen stehen zwischen beiden, denn sie haben den Gegenstand, wovon sie reden, ohne die Wirkung der Gestirne zu berücksichtigen." [2])

Abgesehen aber von allen mystischen Tiefen und Untiefen, in denen wir hier und sonst noch den Paracelsischen Ideen begegnen, wie sie bald in beflügeltem Laufe ihrer Zeit voraneilen, bald die Hemmketten verführerischer Jugendbilder und eingewurzelter Denkweisen hinter sich herschleppen, ist es doch nicht zu vergessen, welch Unrecht man hat, drei Jahrhunderte später über dergleichen Ansichten und Grillen zu spötteln, selbst wenn ihnen Paracelsus mehr, als es erweislich, gehuldigt hätte, da er nicht allein in diesen Irrgängen des Aberglaubens befangen, sondern als der nothwendige Repräsentant einer ganzen Bildungsstufe

1) II, 503. 2) III, 73.

seines Volkes dasteht, und der Aberglaube jener Zeit, wie ein tiefsinniger Schriftsteller treffend bemerkt [1]), eben ihr Glaube war. Der astrologische Aberglaube überdieß war nicht ein bloßes Gebrechen der Zeit, nicht eine reine Verirrung des menschlichen Geistes; er war vielmehr das Ergebniß des Zusammenwirkens gemüthlicher und geistiger Zustände mit zufälligen äußeren Erscheinungen in jenen Jahrhunderten. „Der astrologische Aberglaube beruht auf dem dunklen Gefühl eines ungeheuren Weltganzen. Die Erfahrung spricht, daß die nächsten Gestirne einen entschiedenen Einfluß auf Witterung, Vegetation u. s. w. haben; man darf nur stufenweise immer aufwärts steigen. Das läßt sich nicht sagen, wo diese Wirkung aufhört. Findet doch der Astronom überall Störungen eines Gestirnes durch's andere; ist doch der Philosoph geneigt, ja genöthigt, eine Wirkung auf das Entfernteste anzunehmen; so darf der Mensch im Vorgefühl seiner selbst nur immer etwas weiter schreiten, und diese Einwirkung auf's Sittliche, auf Glück und Unglück ausdehnen. Diesen und ähnlichen Wahn möchte man nicht wohl Aberglaube nennen; er liegt unserer Natur so nahe, ist so leidlich und läßlich als irgend ein Glaube. Nicht allein in gewissen Jahrhunderten, sondern auch in gewissen Epochen des Lebens, ja bei gewissen Naturen, tritt er öfters, als man glauben kann, herein." [2]).

§. 20.

Wie gegen die Sterndeuterei, eiferte Paracelsus auch gegen das Aderlassen an den Kalendertagen, und sagt ausdrücklich, daß er unter Magie nicht, wie gewöhnlich, die Zauberei, sondern die natürliche Kenntniß der irdischen und himmlischen Dinge verstehe. „Was aus den Spiritibus kommt, ist Zauberei; das sind Zaubergeister von denen hie nicht geredet wird, sondern von natürlicher Wirkung aus Kraft der Weisheit, die den Himmel regiert, aus dem man alle Dinge der Natur erfährt." — „Also ist Zauberei Magica genannt worden, das doch nicht Zauberei

1) Steffens, polemische Blätter zur Beförderung der speculativen Physik. Hft. 1. 1829. S. 13.
2) Göthe, in Göthe's u. Schillers Briefwechsel. 1798. 8 Decbr.

ist, sondern die höchste Weisheit." Daher erklärt er es für thöricht, irgend ein Uebel der Macht des Teufels zuzuschreiben, „denn die Dinge, die Zauberisch, Hexisch, Teuffelisch zu seyn das gemeine Volck vermeint, so sie doch all natürlich sind, und in natürlichen Grund erfunden werden." [1]) — Und wahrlich! in Ehrfurcht erstaunt man vor dem prophetischen Blicke des weisen Sehers, der weit erhaben über die Befangenheit jener Zeit, die wunderbaren Entdeckungen künftiger Jahrhunderte in der Physik, Chemie und Mechanik im Voraus schaute, und den Muth hatte, was er ahnte, mit selbstbewußter Zuversicht offen auszusprechen: „Ehe die Welt untergeht, müssen noch viele Künste, die man sonst der Wirkung des Teufels zuschrieb, offenbar werden, und man wird alsdann einsehen, daß die meisten dieser Wirkungen von natürlichen Kräften abhangen." [2]) — „Der Wissenschaft ist ja alles möglich; das ewige Bestehen (Statt) aller Dinge ist ohne Zeit, ohne Anfang und ohne Ende überall. Es hört da keine Hoffnung auf. Was unmöglich geschätzt wird, was da nur unverhofflich, unglaublich und gar verzweiflich ist, wird wunderbarlich wahr werden." [3])

Je mehr sich diese Prophezeihungen im Laufe der Jahrhunderte bewährt haben, desto eher wird man es entschuldigen, wenn hier auch, der Merkwürdigkeit halber, einige Vorhersagungen des Paracelsus mitgetheilt werden, die Bezug auf politische Zustände haben, und ebenfalls einen Beweis von dem Scharfblick und der weisen Voraussicht, die ihm bei so heterogenen Gegenständen inwohnte, ablegen. Wer in diesen Prognostikationen nur den betrügerischen Propheten sucht, der hat weder den Mann, noch seine Zeit verstanden. Denn was letztere in der That für prophetischen Blick und Begeisterung von oben her ansah, war bei ersterem nur natürliche Folge einer klugen Berechnung der Weltbegebenheiten und ihrer zukünftigen Wirkungen. So z. B. sagt er vom Charakter des französischen Volks: „die Franzosen

---

1) I, 104. 2) II, 218. 3) I, 930.

(Galli), haben die Art der Hähne, wegen ihrer überschwenglichen Hoffarth, die sie in ihrer Influenz über alle Nationen tragen, sie meinen ihr Hals, ihre Vernunft und Witz gehn bis in den Himmel . . . und wenn sie ihren Hals strekken, so soll alle Welt fliehen; wegen ihrer neidischen und untreuen Art, wie oft ein Hahn Alles allein frißt, ohne den Hennen etwas zu gönnen; wegen ihrer zänkischen Art mit allen andern Hähnen. So lange Franzosen sind, werden sie immer Zank und Hader haben mit allen Umländern, und so viel sie können, vertreiben und unterdrücken." [1]) — „Es ist in der Figur des Himmels offenbar, daß aus Frankreich einer in das römische teutsche Kayserthum fallen werde. Derselbe wird einen Streif thun, und dadurch sich den Adler zueignen, also sich einen Kaiser nennen, mit Pomp nach Frankreich zurückkehren, großen Schaden thun, aber nichts Namhaftes besitzen (behalten). Daraus folgt aber nicht, daß er Herr von Europa, noch ein Reformator der Kirchen sein werde, sondern durch dieselben (die Sterne) wird er dazu gereizt." [2]) — „Die Gesellschaft der Gilgen (Lilie) mit dem großen Adler, d. i. des französischen Kaysers mit dem rechten römischen Kayser wird sich enden, und der Leo wird von dem jungen Adler betrogen werden, und dadurch ablöschen das Lob der Franzosen in teutscher Nation. . . . Ein Adler wird dann schwach werden, der andere aber zunehmen, und die Gesellschaft des andern zwingen." [3]) — „Frankreich wird seinen Herrn verlieren, und obwohl der Himmel seinen Effect klar anzeigt, und verbringt, wird ihm das Reich doch nicht zugesprochen; denn es werden andere auferstehen, die dem Himmel seine Streiter niederlegen werden, nicht allein in Gallia, sondern auch in Germania. Aus dieser Rotte wird der Fels teutscher Nation entspringen, von dem Sybille geredet hat." [4])

1) II, 610. 611. 2) ibid. 610. 3) ibid. 612.
4) II, 613. — Mit Recht macht Rixner (a. a. O.) bei dieser Gelegenheit die Bemerkung, es sei für einige Leser nicht überflüssig, hier

§. 21.

Allgemein glaubte man schon bei Lebzeiten des Paracelsus, daß er im Besitz des großen Geheimnisses der Goldmacherei sei, und sich mit der Erfindung eines unsterblich machenden Mittels beschäftige. Daß er sich wirklich dem Wahne hingegeben, Gold bereiten zu können, ist um so weniger anzunehmen, als viele Stellen in seinen Schriften dem widersprechen. „Die Metalle bestehen aus den drei Elementarstoffen, sind also im Wesentlichen einander gleichgeartet. Das aber soll also nicht verstanden werden, als da aus jedem Mercurius, aus jedem Sulphur, aus jedem Sal die sieben Metalle geboren werden, oder desgleichen eine Tinctur, oder der Lapis Philosophorum durch des Alchymisten Kunst und Geschicklichkeit im Feuer, sondern in den Bergen durch den Archaeum Terrae müssen geboren werden, und werden geboren die sieben Metalle." „Quod autem perfectum non est ac integrum, ex Deo non est, sed ex phantasia hominum. Sic nimirum Alchymia aurum et argentum producere satagens vera non est. Et aurifices isti inane stramen triturant." — Ein Beleg mehr hiefür ist auch die stete Dürftigkeit, mit der er sein ganzes Leben hindurch zu kämpfen hatte. Wer Gold bereiten zu können wähnte oder vorgab, hätte wenigstens durch Reichthum und Aufwand den äußeren Schein davon bewahren müssen. Wir besitzen vielmehr ein Paar Zeugnisse, die ziemlich klar beweisen, daß Paracelsus sich der Kunst, Gold zu machen, weder befleißigt, noch ihres Besitzes sich gerühmt habe, sondern daß dies Gerücht erst nach seinem Tode entstanden sei. Zuerst eine Dissertation von Stahl [1]), wo derselbe, des Paracelsus Bemühungen um diesen Gegenstand erwähnend, theils aus dessen ei-

---

anzuführen, daß diese Prognostikationen, obschon vieles davon sehr scheinbar auf die neuesten Weltbegebenheiten möchte gedeutet werden können, doch von Paracelsus auf seine Zeit, und besonders auf die Jahre 1530—1535 nach den damaligen politischen Aspecten gestellt wurden.

1) De sanguinis temperie optime conservanda et restauranda Diss. Praes. Stahl resp. Eysener. Hal. 1706. 4.

genen Schriften, theils aus denen seiner zuverlässigsten Erklärer darthut, daß er „denjenigen Stein der Philosophen, der von vielen Andern auf allerlei Weise beschrieben wird, nicht erfunden, noch gemacht, noch denselben hierin untersucht habe, sondern solchen nenne er den Stein der Philosophen, der, wie der ihrige die unreinen Metalle, so die Körper der Menschen tingiret, woraus hervorgeht, daß die Goldmacherkunst ihm bloß als Gleichniß gedient habe, um die Kräfte eines gewissen Arzneimittels zur Reinigung des menschlichen Körpers und Verbesserung seiner Säfte zu bezeichnen." — Das zweite Zeugniß liefert das dem Paracelsus in Salzburg gleich nach seinem Tode errichtete Grabdenkmal, wie es hier bereits früher beschrieben worden, dessen ältere Inschrift nichts von seiner Goldmacherkunst erwähnt, während erst in den i. J. 1752 gemachten Zusätzen davon die Rede ist. — Und sollte jene so häufig mit dem Spotte der Mehrzahl beladene Meinung über die Verwandlung der Metalle an Paracelsus wirklich einen Verfechter gefunden haben, so wird der unparteiische Richter um so eher ein milderndes Urtheil über solch' eine Verirrung aussprechen, wenn er bedenkt, wie damals die ganze Welt, Gelehrte und Ungelehrte, in goldmacherischen Träumen versunken war, und die Idee von der Möglichkeit der Goldmacherkunst sogar bis in's vorige Jahrhundert hinein eine Rolle gespielt, und bei berühmten Chemikern Anklang und Fürsprache gefunden hat [1]).

1) „Welcher Chemiker dürfte heutzutage die Möglichkeit dieser Verwandlung leugnen? Die Verwandlung eines Metalles in ein anderes muß doch wahrlich weit weniger schwer erscheinen, als die Verwandlung des süßesten Körpers (des Zuckers) in den sauersten (Sauerkleesäure), als die Verwandlung des härtesten Körpers (des Diamants) in den weichsten (das kohlensaure Gas), als die Verwandlung des durchsichtigsten (des Diamants) in den undurchsichtigsten (die Kohle). Und welche erstaunungswürdige Entdeckung ist nicht die Verwandlung des Eisens in Stahl durch den Diamant! Im XIX. Jahrhundert wird die Verwandlung der Metalle allgemein ausgeübt werden; jeder Chemiker wird Gold machen; das Küchengeschirr wird von Silber, von Gold sein. Nichts so sehr als dieses würde dazu beitragen, uns von mancher Krankheit zu bewahren, und unser Leben zu verlängern. Ist erst das Gold- und Silbermachen eine gemeine Kunst, so giebt es keine andere Reichthümer mehr, als die natürlichen, d. i. die Erzeugnisse des Bodens. Aller künstlicher Reichthum von Gold, Silber und Papier wird sich in den Händen seines Besitzers vernichten. Welch' eine Revolution in der mensch-

§. 22.

Es ist demnach nicht unwahrscheinlich, daß Paracelsus der allgemeinen Vorliebe seines Zeitalters zu alchymistisch-mysteriösen Selbsttäuschungen, bloß aus ärztlicher Politik nachgegeben, und um sich Ruhm, Namen und Eingang beim Volke zu verschaffen, sich in den Nimbus der damals so hoch gehaltenen Goldmacherweisheit gehüllt habe. Dagegen scheint es ausgemacht zu sein, daß er mit Ueberzeugung und Eifer an der Auffindung eines Mittels zur Verlängerung des menschlichen Lebens arbeitete. Die älteste bestimmte Nachricht von einer versuchten künstlichen Lebensverlängerung findet sich schon bei Galen [1]. Unter denen, die ein gleiches Ziel verfolgten, sind am berühmtesten Arnoldus Villanovanus [2]) und Raimund Lull [3]). Von dem Werk des Paracelsus über die Lebensverlängerung haben wir nur Bruchstücke der deutschen Urschrift. Die lateinische Uebersetzung (von Oporinus) soll untreu sein [4]). Aus einer Vergleichung dieser Uebersetzung mit den deutschen Bruchstücken geht hervor, daß Paracelsus keineswegs eine unbedingte künstliche Lebensverlängerung für möglich hielt, sondern nur eine bedingte, und daß seine angegebenen Bedingungen nicht unverstän-

---

lichen Gesellschaft. Und dennoch ist diese Revolution, wie jeder aufgeklärte Chemiker zugeben wird, nicht nur wahrscheinlich, sondern in Kurzem bevorstehend." — Dies sind die Worte des berühmten Arztes Girtanner (im Allg. Journ. der Chemie Bd. IV. S. 248.), und der noch berühmtere Chemiker Bergmann antwortet auf die Frage: ob die Goldmacherkunst möglich sei? „daß von der künstlichen Verwandlung der Metalle zu Gold die Unmöglichkeit nicht bewiesen werden könne," und auf die Frage, ob Jemand wirklich Gold gemacht habe? „daß die vorgegebenen Verwandlungsgeschichten größtentheils falsch und ungewiß sind, daß sich aber doch einige darunter befinden, die man nicht in Zweifel ziehen könne, wenn nicht alle historische Glaubwürdigkeit verworfen werden solle." (Vergl. J. C. Wiegleb Gesch. des Wachsth. u. d. Erfind. in der Chemie. Berl. 1792. II. §. 2.)

1) In seinem Buch: „de Marasmo."

2) cf. Lib. de conservanda juventute et retardanda senectute.

3) Das unter seinem Namen vorhandene Gespräch: „de ligno vitae" scheint ihm nur untergeschoben zu sein, wie dies ein grober Anachronismus darin deutlich beweist.

4) Dies wird schon von dem Herausgeber Huserus behauptet. Auch ist Oporin's Werk ganz dunkel und mit Mystik überhäuft, während Paracelsus im Deutschen ganz deutlich, einfach und verständig schreibt.

dig sind. Die eigenthümlichen Ansichten und Vorschläge, die er dabei zu Tage förderte, haben merkwürdigerweise, in mancherlei Beziehung, Aehnlichkeit mit denen des berühmten Baco von Verulam, der ebenfalls an die Möglichkeit einer Verjüngung des Organismus glaubte, und dieselbe für das Hauptaugenmerk des Arztes hielt. An ein wirkliches Unsterblichmachen (etwa durch ein Unsterblichkeitspulver) hat Paracelsus nie gedacht. — „So wir möchten das Leben des Herzens also herausziehn ohne Zerstörung, wie uns möglich ist aus den unempfindlichen Dingen (die Grundkraft, Quintessenz, herauszuziehn), wollten wir ungezweifelt ohne einen Tod und ohne Wissen der Krankheiten leben in Ewigkeit, das wir dann nicht können" [1]) — „Was seines natürlichen Todes stirbt, und was die Natur tödtet nach der Prädestination, darüber hat der Mensch keine Gewalt, dasselbe zu resuscitiren, denn allein Gott. Das aber was der Mensch zerbricht, mag er auch wieder machen, und das Gemachte wieder zerbrechen." — „Alle Dinge haben ihre Zeit, wie lange sie stehen sollen. Die Heyligen haben ihre Zeit, in der sie aufhören müssen auf Erden ihr Leben zu führen. Also haben auch ihre Zeit die Bösen. So die Zeit kommt, so wird nichts angesehen, — darum auf und davon!" [2])

Die Möglichkeit der Lebensverlängerung suchte Paracelsus durch Analogieen zu erweisen. „Die Metalle kann man vor Rost schützen, die Hölzer vor Fäulniß. — Blut kann auf lange Zeit unversehrt bewahrt werden. — Todte Körper sehen wir in Balsam durch die Conservation viele hundert und tausend Jahre liegen ohne alle Veränderung znr Fäulniß. — Der Eisvogel verjüngt sich selbst aus eigner Natur, und dann sehen wir, daß erstarrte Schlangen und Fliegen wieder lebendig werden." — „Es begiebt sich viel, daß ein Baum, der 20 Jahre keine Frucht getragen, wieder anhebt

1) I, 796.
2) I, 68. cf. II, 14. 70.

zu grünen und blühen, wie im ersten Anfang.“ — Nach diesen Thatsachen „soll sich deß Niemand wundern, daß das Leben soll gelängert werden, zumal da kein Terminus mortis gesetzt ist, nicht, auf welchen Tag wir sterben sollen. — Ist es dann möglich den todten Körper zu behalten, noch vielmehr den lebenden.“ — Paracelsus erklärt es sogar für Pflicht, die Stunde des Todes so lange hinauszuschieben, als möglich; „es wäre ganz unchristlich, daß wir nicht mögen sollen, unser Leben auszustrecken durch die Arznei, die uns geschaffen ist.“

Nun ist das Leben etwas Himmlisches, ein Ausfluß der Gottheit, somit an sich selbst ewig und unvergänglich, hat aber ein irdisches materiales Substrat und Instrument, Subjekt, nöthig. Dies letztere neigt, wie alles Irdische, zur Auflösung und führt so den Tod herbei. Um nun den Lebensprozeß zu verlängern, müssen wir auf sein Substrat wirken, und zwar folgendermaßen:

1) Indem wir schon vorhandene (somatische oder psychische) Krankheiten des Körpers und Geistes ausrotten, weil dieselben das Leben untergraben.

2) Indem wir drohenden Krankheiten, sowohl den selbst verschuldeten, als den aus dem Einfluß der Jahre und des Zufalls entstandenen gleich im Voraus vorbeugen. Wir müssen also das Kind im Mutterleibe, in der Wiege, im Wachsen, ferner den Jüngling, den Mann, den Greis vor allen Schädlichkeiten wahren, vor unordentlichem Essen und Trinken, vor zu vielen Arbeiten, vor übeln tellurischen Einflüssen, vor Tristitia und zu viel Lätitia; wir müssen durch Talismane, Ringe, Bilder u. s. w. auf die Phantasie wirken, die bei der Ansteckung und Erkrankung überhaupt eine große Rolle spielt; wir müssen das Leben in dem Kampfe mit der Außenwelt durch Arzneien kräftigen und stärken.

3) Die Materie, welche die Basis des Lebens ist, besteht aus den Elementarstoffen. Wie sich nun der Eisvogel und das Gewürm dadurch regeneriren, daß sie sich aus den primis enti-

bus ernähren, und dieselben an sich nehmen, daß sie die Corpora herbarum oder seminum u. dergl. essen, so müssen wir dem Körper diejenigen elementaren Stoffe, aus denen er zusammengesetzt ist, stets von Neuem zuführen und erneuen, was dadurch geschieht, daß wir die Grundbestandtheile der Dinge in den Quintessenzen herausziehen und anwenden.

Ist nun der Mensch durch dies Verfahren dem höchsten Lebensziele nahe gebracht, so gilt es, daß die Kunst ihn eben so verjünge und erneue, wie es manchmal die Natur von selbst thut, wenn hochbejahrte Personen neue Zähne und Nägel oder ihre Menstruation wieder erhalten. Das Alter und allmählige Absterben der Organismen gleicht dem Rosten und Verkalken der Metalle, deren Reduktion in die ursprünglich reine (regulinische) Form durch das reinigende und läuternde Feuer geschieht. Auch die Erneuung des Lebens ist nur dadurch möglich, daß wir ebenfalls ein Feuer im Leibe anzünden, welches aber nicht actu und materialiter, sondern sensibiliter und essentialisch erscheint, und besonders durch Arzneien erregt wird, wie z. B. Nesseln, Flammula und Canthariden durch ihre Essentia und Virtus gewaltig brennen, ohne daß sie doch ein Feuer sind. Um diesen Zweck zu erreichen, bediente sich Paracelsus nicht, wie man geglaubt, bloß des Goldes, sondern auch des Eisens und Kupfers, die bei ihm unter dem Namen Cheiri und Anthos vorkommen, und sammt dem kubischen Salpeter (Natrum nitricum) seine drei Universal-Mittel bilden. Vorzugsweise betrachtete er aber das Quecksilber als das beste und kräftigste lebensverlängernde und verjüngende Mittel. Unter dem Gebrauch der Arzneien vergehen die Krankheiten, verzehrt durch die mächtigen Stoffe, wie das Holz und alles Brennbare von der Flamme verzehrt wird; zugleich fallen aus und erneuen sich Haare, Zähne und Nägel, und während dieser Vorgänge wird der ganze Organismus verjüngt und wieder geboren. [1])

---

1) Diese Ansicht stützte sich bei Paracelsus offenbar auf das Phänomen, daß bei langem Gebrauche des Quecksilbers Haare und Zähne ausfallen,

§. 23.

Da es nicht die Absicht dieser Blätter ist, Paracelsus für mehr, als er war, nicht etwa mit einer überirdischen Strahlenkrone oder in einer Apotheose erscheinen zu lassen, sondern nur mit der Strenge historischer Wahrheit die Nachsicht menschlichen Urtheils zu verbinden, und ihn mit dem Maßstabe zu messen, der für die Schwächen und Gebrechen aller Erdensöhne, sie seien die größten oder geringsten, allein geeignet, so scheint es die Pflicht des Biographen, auch das, was an seinem Gegenstande tadelnswerth war, mit gewissenhafter Treue, jedoch mit humaner Rücksicht auf die Verhältnisse, kund zu thun. Und so möge denn an dieser Stelle auch des Aberglaubens des Paracelsus Erwähnung geschehen, mit dem er, trotz seines durchdringenden Verstandes und mannigfacher Weisheit, immer noch an gewissen Vorurtheilen hing', die er mit der Muttermilch aufgesogen und ohne Prüfung für Wahrheit genommen hatte, wie auch heutzutage noch die größten Männer nicht immer gegen die Eindrücke und Erinnerungen ihrer Jugenderziehung gewappnet sind und oft einer einzelnen beschränkten Ansicht ihrer Zeitgenossen Raum geben, während sie in jeder andern Beziehung sich über ihre Zeit erheben. Nicht selten beobachtet man sogar das sonderbare Phänomen, daß bei ungewöhnlichen Geistern grade dasjenige zum Aberglauben hinführt, was den schweren, bleiernen Verstand beschränkter Köpfe zum Unglauben veranlaßt. Letztere betrachten Alles nur mit dem sinnlichen Auge, und halten das Leben nur für so tief und reich und mächtig, als sie es mit ihren fünf Sinnen gewahren und handgreiflich beobachten können. Jene hingegen dringen mit ihrem Scharfblick und mit den zarten Fühlfäden ihrer innern Anschauung über das Reich der sichtbaren Erscheinungen hinaus, in eine Welt der Ahnung und Unbegreiflichkeit, wo ein keckes und vermessenes Aburtheilen nicht aus-

---

die später — man denke an die Folgen der Schmier- und Hungerkur! — wieder erscheinen, so daß die Menschen oft ganz neu aufleben und aufblühn.

reicht, und eine kalte, nackte Verleugnung nur über den eignen Verstand den Stab brechen würde. Abgesehen selbst hiervon, ist ein solcher Aberglaube bei Paracelsus desto leichter erklärlich und verzeihlich, je mehr man auf die ungeregelte Bildung seines Geistes, auf seine lebhafte Einbildungskraft und den in seinem Hirn sich kreuzenden Wirrwarr neu auftauchender Ideen und Begriffe Rücksicht nimmt, und bedenkt, daß sein großer Zeitgenosse Luther, trotz der zahlreichen und gewaltigen Irrthümer, die er bekämpfte und überwand, doch denselben Vorurtheilen, wie er, unterliegen mußte. Beide Männer rissen einen großen Theil des Menschengeschlechts, der in Aberglaube und Unwissenheit versunken war, aus seinem Schlummer heraus; beide eilten ihrem Jahrhundert mit Riesenschritten voran, dennoch konnten beide nicht ganz die Nebelhülle mancher tiefeingewurzelter und mit ihnen aufgewachsener Vorurtheile von sich schütteln. Man weiß, daß Luther an Teufeleien und Hexereien mit ganzer Seele glaubte. Er hatte sogar einmal dem Satanas ein Dintenfaß entgegengeworfen. Bei einer Krankheit, die ihn 1532 befiel, sagte er zu dem Arzte, daß der Teufel ihn tödten wolle und auf dem Fuße nachfolge, indem seine Krankheit nicht natürlich, sondern vom Satan erregt sei. „Keine Krankheit kommt von Gott als der gut ist, und Jedermann alles Gutes thut, sondern ist vom Teufel, der alles Unglück stiftet und anrichtet, und sich in alle Spiel und Künste mengt, scheußet aus Pestilenz, Franzosen, Fieber u. s. w." — Ueberhaupt war Luther mit den Aerzten nicht zufrieden, daß sie die Gewalt des Teufels oft natürlichen Ursachen zuschrieben, und die Kranken, die er für besessen hielt, mit Arzneien behandeln wollten. Von der Meinung, daß der Teufel den Eltern die Kinder stehle und Wechselbälge an ihre Stelle lege, war er so fest eingenommen, daß er zu Dessau ein Kind von zwölf Jahren, das alle Sinne hatte, aber beständig lag und schrie und immer essen wollte, anrieth, in die Mulde zu werfen. Er beschwerte sich nachmals, daß die Fürsten von Dessau und der Churfürst von Sachsen, der grade in Dessau anwesend war, seinem wohlgemeinten Rath nicht folgen wollten, da es doch nur ein Stück Fleisch ohne Seele gewesen, wie es der Teufel wohl machen könne [1]).

Solche Ansichten von der Gewalt des Teufels, von Hexen, Zauberern, Koboldenund Gespenstern und ähnlichen Wunderdingen, waren in jenen Zeiten, wie eine Glaubenslehre, allgemein verbreitet. Es wäre Unrecht, darüber die außerordentlichen Verdienste eines Luther zu verkennen, weil er denselben nicht entsagen konnte. Gleicherweise wird der Unbefangene auch dem Paracelsus Gerechtigkeit widerfahren lassen, obgleich dessen Aberglaube sich ein anderes Terrain suchte.

Unter den zahlreichen Beispielen in seinen Schriften, mögen folgende hier einen Platz finden, und die damalige Denkweise einigermaßen bekunden. Paracelsus spricht unter andern von Thieren, die durch den Mund concipiren, von Basilisken, die durch ihren Anblick tödten, von versteinerten Störchen, die in Schlangen verwandelt wurden, von den todtgebornen Jungen der Löwin, die durch das Gebrüll des Löwen erweckt werden, von Fröschen, die mit dem Regen vom Himmel fallen, von Enten, die in Frösche verwandelt, von Menschen, die von Thieren geboren wurden. Die weibliche Menstruation hält er für das verderblichste Gift, aus dem alle Flöhe, Spinnen, Ohr- und Kellerwürmer und dergleichen Ungeziefer mehr entstehen. Die Nacht entsteht nach ihm nicht durch die Abwesenheit der Sonne, sondern durch die Gegenwart der Sterne, die die Finsterniß erzeugen. Er will gesehen haben, daß ein attrahirendes Mittel, ähnlich wie der Magnet das Eisen, den Augapfel an sich und bis auf die Nase heraus und hinabgezogen habe. Er kennt Styptica, die den Mund so zustopfen, daß er mit Instrumenten

---

2) S. Luthers sämmtl. Schriften von Walch. Th. 22. S. 1171. Ebendas. S. 1204 lautet es also: „D. Luther sagte viel von Zauberei, von Herzgespann und Alpen, womit seine Mutter sehr geplagt worden, und daß sie mit ihrer Nachbarin, einer Zauberinn, auf das Freundlichste hätte halten und versöhnen müssen. Denn sie schoß ihr die Kinder, daß sie sich zu Tode schrien. Und ein Prediger strafte sie nur insgemein, da bezauberte sie ihn, daß er sterben mußte. Man konnte ihm mit keiner Arznei helfen. Sie hatte die Erde genommen, worauf er gegangen war, und ins Wasser geworfen und ihn damit bezaubert; ohne welche Erde er nicht konnte wieder gesund werden."

aufgebrochen werden muß, und weiß genau die Kennzeichen der Hexen. Des Pferdemistes bedient er sich, um durch allerlei chemische Operationen aus männlichem Samen einen Menschen (Homunculus, Alreona, Mandragora genannt,) zu machen, aus dem Riesen, Zwerge, Sylvester, Nymphen u. s. w. werden. Auch glaubt er an Spectra, Geistererscheinungen und Visionen, und an Geschöpfe, die aus Sodomie entstehen und an mehreres dergleichen. Hauptsächlich reich an derartigem Unsinn ist das Buch „de natura rerum", das an einen gewissen Winkelsteiner gerichtet ist, und viele Aeußerungen enthält, aus denen man nicht mit Unrecht hat schließen wollen [1]), Paracelsus habe nur, entweder um diesen Mann zu amüsiren, oder vor ihm und seines Gleichen aus irgend einer Absicht in einem mehr als gewöhnlichen Lichte zu erscheinen, wozu damals Magie und Zauberei unumgänglich nöthig war, etwa in der Art, wie der berühmte Cardanus [2]), jene Dinge ersonnen oder wiedererzählt, und gewünscht, sie nicht weiter veröffentlicht und als sein Eigenthum verbreitet zu sehen [3]). Auch möchte, daß Paracelsus sich nur den Schein des Aberglaubens gegeben habe, um dadurch bei seinen mystisch gestimmten Zeitgenossen an Ruhm und Einfluß zu gewinnen, daß er jedoch nicht wirklich in seinem Innern von jenen abergläubischen Dingen überzeugt gewesen sei, durch die Freisinnigkeit seiner religiösen Ansichten, deren bereits früher hier Erwähnung geschah, noch mehr bestätigt werden.

§. 24.

Und so werden wir denn, wenn wir das ganze Leben des Paracelsus, sein Handeln und Streben betrachten, aufrichtig ge-

1) Jahn a. a. O. S. 140. Anmerk.
2) S. mein Handb. d. Gesch. d. Med. Bd. I. S. 331.
3) Man vergleiche nur folgende Stellen der Vorrede: „Ich weiß, daß du gern etwas Neues und Wunderbarliches in der Kunst hörest — obschon ich solches selber nicht alles erfahren — so du mich nicht verstehen würdest, schreibe mir im Geheim zu — du sollst das Werk nicht weiter kommen lassen die Tage deines Lebens, sondern für dich und die Deinen in großem Geheim halten, als verborgenen großen Schatz — in gleicher Weise sollst du bei deinem Tode verordnen, daß es deine Kinder und Erben verborgen halten."

stehen müssen, „daß selbst bei den auffallenden Bizarrerien, welche man an ihm erblickt, bei der rohen Außenseite seines Wandels, bei der nicht selten in Leidenschaft ausartenden Härte gegen sein Zeitalter und Alles, was seiner Ueberzeugung zuwider war, bei seinem häufigen Umherziehen unter dem gemeinsten Volke, dennoch ein reiner Sinn für das Höchste der Kunst, eine innige Liebe zu ihr, und ein beherztes, treu meinendes Bestreben, die Wahrheit zu ergründen, sichtbar ist, und daß seine freiwillige Entsagung aller äußern und zeitlichen Vortheile, alles Gepränges, seine große Uneigennützigkeit uns ein frommes, in sich zufriedenes Gemüth zeigt, welches dem, was es für das Bessere erkannt hat, sich ergebend, ruhig auf die Eitelkeiten des Lebens Verzicht leistet" [1]). Mögen daher die schönen und wahren Worte, die ein alter Dichter, Johannes Remigius (Pratensis)[2]), von ihm gebraucht, als Schluß seiner Biographie hier ihren Platz finden:

„Ille ego, qui tantas infracto pectore curas,
Aerumnas casusque graves durosque labores
Exhausi, crebro vigilatas ordine noctes,
Insanos aestus, immanis frigora Brumae,
Insidias structosque dolos et foeta periclis
Retia sustinui, dirisque imbuta venenis:
Cum terras omnes et cum maria omnia circum,
Ignotos repetens colles, ignota viarum
Compita, praeruptosque aditus imosque recessus
Lustrarem, patrio late seclusus ab orbe:
Ut generi humano totique ut sedulus orbi
Prodessem, Leprasque graves dirasque Podagras,
Herculeamque Hydram, ac tetrae contagia pestis
Hydropisisque alma fraenarem monstra medela."

1) Loos a. a. O.
2) Opp. Paracels. ed. Huser. Basil. 1589. 4. III, in init.

Zweites Buch.

Sein Denken.

§. 25.

Schwieriger als die Widerlegung der vielfachen Vorurtheile über Paracelsus, ist die reine Darstellung des eigentlich wahren Gehalts und Zwecks seiner Schriften, nicht etwa deshalb, weil, wie ihm seine Verleumder vorwerfen, es ihm an bestimmten Grundsätzen fehlt, und er sich zu häufig in Widersprüchen verwickelt, — denn bei einiger Aufmerksamkeit erkennt man leicht, daß seine verschiedensten Werke durchaus immer von demselben Geiste der Einheit belebt sind, — sondern vielmehr, weil er seine Grundsätze, den innersten Kern seines Denkens und Handelns, statt sie irgendwo für sich bestimmt auszusprechen, immer nur aus den besonderern Materien, die er abhandelt, durchblicken läßt, wobei er sich überdies einer, wie bereits erwähnt, eigenthümlichen Terminologie bedient. Das Prinzip seiner Werke ist daher nirgends offenkundig und deutlich auseinandergesetzt, durchdringt aber dergestalt ihren ganzen Inhalt, daß man es durch Analyse desselben immer herausfinden kann, und dann überall dieselbe Idee, aus Einer Seele entsprungen, wiedererkennt, wie sie bald hier, bald dort, mit größerer Klarheit hervorstrahlt. Nur demjenigen kann die Theorie des Paracelsus wie „eine leere, aus der Luft gegriffene Chimäre" erscheinen, der die ganze Entwickelung der Medizin des Mittelalters nicht begriffen hat. Wem aber die Vergangenheit, aus der jene Theorie hervorging, nicht fremd geblieben, der wird letztere in Bezug auf dieselbe nicht weniger für eine nothwendige erklären, als in Bezug auf die von ihr verheißene und vorbereitete Zukunft, und wird die hierauf beruhende tiefe Bedeutung, die sie für ihre Zeit hat, annerkennen. Es besteht nun dies Prinzip der Paracelsischen Medizin eben darin: die organische Natur in ihrer rein natürlichen, physiologischen Entwickelung aus einem Keime oder Samen von innen heraus aufzufassen, alle Kräfte, die diese Entwickelung hervorbringen, zu individualisiren und zu personificiren, und die verschiedenen Individualitäten somit in ihrer Gegenseitigkeit, namentlich aber das Wechselverhältniß zwischen Makrokosmus und Mikrosmus zu betrachten. Ueberall hält er den objektiven Gang und die objektive Idee der Natur fest, und entlehnt diesen stets seine eigene subjektive Erkenntniß. Letztere ist bestrebt, sich das Wesen der verschiedenen Individualitäten durch Vergleichung derselben zu veranschaulichen, so daß man sein ganzes Systen ein vergleichendes nennen könnte. Alle Wahrheiten und alle Irrthümer in des Paracelsus Werken gehen aus diesen Vergleichungen hervor.

§. 26.

Die Philosophie ist dem Paracelsus nur eine untergeordnete Wissenschaft, indem er sie in inniger Verbindung mit Astrologie, (bei ihm Astronomie genannt) und Alchymie für die Grundlage der Medizin ansieht. „Die erste Säule der Medicin ist Philosophie, denn nur aus der Natur der großen Welt und dem Zusammenhange derselben mit dem Mikrokosmus wird der Mensch erkannt, und was ist die Philosophie anders als die unsichtige Natur? was ist die Natur anders als Philosophie? [1]). Die zweite Säule der Medicin

1) I. 205 — 211.

ist Astronomie, denn sie ist der obere Theil der Philosophie, und die Kenntniß des oberen Firmamentes (Meteorica) allein ist es, welche uns das im Menschen entsprechende innere Firmament kennen lehrt, und uns zeigt, wie jenes auf dieses seine ununterbrochenen Einwirkungen äußert, wodurch unsere Krankheiten erzeugt werden [1]). — Die dritte Säule der Medicin ist Alchymie, denn die Bereitung der Arzneien kann ohne sie nicht geschehen, weil die Natur ohne Kunst nicht gebraucht werden kann. Daher ist es die Alchymie, welche das, was aus der Natur wächst, zum Nutzen des Menschen und dahin bringt, wohin es von der Natur verordnet ist [2]). Die Arzneien sind zwar von Gott geschaffen, aber nicht bis zu dem wirklichen Gebrauche vollendet. Erst die Kunst bringt sie zum Genusse und die Alchymie macht sie zu Fleisch und Blut [3])." — „Philosophie, Astronomie und Medicin sind nicht drei Künste, sondern e i n e. Einen Mann geben sie, nicht drei, darum, der in Einem steht allein, der ist leer und närrisch." [4]).

§. 27.

Somit versteht Paracelsus unter Philosophie eigentlich die Erkenntniß des Wesens in allen Dingen, des Grundes der Natur oder dasjenige, was man heutzutage im weiteren Sinne P h y s i o l o g i e nennt. Mit Recht sagt er daher: „der Arzt, der nicht durch Philosophie in die Artzney eingeht, geht nicht in die rechte Thür, sondern oben zum Dache hinein und werden aus ihnen Mörder und Diebe" [5]).

---

1) I, 212—217.

2) I, 219. „Nicht wie die wähnen, welche sagen: Alchymia mache Gold, mache Silber; ihr Vornehmen ist einzig: mache Arcana und richte dieselbigen gegen die Krankheiten."

3) I, 271. — Als vierte Säule der Medizin betrachtet Paracelsus die R e l i g i o n, d. h. T h e o l o g i e oder G o t t e s k u n d e (T h e o s o p h i e) indem der Arzt zuvörderst aus Gott lernen, und nur im Vertrauen auf Ihn und vereint mit Ihm wirken und heilen soll. I, 26. 262. Identisch damit und aus ihr entspringend ist die T u g e n d und R e d l i c h k e i t (Virtus, Proprietas) des Arztes, die er ebenfalls oft als vierte Säule der Medizin aufführt. „Sie trägt und erhalt die drei anderen in ihrem Grund." Und wahrlich! er hat Recht. —

4) I, 371.

5) III, 72.

Einzelne Hauptabschnitte dieser Philosophie hat er nun mit entschiedener Präzision durchdacht und abgehandelt. Besonders bietet seine Kosmogenie mancherlei Interesse dar.

Das bei der Weltschöpfung Thätige war die Gottheit, „die nicht allein des Sohnes [1]), sondern aller ewigen und sterblichen Wesen Vater ist", der Yliaster (ὕλη — astrum), die Urkraft [2]). „Die Gottheit war der Fabrikator, der Zimmermann der Himmel, der große Bildschnitzer." Die Schöpfung geschah durch den Willen Gottes, durch das Wort „Fiat," als wenn aus einem Hauche ein Haus würde [3]). Die Ursache des allerersten Anfanges selbst ist Nichts (Materielles). Daher waren alle sichtbaren Dinge (vor ihrer Erscheinung) unsichtbar in Gott. Indem die Schöpfung geschah, wurde der Yliaster zertheilt, er zerfloß und entwickelte sich zunächst zu einem Urwesen, dem Ideos (Ides, Chaos, Mysterium magnum, Iliados, Limbus major). Dies Urwesen bestand aus zwei Wesen, aus Lebensthätigkeit, — „ein spiritualisch Wesen, ein unsichtbar und ungreiflich Ding, und ein Geist und ein geistig Ding" [4]), — und aus Lebensstoff, — „aus dem Leben und dem Corpus der Geschöpfe". In dem Ideos oder Limbus, (der mit dem Urleben begabten form- und eigenschaftslosen Urmaterie, der einzigen Mutter alles Irdischen), dem Chaos der Alten, (worin, wie in einem Samenbehälter, alle Dinge verborgen zusammengefaßt lagen, und woraus die ganze, große Welt,

---

1) Sprengels Meinung (III, 454.), daß Paracelsus Christus für den Limbus minor, den Urmenschen (Parens hominis, Adam Kadmon) und für den ersten Ausfluß des Urlichts und der Herrlichkeit Gottes (die letzte Creatur) gehalten, wird durch die von ihm citirten Stellen (I, 348. 582.) nicht bestätigt, obgleich es wahr ist, daß man den Paracelsus deshalb, als einen Leugner der Gottheit Christi, des Arianismus beschuldigt habe. (Gesner Epist. med. Lib. I. f. 1. Arnold a. a. O. II, B. 16. K. 33. S. 396.)

2) Uebrigens hat schon Jahn darauf aufmerksam gemacht, daß der Yliaster des Paracelsus große Aehnlichkeit mit dem Ἓν des Pythagoras, mit dem Zeus des Pherecydes, mit der Gottheit des Plato und Aristoteles, am meisten aber mit dem Ἓν des Empedokles habe.

3) II, 18.

4) I, 838. 889.

und aus ihr jedes einzelne Geschöpf hervorging) [1]), waren nur die drei Elementarstoffe: [2]) Salz (Sal s Balsamus), Schwefel (Sulphur s. Resina) und Quecksilber (Mercurius s. Gotaronium s. Liquor) und die aus diesen letztern bestehenden Elemente sowie sämmtliche Dinge potentiâ, nicht aber actu enthalten, ebenso wie in dem Holze das Bild, das aus ihm geschnitzt, im Kiesel das Feuer, das aus ihm geschlagen wird.

Ueberall kündigt sich in der Welt, wie in den Elementarstoffen, die Dreiheit der Dinge an. Das Wort „Fiat", wodurch Alles entstanden ist, war dreifach, denn die Dreieinigkeit hat es ausgesprochen, daher ist auch jeder Same dreifach. In der Nuß z. B. ist Holz, Rinde und Wurzel. Der Mensch besteht aus Gebein, Fleisch und Blut [3]). Gemüth, Glaube und Imagination sind zwar drei dem Namen nach verschiedene, aber an Kraft und Stärke gleich [4]). Darum sind auch drei Matrices: a) das Wasser, auf dem der Geist Gottes schwebte; b) der Limus Terrae, Matrix des ersten Menschen durch die Hand Gottes; und endlich c) aus dem Manne die Frau als Matrix aller folgenden Menschen [5]). Daraus kommen drei Welten: a) die große, Himmel und Erde; b) die kleine, Mann und c) die kleinste, Frau. Aber alle drei sind nur Eine Kreatur, einzig und allein verschieden durch ihr Zusammensetzungs-Verhältniß aus den ersten dreien [6]). Darum ist auch die große Welt, wie die kleine, durch das große Meer in drei Theile,

---

1) I, 565.

2) Nach Borrichius (l. c. Lib. II. C. II. VII.) soll diese Dreiheit schon vom Hermes gefunden und unter den von ihm gewählten Bezeichnungen, Seele, Geist und Körper (anima, spiritus, corpus) verstanden gewesen sein. Bertinus dagegen glaubt, jene Paracelsische Lehre von den drei Grundstoffen dadurch lächerlich machen zu können, daß er behauptet, dieselben seien alle drei giftiger Natur, und könnten deshalb nicht das Substrat aller Substanzen bilden, weil die Thiere kein Gift essen. (Medicina Lib. XX. methodice absoluta. Basil. 1587. f.) Und solche Männer getrauten sich, als Gegner des Paracelsus aufzutreten, und scheuten sich nicht, jedes ihre Kapitel mit dem Ausruf zu schließen: ecce absurditatem, ecce caecitatem Paracelsi!

3) I, 74.

4) II, 308.

5) II, 74.

6) I, 69. 71.

Europa, Asia und Afrika getheilt, welches gleichfalls eine Praefigurirung der drei ersten (Sal, Sulphur, Mercurius) ist [1]. —

An sich selbst ist also jener Limbus oder Ideos der Same, aus dem alle Kreaturen gewachsen und hervorgegangen sind, wie aus einem kleinen Samen ein Baum wächst, doch mit dem Unterschiede, daß der (große und allgemeine) Limbus seinen Ursprung aus dem Worte Gottes gehabt hat [2], der (kleine und besondere) Limbus minor der (irdischen) Samen aber aus der Erde. Es ist nämlich der große Limbus der Same, aus welchem alle Kreaturen hervorgegangen sind, der kleine Limbus aber jede letzte Kreatur, welche aus dem großen hervorgeht. Natürlich hat der kleine Limbus alle Eigenschaften des großen, wie der Sohn alle Glieder des Vaters [3]. —

Die Schöpfung geschah, als der Yliaster sich zertheilte und zerfloß. Alle Erzeugung ging also von der Trennung aus. So gingen auch aus dem Ideos hervor zunächst die aus den Elementarstoffen bestehenden Elemente: Luft, Wasser, Feuer und Erde, deren Geburt nicht „materialisch", (durch bloße Scheidung), sondern „spiritualisch" (dynamisch) geschah, wie das Feuer aus dem Kiesel und der Stamm aus dem Samen entsteht, in denen früher kein Stamm und kein Feuer enthalten ist. — Die Elemente sind nun „corporalisch", aber in Wesen und Natur sind sie „spiritualisch". — „Der Geist ist lebendig, und das Leben ist der Geist, das Leben und der Geist wirken alle Dinge, sind aber Ein Ding und nicht zwei. Die Zunge redet und redet nicht, denn der Geist ist in ihr, der redet, das Fleisch an ihm selbst nicht". — Auch die Elemente haben jedes seinen eigenen Yliaster, da alle Thätigkeit in der Materie nur ein Ausfluß, — eine „Separation" — desselben ist. „Wie aber von einem Samen ausgeht die Wurzel mit ihren Fasern, danach der Stengel mit vielen Aesten, danach die Blätter, das Geblühe und

1) II, 903. — Amerika wird als eine Terra incognita noch nicht mitgezählt.

2) Zuweilen versteht Paracelsus unter Limbus major auch Gott selbst.

3) I, 581.

der Samen", [1]) — so wurden aus den Elementen wieder die Geschöpfe geboren, die aus den Elementarstoffen bestehen.

Wo wir heutzutage eine Generatio aequivoca annehmen, da ist Substrat des Entwickelungsprozesses ein schleimiges Wesen (Mucilago), bei dessen Zersetzung (Putrefaction), durch Feuchtigkeit und Wärme, das neue Leben entsteht; „denn die Putrefaction ist der höchste Grad und auch der erste Anfang der Generation" [2]). — Es läßt sich annehmen, daß Aehnliches bei der Entstehung aller Organismen erfolgt, und alle irdische Naturen ursprünglich aus der Zersetzung eines Urschleims und aus den mitwirkenden Elementen, namentlich aber aus dem Wasser, hervorgegangen seien. Schon im grauen Alterthume galt das Wasser als der Ursprung aller Dinge, und noch bei Homer ist Oceanus der Vater Aller. Auch Thales nahm das Wasser als göttliches Urelement aller Dinge, und eine endliche Auflösung derselben im Wasser an [3]). Noch mehr für diese Ansicht des Paracelsus über die Genesis der Dinge, als ihre auffallende Aehnlichkeit mit der in der älteren griechischen und neuplatonischen Philosophie [4]), und namentlich auch mit der der jüngsten naturphilosophischen Schule unserer Zeit, spricht thatsächlich die schleimige Flüssigkeit im Ei, die durch jede Art von Wärme zersetzt (faulend) und lebendig wird, und daß kein chemischer Prozeß ohne das Wasser möglich ist.

---

1) I, 791.

2) I, 881. 882. — Doch scheint dies im eigentlichen Sinne des Worts nur vom vegetabilischen Reiche gemeint zu sein. Sonst unterscheidet Paracelsus auch zwischen Sperma cagastricum und iliastricum; jenes entsteht aus Fäulniß (Corruptio), dies ohne dieselbe unmittelbar aus dem Mysterium magnum (I, 281). In der Pathologie nimmt er ebenfalls Morbi Iliastri und Morbi Cagastri an, d. h. erbliche und nicht erbliche Krankheiten, wie dies noch weiter unten erörtert werden soll.

3) Vergl. Oken's Naturphilosophie. — Doch ist dies Wasser als Matrix Universi bei Paracelsus offenbar verschieden von dem Wasser als Element, denn er sagt ausdrücklich von ihm (I, 328.), daß es von Anfang her da gewesen sei. Aus ihm entstanden die drei Elementarstoffe und aus diesen erst unter den vier Elementen das Wasser.

4) Besonders des Plotinus und seiner Nachfolger, wie schon Jahn richtig bemerkt.

§. 28.

Wie viel Schönes und Treffliches diese Erklärungsweise der Weltbildung auch hat, so ist doch des Paracelsus Verdienst um die eigentliche Physiologie noch viel größer, da er zuerst den eigentlichen Keim zu dieser Wissenschaft schuf, und aus ihren Grundsätzen die Prinzipien der praktischen Medizin abzuleiten bemüht war. Die Alten hatten bisher alle Lebenserscheinungen des Organismus und der Außenwelt aus gleichen allgemein physikalischen Prinzipien erklärt. Paracelsus basirte die Medizin auf die Erkenntniß des organischen Prozesses aus dem Organismus selber, und gab somit der Medizin einen ganz neuen Boden. Freilich gereicht es ihm zum Vorwurf, daß er die Anatomie im Ganzen zu wenig um Rath fragte; allein ein Verächter derselben, wofür ihn seine Feinde ausgaben, ist er nie gewesen. Die Art und Weise, wie damals die Zergliederungskunst betrieben ward, die bis zu seiner Zeit fast ohne allen Einfluß auf physiologische Untersuchungen blieb, und zur Erklärung der organischen Lebenserscheinungen nichts beigetragen hatte, als ein Convolut aufgespeicherter Thatsachen, ohne Zusammenhang und Einheit, ohne Werth und Ergebniß, ein wirres Gemisch von Wahrheit und Irrthum, konnte ihm natürlich jenes Studium nur als ein sehr trockenes, geistloses und ziemlich überflüssiges erscheinen lassen, so lange es nicht durch einen höheren Zweck die Weihe der Wissenschaft erhielt. In diesem Sinne unstreitig ist sein Ausspruch zu deuten: „die Arzt, so die Cadaverum Anatomiam für sich nemmen, sind nichts als unverständig Leut, denn sie giebt allein die Bein und des Beins Nachbarn" [1]). An anderen Stellen redet er dem Studium der „Anatomia localis Italorum" sehr das Wort [2]), ohne eben

1) I, 573.

2) Z. B. III, 259 — 263. „Die localis Anothomia ist auch nöthig zu wissen. Aber der lebendige Leib ist es, der die Gesundheit und Krankheit anatomatiziren läßt und nit der todte. Der lebendige Leib erfordert eine lebendige Anatomey. In der todten Anatomey spielt der Sophist. Nehmt euch die lebendige Anatomie vor und laßt von dem todten Gaukelspiel, worin ihr nur erkennt, was die Natur so auswendig begreift."

ein Freund desselben, oder sehr bewandert darin zu sein, wie manche seiner Anhänger behaupten, die ebenfalls nichts in dieser Wissenschaft leisteten [1]). Hingegen scheint er die Wichtigkeit der Leichenöffnungen Behufs pathologischer Untersuchungen wohl erkannt zu haben, da er mehrmals erwähnt, daß man auf diesem Wege, z. B. zu Venedig, drei Steine im Magen [2]), ferner Würmer (vielleicht Polypen?) im Gehirn, wo sie die pia mater durchbohrt und Phrenitis veranlaßt hätten, und im Herzen gefunden habe [3]).

§. 29.

Die Hauptlehren der Paracelsischen Physiologie sind nun etwa folgende: Die **Natur**, „welche die Welt ist und all ihr Anfang", erschien ihm als einziges großes Ganzes, als ein **Organismus**, in welchem alle Theile mit einander übereinstimmen und sympathisiren. Sie ist der Makrokosmus. „Omnia unica creatura sunt." — „Macrocosmus et homo unum sunt." — „Ein Ding ist das Innere und Aeußere, Eine Constellation, Eine Influenz, Eine Concordanz, Eine Zeit, Ein Erz, Ein Tereniabin, Eine Frucht" [4]). — Es erinnert diese große Sympathie der Natur und des Menschen, wie sie Paracelsus nachzuweisen suchte, unwillkührlich an das alte „ἓν τὸ πάν", und an des Hippokrates „σύμπνοια μία, σύῤῥοια μία, συμπάθεια πάντα", und mehr noch an den Timäus des Plato [5]), wo die ganze Welt ein lebendiges, verständiges und in Wahrheit durch Gottes Vorsehung entstandenes Thier genannt wird, und der Kopf des Menschen eine Nachahmung des peripherischen Schema's der Welt. Auch mag wohl jener Idee von der allgemeinen Ueber-

---

1) cf. P. Severin de usu Anatom. in ej. Ideae phil. med. c. X. Borrichius l. c. praef. und Lib. II. c. I.

2) I, 397.

3) I, 454.

4) II, 307.

5) Welch' große Meinung Paracelsus von Plato hatte, beweist sein Ausspruch: „Wer da viel Werk der Natur versteht, erkennt und weiß, der ist hoch im Glauben, denn der Schöpfer ist sein Lehrer: als z. B. Plato, in dem wir nicht allein einen natürlichen Philosophus achten, sondern auch einen in Mirakeln bekannt." II, 107.

einstimmung, vorzüglich der Gestirne mit den sublunarischen Dingen, die das Fundament der ganzen Paracelsischen Naturanschauung ausmacht, die Platonische Ansicht von der Bildung aller Dinge in der Unterwelt, nach ewigen Mustern und unvergänglichen Idealen jenseits der Sterne, zum Grunde gelegen haben [1]).

Der Mensch kann ebenfalls, als Glied des großen Weltorganismus, nur im Zusammenhange mit der ganzen übrigen Natur richtig erkannt werden; somit ist das Erste für den Arzt **Philosophie** (oder Naturwissenschaft), in der er weiter nichts, als die vernünftige Seite der Erkenntniß des Grundes der Natur — oder, wie er selber sich ausdrückt: „das vollendete Wissen und Erkennen des Dinges" (d. h. der Welt) [2]), — erblickt. Wer daher ein Philosoph sein will, der muß Himmel und Erde im Mikrokosmus genau nachweisen können, muß Alles, was er in Himmel und Erde findet, auch im Mikrokosmus wieder finden, so, daß sie sich ihm durch Nichts, als durch die Form unterschieden darstellen [3]). — „Ein Arzt ist der, der da öffnet die Wunderwerke Gottes männiglich. — Denn was ist im Meer, das dem Arzt soll verborgen sein? Nichts! Was ist im Meer, das er soll nicht öffnen? Nichts! Er soll's hervorbringen! Und nicht allein im Meer — in der Erden, in der Luft, im Firmament! [4])" — „So nun aus der Natur der Arzt wachsen soll, was ist die Natur anders, denn die Philosophie? Was ist die Philosophie anders denn die unsichtige Natur?" — „Also ist allein die Philosophie eine Mutter des Arztes, und eine Auslegerin aller Glieder des Menschen, eine Auslegerin aller seiner Krankheiten, denn da liegt der Grund." [5]) — Und noch heute liefern mit jedem Tage die sich mehrenden Fortschritte eben dieser Naturwissenschaft neue

---

1) Die ganze Philosophie des Paracelsus findet sich in seinem Werke: „de Fundamento scientiarum." Vergl. Tiedemann's Geist der speculativen Philosophie. 1796. Bd. V. S. 518 ff.

2) I, 206. 3) I, 206. 236. 4) I, 54.

5) II, 23 — 25. cf. ibid. II, 24. 231.

Thatsachen, die jene, von Paracelsus zuerst deutlich vorgetragene Idee einer wechselseitigen Beziehung und Harmonie aller Dinge im Universum bestätigen und näher erkennen lassen, so daß kaum mehr ein einzelner Zweig des Wissens für sich zur Ausbildung gelangen kann, sondern gleichzeitig der Fortschritte verwandter Zweige bedarf. —

§. 30.

Demnach soll jeder Arzt auch Philosoph sein und die gesammten Naturwissenschaften studirt haben, Kosmologie, Physik, Geographie, Astronomie, Theosophie u. s. w. Nur dann ist er ein wahrer und rechter Arzt. So verächtlich ein schlechter und unerfahrener Arzt, so bewundernswürdig ist dieser. „Denn wen ehret der Himmel und die Erde, als den philosophischen Arzt, der sie erkennt? — Ihm sind alle Heimlichkeiten der Natur offenbar, er theilt sie erst den übrigen Gelehrten mit. Er umfaßt die Philosophie aller Glieder, Gesundheit und Krankheit, begreift den Puls im Firmamente, die Physiognomie in dem Gestirne, die Chiromantie in den Mineralien, den Athem in den Winden, die Fieber in Erdbeben u. s. w.“ 1) — Wer kann die Wunder Gottes (Magnalia) genau erzählen als er? — Wer ist seines Gleichen? — Wer über ihn? — Er hat den Schlüssel zum Reiche Gottes, in dem Segen und das Licht der Welt ist, von dem der Weg und die Wahrheit ausgeht.“ 2) Es muß aber des Arztes Philosophie sich fern halten von Phantasie und Spekulation, und nur auf Anschauung und Studium der Natur, auf Induktion und Erfahrung beruhen. „Der Arzt muß durch der Natur Examen gehen, welche die Natur, die Welt ist, und all ihr Anfang. Und dasselbige was ihm die Natur lehrt, das muß er seiner Weisheit befehlen, aber nichts in seiner Weisheit suchen, sondern allein im Licht der Natur, denn eigene Vernunft mag nimmermehr dahin kommen.“ — „Der wahre Grund aller Erkenntniß liegt in der mit der Wissenschaft

---

1) I, 207. 2) II, 441.

vereinigten Erfahrenheit; Theorie und Praxis müssen immer zugleich miteinander gehen, entweder sind beyde wahr oder beyde falsch; denn die Theorie ist nichts, als speculative Praktik. Sieh den Zimmermann, er baut sein Haus im Kopfe; woher nimmt er aber seinen Bau? aus der ausübenden Praxis (Practica operativa). Und wenn er diese nicht wüßte, so möchte er auch durch die speculative nichts zu Stande bringen"[1]). — „Wer also eine vollendete Kenntniß hat, der muß z. B. nicht bloß wissen, was schwarz ist, sondern auch was schwarz macht, muß wissen was im Bleye schmilzt, was dem Rubin die Farbe giebt, und welche Geheimnisse (Arcana) darin liegen, kurz er muß das Aeußere ins Innere wenden, (die Erscheinungen aus ihren Ursachen erkennen). Dazu gelangt man aber nur durch das Licht der Natur und Erfahrung, das vor Jedermanns Augen leuchtet"[2]).

Indem Paracelsus überall die Kenntniß der objektiven Wahrheit der Natur in ihrer Reinheit im Auge behält, ohne sie durch subjektive Ansichten zu entstellen, betrachtet er das ganze Wissen des Arztes als eine bloße Erkenntniß des Wissens der Natur. „Also bleibt Gott in allen Dingen der oberst Scribent, der erst, der höchst und unser aller Text." — „Und der also theoretiziren will, der muß die Bücher der Arzney lesen, nicht Galen's, Avicennae[3])." — „Es liegt die Erkenntniß nit im Arzt, sondern in der Natur und darumb in der Natur, sie kann die Natur in ihr wissen, der Arzt nicht. Darum so allein die Natur dieselbige weiß, so muß sie auch dieselbige sein, die das Recept komponirt. Denn aus der Natur kommt die Krankheit, aus der Natur die Arzney und aus dem Arzt nicht. So muß nun der Arzt der sein, der aus beiden kennen lernen muß, und was sie ihn lernen, das muß er thun[4])." —

Heftig spricht er sich, freilich nur mit Rücksicht auf Galen, gegen die spekulative Naturanschauung bei den Alten aus, die

1) I, 616. 2) I, 581. 3) II, 227. 228. 4) I, 234.

in der That einen großen Irrweg betreten, da sie, statt aus den Gegenständen selbst eine ungetrübte objektive Wahrheit zu gewinnen, aus wenigen einzelnen Erscheinungen Ideen entwickelten und dieselben dann allenthalben zu Grunde legten. Daher nennt er die innere (Galenische) Philosophie „eine Erdichterey", hingegen „die äußere (Paracelsische) Philosophie wächst aus keiner Speculation, sondern sie wächst aus dem äußeren Menschen und zeigt und lernt, was der innere sei" — „In dem ist nun der Gespann und der Krieg, das mein Widertheil speculier und ich lehr aus der Natur." — „Jene (Galenischen) Philosophi wachsen aus einem Schwamm, der nur außen am Baume hangt und nichts soll. Also liegen sie außen in der Philosophie und nicht in der Philosophie." [1]). — Seine derartigen Anfeindungen des Prinzips der Alten machten natürlich von vielen Seiten den Einspruch ihrer damals noch so zahlreichen Anhänger rege, denen aber Paracelsus im Bewußtsein der inneren Wahrheit seiner, aus dem Licht der Natur geschöpften Gedanken nicht mit Unrecht also antwortete: „Sie schreien, denn ihre Kunst ist zerbrechlich und tödlich. Die Kunst der Arznei schreit nicht wieder mich, denn sie ist untödlich. Dieweil mich die Arznei ruhen läßt, was soll mich bewegen das Geschrei der tödtlichen Arzt? Die allein darum schreien, daß ich sie wirff und verwund; das ist ein Anzeigen, daß sie selbst in der Arznei krank liegen; dieselbige Krankheit ist ein Kampf gegen mich." [2])

§. 31.

In der Natur kennt Paracelsus nichts Todtes; Alles ist organisch und lebendig, und somit erscheint die Welt als ein großes lebendiges Wesen, *Zῶον*. „Es ist nichts corporalisch, es hätte und führete nicht auch einen Spiritus in ihm verborgen; es ist nichts, es hätte nicht auch ein Leben in ihm verborgen und lebete. Es hat auch nicht nur das Leben, was sich regt und bewegt, als die Menschen, die

---

1) I, 234. 2) I, 198.

Thiere, die Würmer der Erde, die Vögel im Himmel und die Fische im Wasser, sondern auch alle corporalischen und wesentlichen Dinge." So giebt es denn auch keinen Tod in der Natur, und das Hinsterben der Wesen ist nichts, als ein Zurücksinken derselben in ihrer Mutter Leib, „als eine Austilgung und Unterdrückung der ersten Natur und eine Generation der andern und neuen Natur." Demnach tritt an jedem Dinge zweierlei in die Erkenntniß: Materie und Thätigkeit (Geist, Spiritus vitae, Astrum). Letztere ist nichts, als ein Ausfluß der Gottheit, „denn alle Dinge sind gewesen unsichtbar bei Gott, in den alle Dinge gehn und aus dem allen Kreaturen das ihrige ausfleußt", — und er versinnlichte sich dieselbe als vernünftigen Naturgeist und nannte sie, indem er, (offenbar, um daran das zweckmäßige Wirken der Natur recht deutlich zur Anschauung zu bringen, und dem herrschenden Aberglauben zu gefallen, keineswegs aus eigener Ueberzeugung), sie als Elementargeister (Saganae) personificirte [1]), je nach ihrem Sitze, Luftgeister oder Sylvanen (Lemures, Sylphen), Wassergeister oder Nymphen (Undinae), Gnomen oder Pygmäen (in der Erde), Salamander oder Vulkanen (im Feuer), ferner Giganten, Dimeä (in den Steinen), Durdales (in den Bäumen), Melosinen (im menschlichen Blute) und im Menschen selber Archäus. Jene Thätigkeit in den Dingen ist, wie gesagt

1) Dieselben haben Aehnlichkeit mit den Dämonen des Pythagoras, des Plato, des Porphyrius u. A. Seine Feinde klagten ihn dieserhalb sogar als einen Anhänger des Heidenthums an. (Arnold a. a. O. II, 396. Gesner epist. med. I, 1.) — Daß aber Paracelsus bei seinem umständlichen Berichte von den Saganen (I, 78. 79. II, 180—188. 195. 291. 292. 416—418 u. s. w.), im Allgemeinen nur den Gedanken an ein universelles Belebtsein der Natur im Sinne gehabt habe, geht auch aus einer andern Stelle hervor, wo er auf dieses poetische Spiel mit den Naturkräften, womit damals in Legenden, Mährchen und selbst in der Naturwissenschaft ein großer Mißbrauch getrieben wurde, hinzudeuten scheint: „manche machen ihre Bücher von Hörensagen und wissen selbst nicht, ob es wahr oder erlogen ist, was sie schreiben, indem sie sich zuletzt auf alte Weiber, auf ein ich habs gemeynt, oder aber auf poetische und rhetorische Sagen berufen, oder aus einem Schimpfe (Scherze) Ernst machen, oder aus einer possenhaften Ceremonie eine Kunst." (I, 1014.)

nichts, als ein Ausfluß der Gottheit und das eigentliche Lebensprinzip, der himmlische Archetypus, der beim Menschen seinen Hauptsitz im Magen hat (der Vice-Mensch) [1]).

§. 32.

Ebenso sind, wie die Chemie lehrt, in allen Dingen dieselben, bereits oben in der Kosmogenie erwähnten Grundstoffe: Salz, Schwefel, Quecksilber. „Und soll verstanden werden, daß alle Geschöpfe aus einer Materie kommen und ist nicht einem Jeglichen ein eigenes gegeben.“ — „Sulphur, Mercurius et Sal, haec vera materia, qua universa animalia et tandem ipse homo quoque condita sunt.“ — „Sal, Sulphur et Mecurius, haec tria sunt rerum omnium principia et prima materia.“ — Die Existenz dieser drei Substanzen im Leben betrachtet Paracelsus als eine Einheit der Entwickelung. „Ein jeglich Corpus steht in drei Dingen: Mercurius, Sulphur, Sal. Diese drei werden zusammengesetzt, alsdann heißts ein Corpus, und ihnen wird nichts hinzugethan als allein das Leben, so hast du unsicht-

1) Paracelsus scheint in Bezug auf den Archäus nicht consequent zu sein, indem er darunter, wie der geistreiche Jahn ganz richtig erinnert, bald den Verein aller organischen Thätigkeiten, die allgemeine Belebung und Begeistung (ψύχωσις) des Organismus, bald den θυμὸς, oder das ζωτικὸν der Pythagoräer, das πνεῦμα des Xenophanes, die ψυχὴ θρεπτικὴ, αὐξητικὴ, γεννητικὴ des Aristoteles, die sterbliche Seele des Plato, also die niedrigsten, am Gangliensysteme haftenden sensitiven Thätigkeiten, oder endlich diese und die vegetative und animalische Thätigkeit zugleich verstanden wissen will. — Ueber das Verhältniß der Aristotelischen Entelechie zum Paracelsischen Archäus und zu dem Begriff der Seele bei Stahl mögen hier noch einige kurze Andeutungen folgen, auf die bereits Schultz (a. a. O.) hingewiesen hat. Die Entelechie des Aristoteles hatte ihre reine Wiedergeburt in dem Begriff der Seele bei Stahl. Beide nämlich faßten die Idee der organischen Thätigkeit als eine fertige, schon vollendete Gestalt auf, wie auch Buffon in diesem Sinne von einer innerlichen schon fertigen (wenn gleich ideellen) Form sprach. Ueberall liegt die Idee einer vollendeten Form zum Grunde, woraus die organische Thätigkeit erklärt werden sollte. Bei Paracelsus hingegen ist der Begriff des Archäus nicht diese fertige Idee, sondern vielmehr der Generations- und Entwickelungsprozeß derselben, die Zeugung der Entelechie. Aristoteles erklärte das Entstehende aus der vorhandenen fertigen Idee; Paracelsus erklärte die fertige Idee durch die Generation, durch das Entstehen der Mannigfaltigkeit organischer Gliederung aus der ideellen Einheit seines Archäus. In diesem, obgleich sehr verdunkelten Sinne, ist auch die Polemik des Paracelsus gegen Aristoteles, und es ist nicht zu verkennen, daß der Paracelsische Begriff des Archäus, sowohl über die Aristotelische Entelechie, wie über den Stahlschen Begriff der Seele weit hinausragt.

bar drei Substanzen unter einer Gestalt. Soweit must du gründen und erfahren, daß du in der Hand einen Sulphur habest, einen Merkurium und Sal, also das Aeußere zu sehen ist dem Pauern beschaffen, das Innere zu sehen, ist dem Arzt beschaffen." — Jene Einheit der drei Substanzen hört nur durch Zerstörung des Lebens auf. Ihre Erkenntniß beschränkt sich daher allein auf ihre Entwickelung durch Krankheiten und Auflösung (Zerstörung des Lebens), denn „diese Substanzen des Leibes sind durch das Leben verborgen (durch die Lebenskraft gebunden), in Abziehung des Lebens werden sie offenbar." — „So die drei einig sind und nicht zertrennt, so steht die Gesundheit wohl; wo aber sie sich zertrennen und sondern, das eine fault, das andre brennt u. s. w. Das sind die Anfäng der Krankheiten." — „Der Mensch sieht die Dinge (Grundstoffe) nicht, dieweil das Leben da ist; allein in der Zerstörung. Drum so gieb dem Leben das zu, daß du sie nicht siehest; dasselbige ist ein solcher Deckmantel, der die Dinge verbirgt." — Wohl also erkannte Paracelsus, daß der chemische Prozeß im Organischen durch die Lebenskraft gebunden, bewältigt und latent gemacht werde. Keineswegs versteht er aber unter Sal, Sulphur und Mercurius (S. S. M.) die durch diesen Namen ausgedrückten concreten Substanzen, sondern bezeichnet nur symbolisch alles Brennbare als Sulphur, alles Auflösliche als Sal, alles Flüchtige als Mercurius. „Nun die Dinge zu erfahren, so nehmt ein Anfang von Holz. Dasselbige ist ein Leib. Nun laßts brennen, so ist das da brennt der Sulphur, das da raucht der Mercurius, das zu Asche wird ist Sal (Alkali)" [1]).

Durch diese Lehre erhielt die alte Empedokleische Theorie von den vier Elementen den kräftigsten Stoß. Schon Is Hollandus und Basil. Valentinus hatten aus ihren häufigen Operationen den Schluß gezogen, daß S. S. M. besonders wichtig bei chemischen Veränderungen und die wahren Elemente

1) I, 898.

seien. Paracelsus faßte diese Idee in seiner Weise allgemeiner auf, indem er jene Stoffe als Symbole astralischer Einflüsse und als blos durch ihre Reaktion sich an der Materie manifestirende Potenzen, keineswegs als etwas Reales (Materielles) anerkannte. Er dachte sich das (ideale, astralische) Salz als den Grund der Consistenz und des Rückstandes nach dem Verbrennen der Körper, den Schwefel als den Grund des Verbrennens selbst, und das (ebenfalls siderische, immaterielle) Quecksilber als Prinzip der Flüssigkeit und des Verrauchens, und sah durch Vereinigung dieser drei Substanzen den Körper entstehen, — eine Theorie, die, streng genommen, freilich jene alte Elementartheorie nur in das Gewand der neuen chemischen Schule gekleidet hatte. In den Pflanzen und Thieren nahm er zum Theil andere Namen für jene Prinzipien an. Das Salz ist in den Pflanzen Balsam, in den Thieren wird es Tartarus; der Schwefel, in den Pflanzen Harz, wird in den Thieren (bei Eiterungen) zur Mumie; das Quecksilber, Gotaronium in den Pflanzen, wird zum Realgar in den Thieren. — Hier, wie überall ist Paracelsus von allem Mechanischen in der Auffassung und Erklärung der Naturerscheinungen der entschiedenste Gegner; er sieht in jedem Dinge den individuellen Lebensprozeß, die Selbstentwickelung von Innen heraus, die durch äußere Kräfte nur angeregt und unterstützt wird.

§. 33.

Da nun dergestalt Alles dieselbe Kraft und dieselbe Materie besitzt, so ist jedes Ding dem andern innig verwandt und im Wesentlichen gleich. „Sola forma discrimen facit." Ein Unterschied in den einzelnen Dingen entsteht nur durch die höhere und niedere Stufe, die je Eines oder das Andere im Systeme der Wesen einnimmt und behauptet. Unter allen Dingen auf Erden das Höchste ist der Mensch, in dem die Natur Alles erreicht hat, was sie auf tieferer Stufe ihrer Entwickelung versuchte. Er vereinigt in sich alle Weltkräfte und Weltmaterien (wenn nicht actu, so doch potentiâ, virtute, essentiâ,) und bildet eine Welt für sich; er ist der Mikro=

kosmus [1]. „In ihm sind alle Coelestia, Terrestria, Undosa und Aëria." — „In dem Genus das, in dem das, im Menschen aber Alles." — „Es bewährt sich, daß der Mensch die kleine Welt sei mit allen Kreaturen der vier Elemente." — „Und das ist ein Großes, daß ihr bedenken sollt: nichts ist im Himmel und auf Erden, das nicht sei im Menschen. Und Gott, der im Himmel ist, der ist im Menschen." — Diese Idee, den Menschen in nächster Beziehung zum Universum und als Mikrokosmus im Makrokosmus zu betrachten, bestätigt sich täglich von Neuem und fußt auf einer Menge von Thatsachen. Ist auch der menschliche Organismus freier wie die Pflanze gestellt, so tritt seine Abhängigkeit vom übrigen All uns doch in eben so deutlichen Erscheinungen entgegen. Physiologisch ist diese Abhängigkeit durch die Racen=Verschiedenheit, die Constitutionen und die Temperamente, — pathologisch durch die Verbreitung und Arten=Verschiedenheit der Krankheiten, selbst durch ihre höhere oder geringere Entwickelung nachweisbar.

§. 34.

Diejenige Wissenschaft nun, die sich mit der Vergleichung des Mikrokosmus und Makrokosmus beschäftigt, um die Natur des ersteren physiologisch zu erläutern und das vernünftige Prinzip in der Thätigkeit beider durch Vergleichung zur Erkenntniß zu bringen, nennt Paracelsus Astronomie, und unterscheidet sie ausdrücklich von der nicht medizinischen, sondern schwärmerisch=astrologischen Astronomie seiner Zeitgenossen, indem er hierbei seiner Gewohnheit huldigt, längst bekannten Namen einen neuen Sinn unterzulegen. Er selber sagt: „Astronomie ist (der Theil), durch den der Mensch ganz erkannt wird, durch die obere Sphäre, also in der unteren Mikokrosmi, wie ein Firmament, ein Gestirn, ein Wesen da sei unter getheilter Gestalt und Form." [2])

---

1) Dieser Ausdruck kommt schon bei Nemesius von Emesa im IV. Jahrhundert nach Christo vor.

1) I, 212.

Beide aber, Mikrokosmus und Makrokosmus, werden als ganz selbstständig in ihrer Existenz und in gegenseitiger Unabhängigkeit, jede in der Individualität ihrer eigenen Macht, wenn auch als ähnlich in ihrem Ursprunge und Leben nach demselben Bilde, betrachtet, keineswegs als ob etwa der Mensch durch magische Einflüsse vom Himmel Dasein und Bestimmung erhielte. „Der Name (Mikrokosmus) ist gemacht, aber ihr habt in ihm kein Verstand gehabt. Also sollt ihr uns verstehen, wie wir den Mikrokosmus auslegen. Wie der Himmel ist an ihm selbst mit allem seinen Firmament, Constellation nicht ausgeschlossen, also ist auch der Mensch constellirt in ihm, für sich selbst gewaltiglich. Als das Firmament im Himmel für sich selbst ist, und von kein Geschöpf regiert wird: alsowenig wirdt das Firmament im Menschen, das in ihm ist, von andern Geschöpfen gewaltigt, sondern es ist allein ein gewaltig frei Firmament ohne alle Bindung." [1]) — Auch war Paracelsus weit davon entfernt, nach Weise seiner Zeitgenossen, in der Organisation des Makro- und Mikrokosmus die wirkliche Existenz derselben Gliederung anzunehmen; nur vergleichsweise stellt er sie neben einander. „Am Firmament da sind die sieben Glieder wie in einem Menschen: Herz, Nieren, Magen, Lungen, nit als greifliche Glieder, sondern als Kräfte und Tugenden, ohne ein Corpus." [2])

Als einen Theil der Astronomie wird die Magie betrachtet, die durch Analyse der Theile des Ganzen zur Vergleichung ihrer idealen Verhältnisse und Verbindungen, und somit zur Erkenntniß ihrer inneren Natur führt. „Denn Magica (Kabbalistica ist Species Magicae) ist Anatomia medicinae zu gleicher Weis, wie ein Metzger einen Ochsen zerlegt und man sieht alles das in ihm ist und wie er ist, das durch die Haut nit mag gesehen werden. Also zerlegt die Magica alle Corpora der Arzney, in denen die Remedia sind. Denn wie ein Mensch,

1) I, 13. 2) I, 277.

der seine Glieder in ihm hat, an dem Ort also, in dem anderen also, also sind in den Kräutern auch Glieder, das ist ein Herz, eine Leber u. s. w." — „Daß alle Herz ein Herz sei, den Augen sichtbar, ist nichts, sondern es ist ein Kraft und ein Tugend dem Herzen gleich."

§. 35.

Außer der Philosophie und Astronomie betrachtet Paracelsus als dritten Zweig der Physiologie die Alchymie [1]), in der er aber weder die Kunst, Metalle zu verwandeln und Zauberei zu bewirken, nach der damals so gewöhnlichen Auslegung, noch die heutige Chemie erkannte. „Darum so mag ich billig in der Alchymie hie so viel schreiben, auf daß ihr sie wohl erkennet und erfahret, was an ihr sei, und wie sie verstanden soll werden: nicht ein Aergerniß nehmen in dem, daß weder Gold noch Silber dir draus werden will. Sondern daher betrachtet, daß dir die Arcanen eröffnet werden, und die Verführung der Apothecken erfunden werd, wie bei ihnen der gemeine Mann beschissen und betrogen wird, und geben ihm um ein Gulden, nehmens um ein Pfennig nicht wieder." [2]) — Vielmehr legt er derselben in genialer Weise jene tiefere Bedeutung bei, die sie für die Generation des Einzelnen und für die Weltschöpfung hat. „Separatio" nennt er die Gebärerin des Anfangs der Dinge, die Erzeugerin aus dem Mysterium magnum, die das größte Wunder der Philosophie, ein „göttlich Geschehen" ist. [3]) Dergestalt identificirt er im lebendigen Leibe des Menschen den wirklich chemischen Prozeß durchaus mit dem organischen, indem er ihn bald mit dem der thierischen Entwickelung vergleicht, bald seine Wirkungen durch den Vegetationsprozeß zu erläutern sucht. „Und wie die Hennen die figurirte Welt in den Schaalen durch ihr Brüten verwandelt in ein Hühnlein mit allen seinen Fittigen, also durch die Alchymie werden gezeitigt die Arcana [4])." — „Was macht die Birnen zeitig, was bringt

1) Siehe oben S. 84—85.
2) I, 224.
3) II, 3.
4) I, 208.

die Trauben? Nichts als die natürliche Alchymie. Noch aber ist kein Arzt da, (wenn er blos Philosophus und Astronomus ist), sondern zu gleicher Weis, wie der Knopf in der Blüe ein Materia der Birn ist und ist die Birn, aber niemands nütze, also da auch, da ist ein Arzt, aber die Ernd ist nicht da, darum so muß er ein Alchymist sein." [1])

Dagegen bezeichnet Paracelsus, wo er nicht von den Vorgängen im menschlichen Organismus selber und dem inneren Zusammenhange seiner Theile spricht, und auf diese jenen Begriff anwendet, die Alchymie im Allgemeinen als „Modum praeparandi rerum medicinalium," und unterscheidet sie als Kunst genau von dem alchymischen Prozesse, den er als ein vernünftiges Prinzip personificirt. „Alchymie ist ein Kunst, Vulkanus der Künstler in ihr." — „Was das Feuer thut, ist Alchymie, auch im Kuchen, was das Feuer regiert, das ist Vulkanus, auch der Koch" [2]). — Den Begriff des wirklich Chemischen konnte er um so weniger mit dem alchymischen Prozesse verbinden, als er letzterem sowohl, wie dem organischen, des Prinzip innerer vernünftiger Zweckmäßigkeit zum Grunde legte. „Jetzund sehet, was Alchymie für eine Kunst ist, die das Unnütze vom Nützlichen thut, und bringts in seine letzte Materiam und Wesen" [3]). Unter „letzte Materie und Wesen" versteht Paracelsus hier, wie überall, das Hervorgehen irgend einer Substanz aus ihrem Zeugungs- und Bildungsprozesse, vor welchem er sie „prima materia" (Zeugungsstoff) nennt. Demnach geschieht bei ihm jede Zubereitung eines Dinges durch Alchymie. „Denn die Natur giebt nichts an den Tag, was auf sein Statt vollendet sei, sondern der Mensch muß es vollenden. Diese Vollendung ist Alchymie. Also ist der Alchymist der Becker, indem so er Brod bäckt, der Rebmann, in dem so er Wein macht, der Weber, in dem daß er Tuch macht" [4]). Der Alchymist fängt also da an, wo die Natur aufhört [5]), und

1) I. 200. 2) I, 271. 3) I, 272
4) I, 219. 279. 5) I 222.

es muß daher eine zweifache Alchymie, sowohl der Natur, als der Kunst unterschieden werden [1]). Da nun die Natur nichts zum Gebrauche vollendet, so muß es die Alchymie thun durch Subli- miren, Destilliren, Reverberiren u. s. w. Darum ist sie auch von Gott, als eine rechte Kunst der Natur [2]). „Freilich ist es wahr, daß sie auch oft gemißbraucht wird. Aber wie kann ein weiser Mann dem feind sein, was gemißbraucht wird? Wie kann man einer Farbe feind sein, wenn ein Maler etwas Arges damit macht, wie einem Steine, wenn ihn der Steinmetz verdirbt? Wer kann also auch der Alchymie wegen dessen feind sein, woran sie keine Schuld hat? Wenn der Kaiser einen Menschen des Diebstahls wegen hängen läßt, läßt er wohl den Dieb, aber nicht das Gestohlene hängen. Soll nun die Alchymie der Unwissenden wegen verachtet werden? [3]).“ — „Also lerne, was Alchymie sei, zu erkennen, daß sie allein das ist, das da bereit durch das Feuer das Unrein und zum Reinen macht.“

Die genannten drei Grundlagen der Medizin, als Inbegriff der Physiologie, sind hinreichend, alle Erscheinungen des gesunden und kranken Lebens zu erklären, ohne daß jedoch die verschiedenen Elemente dieser Wissenschaften sich deutlich in den einzelnen Darstellungen bei Paracelsus sondern lassen. Mit Hülfe seiner Philosophie suchte er die natürliche Entwickelung der Formen zu einer zweckmäßig geordneten Totalität zu erklären, durch seine Astronomie den innern Prozeß des Mikrokosmus und sein Verhältniß zum Makrokosmus, durch die Alchymie die Entwickelung der Qualitäten und Kräfte der Organismen.

§. 36.

Analog den Ansichten, die Paracelsus, der gewöhnlichen Betrachtungsweise seiner Zeit gegenüber, von der Unmittelbarkeit und Selbstständigkeit des Mikro- und Makrokosmus aufstellte [4]), behauptet er auch, daß die individuellen Eigenschaften und Complexionen des Menschen sich unabhängig von der Außenwelt, in

---

1) III, 139.
2) I, 272.
3) I, 271.
4) S. oben S. 101.

ihm selbst, vermöge des „Ens seminis", — der Bildungskraft der Neueren, — entwickeln. „Adam und Eva haben ihren Leib durch das Geschöpf empfangen und durch Ens seminis bis in Zergehung der Welt, und obschon kein Stern, kein Planet wär gewesen, und noch wäre, so wären die Kinder aus ihrer Geburt geboren und complexionirt, wie sie denn sonst sind. Einer ist Melancholikus, der andre Cholerikus u. s. w. Solch Eigenschaften der Menschen sind in ente proprietatis und kommen nicht aus dem Gestirn: denn sie haben kein Theil am Körper, d. i. sie geben kein Complexion, kein Farben, kein Form, kein Eigenschaft." — „Denn ein jeglicher Baum hat seine sondere Flores, also auch der Mensch, und diese Flores heißen sie Complexiones [1]." — Zwar stehen Mikro- und Makrokosmus im Allgemeinen in einem ähnlichen Verhältnisse, wie während der Evolutiosperiode das Hühnchen im Ei zu dem umgebenden „Claar", jedoch scheint ihm die Einwirkung des Makrokosmus auf den Mikrokosmus nur eine äußere Lebensbedingung zu sein, die Paracelsus „Digest" nennt. „Die Menschen und die endlichen Geschöpf mögen nicht ohne die Astra sein, aber sie werden nicht durch sie. Ein Saam, der in ein Acker geworfen wird, giebt seine Frucht von ihm selbst, aber so die Sonne nicht wäre, so wüchs er nicht." Jene äußeren Lebensbedingungen durch gegenseitige Anziehung des Makro- und Mikrokosmus erklärt Paracelsus aus der Harmonie beider Sphären, deren eine von der andern nach ihrem Bilde erzeugt ist. Die Einheit beider, gleichsam ihren gemeinschaftlichen Samenbehälter, nennt er den Limbus. „Dieweil nun der Mensch aus dem Limbo gemacht ist und der Limbus ist die ganze Welt, so ist hierauf zu wissen, daß ein jeglich Ding seines Gleichen annimmt. Denn wo der Mensch nicht dermaßen gemacht wär aus dem ganzen Kreis, aus allen Stücken, so möcht er nicht fähig sein anzunehmen, was in der grossen Welt wär. Denn die große

1) I, 5. 40.

Welt hat alle Divisiones, Proportiones, Partes, wie der Mensch; — — also nimmt der Leib des Menschen den Leib der Welt an, wie der Sohn das Blut vom Vater."

§. 37.

Ein ähnliches Verhältniß, wie zwischen dem Makro- und Mikrokosmus, nimmt Paracelsus auch zwischen dem Manne und Weibe, und zwischen dem Weibe und ihrem Uterus bei der Zeugung an. Ueberhaupt entwickelt er über die letztere im Allgemeinen so interessante Ansichten, daß sie hier unmöglich ganz übergangen werden können.

Von der überall im Körper verbreiteten flüssigen Thiersubstanz (Liquor vitae), „in der alle die Natur, Eigenschaft, Wesen und Art der Glieder und Thätigkeiten ist, in der der ganze Mikrokosmus liegt, die somit ein verborgener Mensch ist, gleichsam das inwendige Schatten- oder Spiegelbild des Menschen," scheidet sich, wie der Schaum von der Suppe und der Gischt vom Weine, und wie wir die Quintessenz aus den Dingen abscheiden, der Same, (Semen), der aber vom Sperma sich unterscheidet, indem jener das eigentlich Erzeugende (Immaterielle, heutzutage etwa die aura seminis), das Sperma aber nur der excernirte Stoff (Excrementum) ist, der als eine Reinigung von den Nieren, wie der Schleim vom Gehirn, abgeleitet, und durch die Hoden (nicht bereitet, sondern bloß) ausgeschieden wird. Der Same (Semen), dem das Sperma eigentlich ganz allein als materielle Hülle, als Vehikel dient, bildet sich nun auf gleiche Weise aus dem Liquor vitae, wie das Feuer aus dem Holze, in dem doch actualiter kein Feuer ist. Jene Scheidung geschieht gleichsam durch eine Digestion, durch innere Erhitzung und Entzündung, die während der Geschlechtsreife die Einwirkung der Weiber in uns erregt, ähnlich wie die Sonne auf Holz einwirkend, dasselbe in Flamme setzt. Da nun zur Bildung des Samens alle Organe und alle Thätigkeiten des Lebens beitragen, ebenso wie sie in dem Liquor vitae, dessen Quintessenz der Same ist, liegen und enthalten sind, und wie sie aus demselben entstehen und in ihn zurückgehen und sich auflösen, so ist in der allgemeinen Samenfeuchtigkeit Alles, was zu einem Menschen gehört, Same vom Kopf, Same vom Gehirn, Same von der Nase, den Augen u. s. w. vorhanden [1]), und der Same ist also der Mensch selbst. In den Thieren giebt es kein Semen, sondern nur Sperma. —

Sonst unterscheidet Paracelsus auch zwischen Sperma cagastricum und iliastricum; jenes entsteht aus Fäulniß (Corruptio); dieses ohne dieselbe, unmittelbar aus dem Mysterium magnum [2]). — Das Weib aber, „das der Welt näher ist als der Mann," ist der Acker, in den der Same des Mannes gelegt wird, „die Erde, in der die Aussaat geschieht." Es ernährt, entwickelt und zeitigt den Samen des Mannes, ohne selbst Samen herzugeben, wie die Galenisten irrig glauben. „Der Mensch wird nimmer aus der Mutter selbst gemacht, sondern aus dem Manne, aber in die Matrix gesetzt." Die gegenseitige Einwirkung beider Geschlechter auf einander geschieht durch Anziehung. „Will der Mann, so macht ihm seine Speculation ein Begierd, der Begierd macht ihm den Samen. Also hat Gott den Samen gesetzt in die Speculation und geben der Frauen Willen, sich begierig zu machen. Am ersten Merken, daß der Mann einen halben Samen hat und die Frau einen halben. Also die Zween machen einen ganzen Samen. Aber wie die zusammen kommen, das Merken also: In der Matrix ist eine anziehende Kraft, wie im Agatstein und in einem Magneten, an sich zu ziehen den Samen." — Die Ernährung des Samens und des in ihm enthaltenen embryonischen Menschen erfolgt nicht durch die Menstruation, wie die Aerzte wollen, sondern letztere ist vielmehr ein Excrement des Uterus, der Behufs seines eigenen und des Embryo Ernährung, wie der Baum aus der Erde, von allen Gliedern und aus dem ganzen Leibe Speise und Nahrung an sich zieht, von deren Residuen er sich monatlich einmal

1) Diese Meinung war in der That nichts anderes, als eine Erneuerung der Demokritischen Theorie.

2) I, 281. — S. oben S. 89. Anm. 2.

reinigt. Das Exkrement des Uterus ist, wie jedes Exkrement, Gift; daher menstruirende Weiber Wein und Essig verderben, Blumen welken, Metalle rosten machen. Der Typus der Menstruation entspricht übrigens einigermaßen dem Typus der Meeresbewegung. Da nun das Blut der monatlichen Reinigung wegen seiner giftigen Eigenschaft nicht als Nahrungsstoff des Embryo dienen kann, so ließ Paracelsus denselben durch die Milch, welche aus den Brüsten auf unbekannten Wegen hinabfließt, ernährt werden [1]).

§. 38.

Dasselbe Verhältniß, wie zwischen dem Makro- und Mikrokosmus, wiederholt sich zwischen dem Weibe und seinem Uterus, welcher letztere der Mikrokosmus im Mikrokosmus ist, denn das Weib ist „Mikrokosma". Wie der Mikrokosmus aus dem Makrokosmus, so ist der Uterus aus allen Gliedern des Weibes genommen. „Also in der Mutter ist es auch so, daß die ganze Frau die Matrix ist, denn aus allen ihren Gliedern ist des Menschen Acker genommen." So geht denn der Mensch hervor aus dem Flüssigen, wie die Welt aus der Urflüssigkeit, und wie der Geist Gottes bei der Weltschöpfung auf dem Wasser ruhte, so ruht er, der durch die ganze Natur ausgegossen ist, auch auf der Flüssigkeit, aus der der Mensch sich entwickelt. Er, der Geist Gottes, ist bei der Zeugung das eigentlich Begeisternde und Belebende. Der Mensch aber lebt im Uterus ein thierähnliches Leben, und namentlich wird er erst später beseelt. Er gleicht dem Fisch im Wasser, „damit er wisse, was er sei: ein Thier der Welt."

Daraus aber, daß der S a m e a u s a l l e n T h e i l e n g e b i l d e t wird, erklärt sich auch, daß Menschen geboren werden, denen Organe fehlen. Wenn nämlich das eine oder das andere der organischen Gebilde bei der Samenbildung nicht thätig ist, sondern feiert, so fehlt sein Same in der Samenflüssigkeit und kann sich in der Mutter nicht zu einem gleichen Gebilde entfal-

1) I, 74.

ten. Ebenso erklärt es sich, wenn das eine oder das andere Glied des Vaters doppelt Samen hergiebt, daß dann Menschen geboren werden, die überzählige Glieder haben, „als viele mit zwei Häuptern, mit mehr Händen, Fingerlein, Gebeinen und Gliedern, denn sich gebührt, minder oder mehr." — Uebrigens hat, wie auf die Samenbildung die Seele des Mannes, so auf die Bildung des Embryo und seine Form die Phantasie der Mutter großen Einfluß, und hierauf beruht die Aehnlichkeit der Kinder mit ihren Eltern. Zwillings- und Drillingsgeburten entstehen, wenn der Uterus (Matrix) den Samen in mehr als einem einzigen Zuge an sich zieht. Diese Attraktionskraft der Matrix ist so groß, daß ein Weib bei der Berührung irgend eines thierischen Samens ihn an sich zu ziehen, und Thiere zur Welt zu bringen im Stande sein soll [1]. — Paracelsus scheint jedoch mit sich selbst nicht darüber einig gewesen zu sein, welche Stellung er eigentlich dem weiblichen Geschlechte bei dem Zeugungsakte anzuweisen habe; denn während er demselben in einem Falle gleiche Wichtigkeit und gleichen Einfluß dabei einräumt, setzt er bald wieder seine physischen und geistigen Eigenschaften unter die des Mannes und sagt: „die Frawen sind nur halbe Creaturen, sie sind in ihrer mikrokosmischen Arth beraubt der großen Potentz, so der Mann hat; alle Krankheiten, so sie den Frawen tödlich sind, sind sie dem Manne nur halb tödlich." [2]) — Ueber die Conception getraut er sich kein Urtheil zu; denn „was das sey, das den Menschen fabricirt, das sieht Niemand, das ist der Geist des Herrn an dem Orth." [3])

§. 39.

Die Ernährung des Menschen durch die Speisen, den Assimilationsprozeß, betrachtet Paracelsus als einen fortgesetzten Zeugungsprozeß, aus dem sich alle Glieder selbstständig entwickeln. „Es ist nicht genug, daß der Mensch aus seiner Mutter geboren ist, sondern gleich so-

1) I, 125—128. 2) I, 622 3) I, 73.

wohl aus seiner Nahrung." — „Der den Leib auch schmiedt im Mutterleib, der schmiedt ihn auch im Magen." [1]) Eigentlich aber ist der Verdauungsprozeß ein Kampf des Organismus mit der Außenwelt, worin beide, die Nahrung und der Mikrokosmus, als selbstständig auftreten und gegenseitig auf einander zerstörend einwirken. Denn jedes Ding, wiewohl an sich und in seiner Art gut und vollkommen, hat doch Gutes und Böses in sich, Brauchbares für diese Geschöpfe, Schädliches für jene. Das Gute heißt Essenz, das Schlechte Gift [2]). Wie die übrigen Dinge, so verhalten sich auch die Nahrungsmittel, so daß es ein Krautgift, ein Fleischgift, ein Gewürzgift u. s. w. giebt. Die Assimilationsorgane und besonders der Magen sind nun der Hauptsitz des Archaeus, des eigentlichen Lebensprinzips, dessen Geschäft auf der Stoffaufnahme, Zubereitung, Vertheilung und Ausscheidung beruht. Es steht derselbe also vorzugsweise (durch die Digestio Archaei [3])) der Assimilation vor, bewirkt eigenmächtig (was man sonst „Natur" oder „Vis naturae" nennt) alle Veränderungen und wahre Verwandlungen im Körper, die der Kunst unmöglich sind, und ist demnach als Alchymist des Leibes zu betrachten, der die Nahrungsstoffe in ihr Böses und Gutes in ihre Essenz und ihr Gift zerlegt. Aufgabe des Arztes ist es, wo möglich den Magen des Menschen so zu kräftigen, daß er dem des Straußes und Schweines gleich kommt, indem jener Kupfer und Eisen verdauen, dies sogar aus den Exkrementen noch Nahrungstoff bereiten kann. — Das Gute wird nun in den Körper aufgenommen, das Böse in die Emunktorien, und durch sie aus dem Leibe geführt, wie denn der After gefaulten Schwefel (Schwefelwasserstoffgas), der Harn aufgelöste Salze, die Lunge resolvirten Schwefel ausführt [4]). So lange dies regelrecht geschieht, und der Scheidungsprozeß weder gestört

1 I, 36 2) I, 11.

3) Auch in der Pathologie spielt die Lehre von der Digestio Archaei eine Rolle, und erinnert lebhaft an die alte vernachläßigte Lehre von der Kochung (Assimilatio) der Krankheiten und ihrer Produkte.

4) I, 12.

wird, noch die Emunktorien ihre Funktion versagen, ist der Mensch **gesund**. Wird der Scheidungsprozeß aber gestört und „gebrochen", oder die Emunktorien vollbringen ihr Geschäft nicht gehörig, so entsteht in beiden Fällen **Krankheit**.

Aus der in den Digestionsorganen bereiteten Nahrungsmaterie zieht nun ein jedes Glied seine Nahrung auf gleiche Weise an sich, wie der Magnet das Eisen. Diese unsichtbare, so zu sagen, magnetische Kraft, wodurch alle Glieder ihre besondere specifike Nahrung an sich ziehen, ist in der ganzen Natur verbreitet [1]). Jedes Glied verdaut dann wieder die allgemeine Nahrungsflüssigkeit, und assimilirt sich dieselbe, wie beim Anfange der Ernährung der Magen die Speise verdaute und assimilirte, indem **jeder einzelne Theil** (Hirn, Herz, Augen, Gallenblase, Leber, Nieren, Milz) **seinen eigenen Magen hat**, und seine eigenen Exkremente ausscheidet, das Hirn durch die Nase, die Milz durch die Venen u. s. w. Der Schweiß wird vom Blute, der Gelenksaft (Synovia) vom Mark excernirt. „Es ist aber der Magen nit allein derselbig, sondern ein jeglich Glied hat solchen Magen auch in ihm selbst." [2]) — „Ist also zu verstehen, als wenn ein gebrannter Wein in Wasser gegossen wird, so schmeckt auch das ganze Wasser davon, und ist gleich ausgetheilt durch den ganzen Leib. Oder gleich, als wenn ein Tinte im Wein gegossen wird, wird alles schwarz, also auch im Leib." — — „Als da ist ein Brod, kommts in einen Menschen, so wirds Menschenfleisch, kommts in einen Hund, wirds Hundefleisch, in einen Fisch, Fischfleisch.' Daß die Alten dies nicht erkannten, gereicht ihnen, nach des Paracelsus Meinung, sehr zur Schande, denn den wirklichen Magen im Bauche könne jeder Bauer sehen.

---

1) Im Grunde ist dieselbe nichts anderes, als was auch in neuerer Zeit gelehrt wurde, daß nämlich die thierischen und vegetabilischen Körper einen großen Theil ihrer Nahrung aus der Luft an sich ziehn. Besonders hat **Carl Bonnet** diese Ansicht in seinen „Recherches sur l'usage des feuilles dans les plantes" (Götting. 1754. 4.) vertheidigt, ohne daran zu denken, daß auch hierin Paracelsus in gewisser Weise bereits sein Vorgänger gewesen.

2) I, 40.

§. 40.

Aber nicht nur mit dem Zeugungsprozesse hat die organische Ernährung, sondern auch mit der Fäulniß eine große Aehnlichkeit und Verwandtschaft [1]). Wie bei der Fäulniß die organische Materie ertödtet, zersetzt und aufgelöst wird, und sich in ein formloses, schleimiges Wesen verwandelt, aus dem dann wieder neue Geschöpfe hervorgehen, so wird bei der Ernährung ebenfalls der organische Stoff in den Digestionswegen getödtet und aufgelöst, und in den Nahrungsschleim umgebildet, und aus diesen gehen dann, wie aus dem Produkte der Fäulniß neue Wesen, die Glieder des Organismus neu hervor. Die Putrefaktion macht im Magen alle Speise zu Koth, und transmutirt sie, damit sie zu Blut werde, — Alles auf gleiche Weise, wie aus den Dingen, die außen faulen, andere ihren Ursprung nehmen, und wie überhaupt die Putrefaktion der erste Anfang aller Generation ist [2]). — Nach dieser Ansicht ist dasjenige, was wir Generation nennen, nichts als ein Uebergang jedes Samens (Lebenskeimes) oder der darin enthaltenen Individualität aus der früheren Verborgenheit in ein sichtbares Leben, so daß die bisher unsichtbare Existenz zur äußerlich wahrnehmbaren Erscheinung kommt. — Alles Neuentstehende ist also nicht wirklich neu, sondern war schon früher in einer andern Gestalt, im Keime vorhanden. Ebenso geht dasjenige, was in Verwesung überzugehen scheint, nicht in eigentliche Vernichtung über und hört auf, in Wirklichkeit zu sein, sondern es kehrt nur, nachdem es seine Funktion und Bestimmung erfüllt hat, zu demjenigen Ursprung zurück, aus dem es einst hervorging, aber es stirbt nicht und bleibt beseelt. Schon Hippokrates hatte diese Idee angedeutet, indem er sagte: „es vergeht nichts in der Natur und entsteht nichts Neues darin." Jede Genesis ist Metamorphose, ein Hervor-

1) Vergl. Oken's Handbuch der Naturphilosophie über vegetabilische und thierische Ernährung.

2) Vergl. oben S. 89.

gehen aus einem unfreien, gebundenen Zustande in einen freien, sich selbst bestimmenden, ein Uebergang von der Gebundenheit zur Selbstständigkeit und Individualität. Die dynamische Thätigkeit, die diese Veränderung, diesen Uebergang bewerkstelligt und vermittelt, und den schon überall vorhandenen Samen (während der Fäulniß oder Corruption) zur Entwickelung treibt, ist eben jene „Natur" und Lebenskraft, die als himmlischer Werkmeister, als dämonischer Architekt, als Archäus, auch in den übrigen Verrichtungen des Organismus sich offenbart, und aus der Zeugung das Wachsthum und die Ernährung, aus der Vernichtung (Zersetzung) die Zeugung hervorruft.

§. 41.

Hand in Hand mit dieser Physiologie geht die Pathologie des Paracelsus, die auf die Lehre von den drei Substanzen, welche er als Elemente des lebendigen Leibes betrachtete, gegründet ist. In der ganzen Welt nimmt er ein Bellum omnium contra omnia an. Jedes Ding erhält sich und besteht auf Kosten anderer, und so strebt jedes Ding, andere zu schädigen und zu vertilgen. „Der Arzt soll die tödliche Art erkennen, wie die Natur wider die Natur strebt, wie je eins in der Natur wider das andere ist. In gleicher Weise, wie die Thiere auf Erden, die sich zusammenrottiren wider einander." — „Darauf merket, daß alle Dinge die geschaffen sind, wider den Menschen sind und der Mensch wider sie." — Hierdurch entsteht Krankheit, die immer in Verderbniß gegründet und ein Schritt zum Tode und zur Auflösung ist. Daher heißen die Krankheiten auch häufig bei ihm „Anteambulones mortis", und sind nichts Zufälliges und Normwidriges, sondern nothwendig in den Gang der Dinge verflochten und gesetzlich bestimmt; sie sind aus Gott, und in ihnen ist, wie schon Hippokrates sagt, etwas Göttliches. „Ihr sollt wissen, daß Gott in den Krankheiten gleich so groß gelobt und gepriesen will werden in meisterlichen seltsamen Werken, als wohl in den Blumen des Feldes. Wiewohl widerwärtig dem Menschen. Seht aber an: alle Vögel hat er geschaffen, das ist ihm ein

Lob; hingegen auch die Würmer, Spinnen, Basilisken; ist ihm gleichsowohl ein Lob als die Nachtigall, der Pfau. Also auch viel gute Gewächse, als Gold, Perlen, hingegen auch viel Gift, als Arsenikum, Merkurius u. s. w., ist alles sein Lob. Also ist ihm ein Lob, daß er uns die Gesundheit gegeben hat, also auch ein gleichmäßig Lob ist die Krankheit; und zu beiden Seiten gleiche Meisterschaft braucht er zu schmieden die Blumen und zu schmieden die Krankheit, und Ein Ordnung und Ein Wesen." — „Denn nicht aus dem Menschen, sondern aus dem Vater kommen die Krankheiten." —

§. 42.

Das Wesen der Krankheit besteht nun in Disharmonie der bereits genannten drei Grundstoffe des Körpers, indem einer oder der andere von ihnen selbstisch hervortritt, und über die andern sich erhebt. Gesundheit ist Friede, Krankheit Krieg der Elementarbestandtheile des Körpers (Bellum intestinum), wenn eine jener drei Substanzen (S. S. M.) von außen her zu einer Aeußerung ihrer Thätigkeit angeregt wird, die mit den Gesetzen und mit der Ordnung des organischen Lebens im Widerspruch steht. So schließt sich die Definition der Krankheit bei Paracelsus den pathogenetischen Begriffen einiger alterthümlicher Naturforscher an, z. B. des Alkmaeon, Plato und Galen, nur daß sie andere Elemente annahmen [1]. „Denn so die Drei einig sind und nicht getrennt, so stehet die Gesundheit wohl, wo aber sie sich zertrennen, d. i. zertheilen und sondern, das eine fault, das andere brennt, das dritte zeucht einen andern Weg, das sind die Anfäng der Krankheiten. Dieweil das ein einig Corpus bleibt, dieweil ist keine Krankheit da; wo aber nicht, sondern es spaltet sich, jetzo geht an das, so der Arzt wissen soll, das ist Zerstörung des ganzen Reichs, der Anfang des Todes [2]." — „Also entspringen die Krankheiten,

1) Vergl. mein Handbuch d. Gesch. d. Medizin. I, 12. 37. 104.
2) I, 28.

wie Lucifer im Himmel, aus Hoffarth, die alle Bella intestina macht. So sich der Merkurius erhebt seines Liquors, so er aufsteigt, und bleibt nicht in seinen Staffeln, das ist jetzt ein Anfang der Discordanz. Also auch mit dem Sulphur und Sal. So sich das Sal erhöht und besondert sich, was ist es allein als ein fressendes Ding? wo seine Hoffarth liegt, da nagt und frißt sie." — „Darumb so soll der Arzt wissen, daß alle Krankheiten in den dreyen Substanzen liegen und nit in den vier Elementen; die drey Ding allein der Arzt wissen soll und erkennen; denn da liegen die Ursprüng aller Krankheiten" [1]).

Dergestalt leitet Paracelsus die einzelnen Krankheiten aus dem Vorherrschen eines dieser Grundstoffe ab. Der Schwefel verursacht die meisten Fieber. Er wirkt mehr auf die inneren, das Salz und das Quecksilber mehr auf die äußeren Organe. Auch Gelbsucht, Pleuritis, halbseitigen Kopf-, sowie Augen-, Ohren- und Zahnschmerz kann er bewirken. Wenn Merkurius überwiegt, so verursacht er Manie, Phrenitis und Apoplexie. Das Sal erzeugt Podagra, Obstruktionen der Eingeweide und unter gewissen Verhältnissen bösartige Geschwüre, Fisteln, Krebs, Krätze. In allen Fällen kommt es auf die Art und Weise der Veränderung an, die jede der drei Grundsubstanzen erleidet. Merkurius kann durch die Hitze destillirt, sublimirt und präcipitirt werden. Im ersten Fall erzeugt er die plötzlichen Todesarten; sublimirt steigt er auf zum Gehirn und wirkt zerstörend auf das Sensorium; präcipitirt wirft er sich auf die Gelenke und zieht Gicht, Chiragra u. s. w. nach sich. Das Sal kann eine vierfache Veränderung erleiden: Resolution, Kalcination, Reverberation und Alkalisation. Resolvirtes Salz äußert sich durch Flechten, Jucken der Haut, salzige Schweiße u. s. w.; kalcinirtes Salz durch fressende Geschwüre, Krätze u. s. w.; reverberirtes Salz veranlaßt Krebs, Noma, Lepra u. s. w. [2]).

---

1) I, 27.
2) Param. L. I. c. 2, 3. L. II. c. 4, 5, 6. Fragm. med. I, Tr. I, c. 1, 2, 3.

§. 43.

Es ist von keinem Interesse, in die weiteren Details und Distinktionen dieser Paracelsischen **Pathogenie** einzugehen. Wer aber unbefangen die Natur der oben genannten Krankheiten mit jener Erklärungsweise ihrer Ursachen vergleicht, und dabei den Standpunkt der damaligen Heilkunde nicht aus den Augen verliert, der wird dem Paracelsus um so mehr Beifall zollen, als seine pathogenetischen Definitionen bei aller scheinbar gesuchten Künstlichkeit in gewisser Beziehung dem natürlichen und wahrheitsgemäßen Hergange entsprechen. Indem er aber auf die Disharmonie der Elementarstoffe beim Studium der Krankheiten stets die größte Rücksicht genommen wissen will, unterscheidet sich seine pathogenetische Theorie von der Galenischen auf's Strengste dadurch, daß er nie die „vier Humores" in Betracht zieht, deren Existenz von ihm überhaupt bezweifelt, wenn sie aber je vorhanden, immer erst aus der Verbindung der Grundstoffe hergeleitet wird, gleich wie wir den Baum aus der Wurzel entstehen sehen [1]). So verwebt Paracelsus allenthalben mit seinen positiven Betrachtungen über die Entwickelung und Ausbildung der Krankheiten seine **Polemik gegen die Ansichten der Alten**, denen er überall als **Bekämpfer der Humoral-Pathologie** entgegentritt, was ein nicht geringes Unternehmen war zu einer Zeit, wo die ganze medizinische Welt mit Leib und Seele an ihrem **Galen** und an den vier Qualitäten hing. Er behauptet, daß die **bloßen Qualitäten** keine selbstständigen Wirkungen und keinen zusammenhängenden Prozeß, also auch keine Krankheiten bilden können. „Humor macht kein Krankheit. Das die Krankheit macht, ist ein Ens Substantiae. Nun muß alles das, so die Krankheit macht, männisch sein, d. i.

1) Dieser Vergleich des Krankheitsprozesses mit dem Wachsthum der Pflanze aus ihrer Wurzel ist der gewöhnlichste bei Paracelsus. Aber er vergleicht ihn auch zuweilen mit einem thierischen Ansteckungs- oder mit einem Anzündungs- und Verbrennungsprozesse durch Feuer, oder mit einer Vergiftung, wie denn die Entstehung der Pest bei ihm als ein Vergiftungsprozeß dargestellt wird.

astralisch aus dem ganzen Limbo [1]." — „Du mußt dich anders einrichten denn wie die Humoralisten angefangen haben, die im Koth der Humoren ersäufen wollen, deren Weisheit auf nichts anders gerichtet ist, denn zu purgiren, Klystiren u. s. w. Die Humores müßen hintan gelegt werden, und die Eigenschaften der Elemente herfürgenommen, und in denselbigen gesucht, was Gebrechen sei. Diese werden dich nichts lehren von den Humoribus, sondern dich in den wahrhaften Grund der Arzney führen, in welcher du bisher irre gehest und betrüglich fuerfahrest in allen deinen Krankheiten [2]." Paracelsus erklärt vielmehr, daß die Qualitäten der Alten, wo sie sich bei Krankheiten zeigen, bloße Aeußerungen, sowie die damit begabten Humores ebenfalls nur bloße Erzeugnisse der Krankheit, nicht aber die Krankheit selbst seien, welche letztere sehr wohl nach ihrer Entfernung noch fortbestehen könne. „Das ist wahr, eine Krankheit muß heiß oder kalt sein, denn was ist ohn Farben? Doch ist ein solches nicht mehr denn ein Zeichen und nicht die Krankheit. Der die Zeichen will haben für die Materien, der versäumpt sich. Was ists, daß die Stirn brennt und ist heiß der ganze Leib; der Harn ist roth, der Puls schnell, diese Dinge zeigen ein Krankheit an, aber nicht die Materiam. Also in Colica von Constipation sicht was da kompt: Groß Grimmen, Hitz, Durst, Kotzen, die Ding all laß dich nicht bekümmern, so du die Constipation ledigst werden, alle Ding selbst aufhören." [3]) — „Die du Humores heißt, dieselbigen sind nicht die Krankheiten. Das ist die Krankheit das dasselbig macht. Wie kann denn ein Arzt in Humoribus die Krankheiten suchen und ihren Ursprung melden aus denselbigen, dieweil sie von der Krankheit werden geboren und gemacht, und nicht die Krankheiten von ihnen. Der Schnee macht den

---

1) I, 28.
2) Wie Paracelsus diese antagonistischen Ansichten auch in der Therapeutik geltend zu machen suchte, wird weiter unten erörtert werden.
3) [illegible]

Winter nicht, aber der Winter macht den Schnee. Denn im Hinwegthun des Schnees geht der Winter nicht hinweg. Das die Krankheit auswirft und vergift hat, dasselbig habt ihr für die Krankheiten gehalten."

§. 44.

So wie nun jeder Organismus aus Materie und Thätigkeit besteht [1]), so ist bei Krankheit mit der Veränderung der Materie in dem Organismus auch eine Veränderung seiner Thätigkeit, abnorme Aktion, gegeben; es findet bei jeder Krankheit zugleich eine Veränderung, Umbildung und Umwandlung eines Theils des Lebens statt. Dergestalt ist der Krankheit ein Krankheitskörper und eine Krankheitsaktion, also ein Krankheitsorganismus gegeben, und die Krankheit erscheint als ein in's Leben eingedrungener, an ihm schmarotzender, selbstständiger, niederer Lebensprozeß und Organismus, gleichsam als ein anderer Mensch, als Afterorganisation, als deren Grund und Boden der kranke Körper anzusehen ist. „So ist eine jegliche Krankheit von einem Samen da, und eine jegliche Krankheit wächst und ist, ehe sie stirbt mit dem Menschen, und so sie erwachsen ist, so ist sie ein Baum und hat ihre Früchte." — „Und so wißt denn am ersten, daß eine jegliche Krankheit einen unsichtigen Leib hat, und ist ein Glied des Makrokosmus und Mikrokosmus, und ist auch selbst Mikrokosmus und ein ganzer Mensch. Die Krankheiten werden geschmiedet und gemacht wie der Mensch; darum so ist eine jegliche Krankheit ein ganzer Mensch. Also ist der Mensch selbander in solcher Krankheit und hat zwei Leiber in solcher Weise, und hat zwei Leiber zu gleicher Weise in einander verschlossen und ist Ein Mensch." Demnach ist dem Paracelsus die Krankheit ein Positives, nicht etwas Negatives, etwa nur Mangel an Gesundheit. Sie ist ihm ein selbstständiges Naturprodukt. Wie die Natur Blumen und Früchte treibt, so wächst ihm auch die Krankheit hervor. Schon Plato betrachtete die Krankheit als Schmarotzerpflanze am thierischen

1) S. oben S. 96.

Lebensbaume, und unter den Späteren sind Helmont, Harvey, Sydenham, und neuerdings Kieser, Stark, Hartman und Schoenlein dieser Ansicht gefolgt. Auch der treffliche Jahn [1]) hat auf die Bedeutung dieser Vergleiche des Paracelsus aufmerksam gemacht, und ihre segensreichen Folgen für die allgemeine Pathologie nachzuweisen gesucht. Doch muß hier bemerkt werden, daß Paracelsus sich nicht ausschließlich auf den Vergleich der Krankheiten und der organischen Entwickelungen beschränkt, sondern häufig auch den Kranheitsprozeß mit den menschlichen Kunstprodukten vergleicht, indem er bei allen seinen Betrachtungen blos die Idee innerer Einheit und Zweckmäßigkeit im Auge hat, ohne den Begriff der eigentlichen Organisation stets folgerecht festzuhalten [2]).

§. 45.

Außerdem unterscheidet Paracelsus zweierlei Samen von Krankheiten, den erblichen und nicht erblichen [3]). „Und wie gemeldt ist, sollt ihr wissen, daß zweierlei Samen sind der Krankheit: als der Sam Iliastrum und der Sam Cagastrum. Das ist, entweder er ist von Anfang ein Sam geschaffen, als Apfel, Nuß, Birn, so ist es Iliastrum. Die Krankheiten Iliastri sind Wassersucht, Gelbsucht, Podagra. Oder er ist aus der Corruptio, so ist es Cagastrum. Die Cagastri sind Pleurisis, Pestilenz, Fieber. Alle Recepten, die nicht wider den Samen gestellt, sind falsch und untüchtig [4]).“ — Auch die Form, in der das Kranksein sich darstellt, ist durch zweierlei Momente bedingt und gegeben, zunächst hauptsächlich durch die Natur des befallenen Organismus und Organes, dann durch die Natur der einwirkenden Schädlichkeiten, der Krankheitsursache. „So folgt hiernach, daß eine andere Krankheit im Bein ist, eine andere im Fleisch, eine andere im Blut. Wie denn auch andere Würmer im Holz, andere Würmer im Kraut, andere in Blättern wachsen.

1) Ahnungen einer allg. Naturgesch. der Krankheiten. Eisenach, 1828.
2) I, 583. 3) Vergl. oben S. 89. Anm. 2. 4) I, 278 – 279.

Und so viel Species corporales, so viel auch Genera morborum. Denn nachdem das Glied ist, so ist auch die Krankheit, als anders sind die Würmer des Marks, die Würmer des Eingeweides. Aus solchen Dingen entspringt die Ursach der Krankheiten des Menschen." —

Je nachdem nun die Krankheiten durch kosmische oder psychische oder alimentäre oder als Gift oder anderswie sich darstellende Potenzen hervorgerufen werden, läßt sich ein fünffacher Ursprung derselben unterscheiden. Diese Ursprünge nennt Paracelsus Entia, nämlich: Ens astrorum, veneni, naturale, spirituale und deale. Die Krankheiten aus den vier erstgenannten Ursachen sind natürlich zu erklären, die der letzten Abstammung aber als von Gott zur Prüfung über uns verhängt, und als von uns verschuldete Strafen und Geisseln der Menschheit zu betrachten. Das Ens astrorum besteht in der mittelbaren Wirkung der Gestirne oder kosmischen Einflüsse auf die Erzeugung von Krankheiten durch Befleckung und Inficirung der atmosphärischen Luft (Mare magnum). Diese Wirkung selbst wird ebenfalls chemisch bezeichnet, wie der ganze Lebensprozeß, seine Substrate und Produkte. Einige Gestirne nämlich sulfuriren, einige arseniciren, andere salzen, noch andere merkuriren das Mare magnum, und erzeugen demgemäß verschiedene Krankheiten. — So ward die Lehre von der epidemischen Constitution, als deren ersten Ausbilder man gewöhnlich Sydenham zu betrachten pflegt, schon von Paracelsus unter dem Namen der „Astronomie" in die Heilkunde eingeführt, wodurch er sich kein geringeres Verdienst um dieselbe erwarb, als Hippokrates durch Begründung der Lehre von der Constitution überhaupt. — Unter Ens veneni wird das eigentlich chemisch zersetzende Element, die Materia medica und alimentaria verstanden; unter Ens naturale das sympathische Einwirken der Natur, so daß dadurch einzelne Theile der leiblichen Organisation von ihrem regelmäßigen Wechselverhältniß abweichen, was man heutzutage „magische Wirkung" nennt. Ens spirituale bezeichnet den Einfluß des Geistigen (Psychischen) auf das Leibliche überhaupt, z. B. die Macht des menschlichen Willens auf Erzeugung und Heilung der Krankheiten. Ens Dei endlich bedeutet die unmittelbaren Wirkungen der göttlichen Prädestination, aber auch der Religion, der Kirche, des Glaubens [1]). „Fünferlei Ursprünge seind, aus welchen ein jeglicher Ursprung alle Krankheiten zu machen hat, gewaltig dieselbigen zu geberen, so viele Krankheiten je und je in der Welt gewesen sind und noch sind und werden. Fünf Stück, das ist fünf Entia sind, da aus ein jeglichen alle Krankheiten zukünftig sind. Das erste Ens, dem wir unterworfen sind, ist die Kraft des Gestirns, heißt Ens Astrorum, denn das Gestirn in den Leib hat ein Krafft und Wesen, dasselbig ist unsers Leibs gewaltig, also daß unser Leib muß gewarten und nemmen, was das Gestirn in uns wirket. Der andere Gewalt', der uns gewaltiglich regieret und uns in Krankheit bringet, das ist Ens Veneni. Da merken, so nun das Gestirn kein Schaden in uns thut, und gesund in uns ist, so mag uns Ens Veneni umbringen, und sind demselbigen unterworfen, und müssendt das erwarten, und mögen uns des nicht erwehren. Das dritt ist ein Gewalt, der uns unsern Leib krenket und schwechet, obschon die zwei Ens in uns gut sind und glücklich, das heißt Ens Naturale. Das Ens ist das, so unser eigen Leib uns krank macht durch sein Verirrung, und durch sein selbst zerbrechen. Das Virdt, Ens Spirituale, sagt von den gewaltigen Geistern, die unsern Leib krenken und schwechen und deß Gewalt haben, und wir das erwarten mussen, und nemmen die Krankheiten auf unsern Leib, wie sie uns die zufügen. Das fünft Ens, das unsern Leib krenket, so uns die andern all glücklich und gesundt beystehend, ist Ens Dei." — „Also reden wir, daß unser Leib fünf Entibus unterworfen ist, und ein jeglich Ens alle Krankheiten unter ihm hat, und Gewalt mit ihnen über unsern Leib. Denn es seind fünfferley Wassersucht,

1) I, 8—21.

fünfferley Gelbsucht, fünfferley Fieber, fünfferley Krebs, desgleichen von andere."

Ein so abenteuerliches und mystisches Gepräge diese ganze Auffassung und Eintheilung der Krankheitsursachen auch haben mag, so enthält sie dennoch den Inbegriff aller denkbaren pathologischen Momente, und war nur möglich durch eine tiefe Ahnung der Verbindung des Menschen mit den Kräften des Universums. Wie viele helle glückliche Ideen aus diesem scheinbaren Wirrwar hervorblicken, möge hier nur ein Beispiel bezeugen: „Ihr sollt also wissen, daß fünfferley Pestilentz sind: nit geredt auff ihr Natur, Wesen, Form und Gestalt, sondern auff ihr Herkommen, wannen sie geboren werden; sie seien darnach wie sie wollen. Ens ist ein Ursprung, oder ein Ding, welches Gewalt hat den Leib zu regieren. Aber ihr (die Anhänger der herrschenden Meinung) halt euch also, und irrend in dem gegen uns, daß ihr setzet, daß alle Pestilentz aus den Humoribus entspring, oder aus dem, das im Leib ist: da ihr fast irrend. Gedenken an das, was das sey, das den Leib vergifft: und nit, wie der Leib vergifft da liegt. Gedenken auch nit, daß alle Krankheiten oder eine, aus den Leib allein selbst kumm. Es muß der Leib entzündt seyn, oder etwas das ihn ursacht auff solches; wann er gibt ihm selber nit Ursach, zu keiner Krankheit. — Darumb fünfferley Feuer sind über den Leib: wann der Leib muß warten, welchs Feuer ihm betrett, und ihm eine Krankheit mache. Darauff soll der Arzt gedenken, so er ein Paralyticum hat, welches Feuer, welches Ens das Paralisß geboren hat. Und welcher Arzt das nit versteht, der ist ein Blinder ꝛc." — Mit Recht bemerkt ein bekannter Historiker [1]) bei dieser Stelle: Was hat Paracelsus hier nicht alles gesagt, das zu seiner Zeit unerhört schien! Die Krankheiten entstehen nicht aus dem Körper allein, sondern auch in Folge äuße-

1) A. F. Hecker, die Heilkunst auf ihren Wegen zur Gewißheit. 1819. S. 69

rer Einflüsse; diese Einflüsse bestimmen die Natur der Krankheiten, nicht die Fehler in den Säften; nach diesen Einflüssen bestimmen wir die Natur der Pest, nicht nach der Verderbniß des Blutes, die nur Folge ist, wenn der Leib vergiftet da liegt; bei Heilung der Krankheiten hat der Arzt nicht sowohl auf ihre Erscheinungen zu sehen, als vielmehr auf das, was die vorausgegangenen Ursachen in dem Körper hervorgebracht haben u. s. w. — Hat man nicht alles das in den übertriebensten Ausdrücken zum Theil als Entdeckungen unserer Tage gepriesen? —

§. 46.

Leben und Krankheit bestehen neben einander in vollkommener Integrität. Wie in der Krankheit die Tendenz liegt, sich auf Kosten des Lebens zu erhalten und dasselbe zu untergraben und zu zerstören, so ist das Leben bei Krankheit bestrebt, sich selbst zu erhalten, und die Krankheit zu bekämpfen und zu vernichten. Demnach ist die fortdauernde Existenz gesunder Reaktion im kranken Körper zugleich die wahre Bedingung und Möglichkeit der Heilung, und somit bei jeder Krankheit ein unverkennbares „salutare naturae conamen" vorhanden. „So eine Krankheit im Leibe ist, so müssen alle gesunde Glieder gegen sie fechten, nicht eines allein, sondern alle; denn die Krankheit ist ihr aller Tod. Das merkt die Natur, drum so ficht sie gegen die Krankheit mit aller Macht, so sie vermag. Drum so bedenkt, mit was Gewalt die Natur sich wider den Tod sträubt, daß sie (als Mikrokosmus) zu Hülfe nimmt Himmel und Erden und alle ihre Kräfte und Tugend, dem erschrecklichen zu widerstehn." — Siegt nun in diesem Streite das Afterleben des Krankheitsprozesses, so entsteht Tod; siegt das Leben selbst, der Archäus, so entsteht Genesung. Dann scheidet dies Leben jenes fremde schmarotzende Leben der Krankheit von sich, wie der Alchymist das unreine Metall vom Golde scheidet. Die Reste des Krankheitsorganismus werden in der Krisis aus dem Körper geführt, so daß das Leben von der ihm anklebenden Hefe gereinigt wird. —

§. 47.

Uebrigens haben, wie der Mensch das Abbild des Makrokosmus ist, auch seine Krankheiten, die als Mikrokosmus im Mikrokosmus erscheinen, ihre Vorbilder in der großen Welt. Erdbeben, Ueberschwemmungen und andere stürmische Vorgänge zeigen die Alterationen in der Natur und ihre Abweichungen vom gewöhnlichen Gange der Dinge an. Ihnen sind die Krankheitsprozesse ähnlich, vermöge der „consensio microscomica." „Denn die Physika ist gleich in den Krankheiten der Welt und der Menschen." So ähnelt z. B. der Schlagfluß dem „himmlischen Strahl", dem Blitze. Wie dieser das Metall, das in einer verschlossenen Kiste befindlich, trifft, ohne letztere zu verletzen, so trifft auch die Apoplexie die innersten Theile des Körpers, während sie die äußere Haut unberührt läßt. Die epileptischen Anfälle gleichen den Erschütterungen des Erdballs, den Erdbeben, die Blähungen den Winden. Wie in der äußeren Natur, so entstehen auch im Körper Würmer. Die Steinbildung und andere Conkretionen im Körper sind der Hagel-, Schnee- und Reifbilduug und der Erzeugung der Meteorsteine ähnlich. Die Bildung und Zertheilung der Skirrhen und anderer Geschwülste gleicht dem Gefrieren und Aufthauen des Wassers, die Bildung des Wassers bei Wassersucht und die Heilung derselben durch das Calidum innatum, (den Archäus,) der Regenerzeugung und der Verdunstung des Wassers durch die Sonnenwärme, die Verschwärung dem Rosten der Metalle, das pestilentialische Fieber dem vulkanischen Feuer, die Abzehrung dem normwidrigen Verdorren und Hinwelken der Gewächse u. s. w. [1])

Wie nun bei großen neuen Bildungen im Weltorganismus z. B. bei Meteor-, Stein- oder Inselbildung, und ebenso, wenn die irdische Materie unter der Hand des Alchymisten neue Formen annimmt, stürmische Bewegungen und große Erschütterun-

---

1) In neuerer Zeit hat der verstorbene Markus wieder den Versuch gemacht, die Krankheitserscheinungen stürmischen Naturerscheinungen zu parallelisiren.

gen vorkommen, so entstehen bei der Entwickelung von Krankheitsprozessen im Körper ähnliche Stürme und Lebensbewegungen, die Fieber. Sie erscheinen gleichsam — im Froststadium — als Erdbeben des Mikrokosmus, andererseits aber — im Hitze- und Krisenstadium — als heilsame Naturbemühungen, (um nämlich die durch Verderbniß der organischen Materie während der Krankheit dem Körper gleichsam als Exkrement und Hefe anhaftende Unreinigkeit auszustoßen)[1], daher sie sich auch selbst heilen[2]), — eine Ansicht, welche die herrlichsten Aerzten aller Zeiten miteinander getheilt haben. Denn schon Hippokrates erkannte die Heilsamkeit fieberhafter Bewegungen in vielen Krankheiten[3]), und die alten Römer verehrten sogar dieserhalb den Fieberprozeß als ein göttliches Wesen, Febris. „Febri divae, Febri sanctae, Febri magnae, Camilla pro amato filio male affecto," lautet eine alte. noch vorhandene Inschrift. Celsus schließt sich derselben Meinung an[4]), und Paracelsus erneuerte diese treffliche Ansicht des Alterthums, die auch Helmont, Campanella, Augenius, Sydenham, Boerhaave, Stahl, so wie in neuester Zeit P. Frank, Stoll, Selle, Metzler, Hebenstreit, Grant,

1) Zuweilen vergleicht Paracelsus auch die Kochung und Ausstoßung der materia peccans mit dem Kochen einer Flüssigkeit in einem verschlossenen Gefäße. Wenn die Flüssigkeit siedet, wallt und aufbraust, so bricht sie sich entweder Bahn durch den Deckel des Gefäßes oder dieses zerspringt.

2) „Febres sunt terrae motus Archaei." — „Omnes Febres veniunt a fecibus." — „Si infectum ab ipsa morbi materia corpus tremorem patitur, non nisi per motum corporis, quasi terrae, petit egressum facere. Quod si incipit pro expulsione, jam motus terrae, i. e. corporis per artus, usque quo putredo ad locum (sc. per egestionem) destinata fuerit. Deinceps calor sequitur, qui causam accipit per vires contrarias. Totum enim corpus calet et locus dolet tam diu, donec natura se rursus quietam ostendit. In hac generatione principium omnium febrium." Diese Worte beziehen sich auf eine „Febris stomachi", daher die „Putredo."

3) De morbis L. II. Sect. V. p. 26. ed. Foës. u. a. a. D.

4) Seine Worte lauten: „Febris ipsa praesidio est; — — est circumspecti quoque hominis et novare interdum et augere morbum, et febres accendere."

K. W. Stark, Jahn u. A. der Erfahrung gemäß befunden und stets festgehalten haben [1]).

§. 48.

Einen wichtigen Abschnitt in der Pathogenie des Paracelsus bildet die Lehre vom Tartarus und den sogenannten tartarischen Krankheiten. Seiner Ansicht nach ist, wie bereits früher erörtert, in allen Dingen ein Schädliches (Venenum, Stercus sive Excrementum) und ein Gutes (Essentia) enthalten. Jenes wird in den Nahrungsstoffen durch die Digestion, in der Luft durch die Lungen, von den brauchbaren Theilen geschieden, und durch die Exkretionsorgane vermöge der Lebenskraft (Archäus) entfernt, etwa wie ein Zimmermann das verfaulte Holz verwirft. Das Gute hingegen wird sogleich im Körper assimilirt. Kommt nun dieser Ausscheidungs- und Umbildungsprozeß in Unordnung, so sammelt sich in den Flüssigkeiten des Körpers, namentlich im Blute, ein schleimiges, erdiges Wesen voll erdiger Salze, der Tartarus, der in den organischen Flüssigkeiten gleicher Weise enthalten ist, wie vormals die Mineralien der Erde im Wasser aufgelöst lagen [2]). Wenn alsdann die Exkretionsthätigkeit des Organismus dennoch in verstärktem Maße neu erwacht, so scheidet die Natur dasjenige aus, was wider die menschliche Ordnung ist, und dann kann keine tartarische Krankheit entstehen. Häuft sich aber der Krankheitszunder im Körper an, so bedient sich die Natur gewaltsamer und stürmischer Operationen, d. h. tartarischer oder podagrischer Paroxysmen, um unter Frost und Hitze die Krankheitsmaterie aus dem Blute, nach Art des aus dem gähren-

---

1) Jahn, die Naturheilkraft. Bd. I. §. 18. Eisenach, 1831.

2) Noch in neuester Zeit hat die durch den berühmten Werner zu Freiberg in der Geologie begründete Schule der Neptunisten die meisten älteren Gebirgsarten als Niederschläge aus wässeriger Auflösung betrachtet, während die Vulkanisten sie mit Leopold von Buch für feurigen Ursprungs und aus der Tiefe der Erde emporgehoben erklären. In der jüngsten Zeit hat der Mineralog J. N. Fuchs, Prof. in München (Rede über die Theorieen der Erde. 1838), versucht, eine neue, vorzüglich auf gründliche Kenntniß der Chemie basirte Theorie der Erdbildung aufzustellen.

den Weine in den Fässern abgeschiedenen Weinsteins, abzusondern und sie nach außen, z. B. an die Zähne, — denn da die Digestion schon im Munde beginnt, so beginnt die Excernirung des Tartarus ebendaselbst, — oder im Innern, besonders wenn der Archäus zu stark und unregelmäßig wirkt, und den Nahrungsstoff zu kräftig abscheidet, an die festen Theile abzusetzen. Jener Krankheitsstoff erregt da, wo er hintrifft, heftigen Schmerz und brennt wie höllisches Feuer, weshalb er eben Tartarus heißt. Es giebt unzählige Modifikationen desselben, die aber alle auf vier Hauptarten sich zurückführen lassen, nämlich den tödtlichen Tartarus, die schlimmste Art, der entweder durch seine bösartige (giftige) Beschaffenheit oder durch seine Größe und Verbreitung, oder durch eine idiosynkrasische Einwirkung die wüthendsten und grausamsten Schmerzen bereitet; zweitens der chronische Tartarus, der durch seine fixe und unwandelbare Natur, sowie durch seine Induration ebenfalls den Tod herbeiführt. Die dritte Art ist der gewöhnliche Tartarus, der zwar ebenfalls etwas Schmerz verursacht, aber doch so alltäglich und allgemein verbreitet ist, daß man ihn kaum als Krankheit betrachten kann. Zur vierten Art rechnet er den vorübergehenden Tartarus, der sich täglich ansammelt und wieder ausscheidet und daher nicht als Krankheit anzusehen ist. —

§. 49.

Der Tartarus ist erblich und geht von den Eltern auf die Kinder über, so lange er noch in primâ materiâ vorhanden und nicht coagulirt ist. Denn beim Coitus dringt nicht nur der Same, sondern auch die prima materia aller Krankheiten sowie der Gesundheit in den weiblichen Uterus, wo also der Foetus bei seiner Ernährung auch den Tartarus aufnimmt, auf welche Weise alle Eigenschaften des elterlichen Paares auf die Kinder fortgepflanzt werden. Ist der Tartarus nicht mehr in primâ materiâ vorhanden, sondern bereits völlig (zu Gicht, Blasenstein, Infarktus) ausgebildet, so erbt er nicht mehr fort, kann aber in beiden Fällen Veranlassung jener tartarischen Paroxysmen sein. Die Weiber, die überhaupt mehr den Krankheiten ausgesetzt sind, als die Männer, weil sie die Sorge haben, neue Früchte hervorzubringen, und weil der Uterus als Mikrokosmus im Mikrokosmus viele besondere Beschwerden verursacht, leiden dieserhalb auch mehr am Tartarus als die Männer. Denn sie ziehen außer ihrem eigenen noch den Tartarus der Männer beim Coitus an sich.

Es ist nun der Tartarus die Ursache zahlreicher Krankheiten, besonders von Magengicht, Darmgicht, Podagra, Chiragra, Coxalgie, Ischias, Kreuzschmerz u. s. w., und wirft sich besonders gern auf die Knorpelverbindungen der Knochen, indem aus seinem anfänglich schleimigen und viscösen Wesen, durch Verschwinden der feuchten Materie, bald nur die erdigen Salze in fester Gestalt zurückbleiben. So entstehen die Gichtknoten, die Blasen-, Nieren-, Darm-, Gallen- und andere Steine, die aber stets nur als erdiges Präcipitat in einem schleimigen (organischen) Vehikel, durch Verdunstung oder Absorption der Feuchtigkeit entstanden, zu betrachten, und deshalb von den in der (anorganischen) Natur vorkommenden verschieden sind, daher auch der Name „Steinkrankheit" nicht paßt. Immer sind die Gichtaffektionen als Werk der heilenden Natur zu betrachten, die sich in ihnen reinigt. Auch die Infarktus wie die meisten Leberkrankheiten rühren vom Tartarus her. — Interessant ist die Beobachtung, daß die Einwohner des Veltliner Thales, (Vallis Volturena) von allen tartarischen Krankheiten verschont bleiben. Paracelsus ist aber in einem Irrthume, wenn er glaubt, die Alten hätten diesen Tartarus gar nicht gekannt. Denn offenbar bezeichnet derselbe nichts anders, als was Galen den atrabilarischen Zustand oder die schwarze Galle, neuere Aerzte Infarktus (oder Conjunctio) genannt haben.

§. 50.

Das Dasein des Tartarus ist nach Paracelsus stets aus dem Bodensatze des Harnes zu erkennen, und er giebt Anleitung dazu, indem er ausdrücklich befiehlt, statt der damals allgemein üblichen Uroskopie („Seichsehen") die chemische Zerlegung desselben, als unentbehrlich zur Untersuchung des Tartarus vorzunehmen, denn wer das nicht thue, „sieht den Seich, gleichwie ein Kalb zum Thor aus.“ — Er theilte den Urin in einen inneren, der aus dem Blute kommt, und in einen äußeren, der von der Beschaffenheit der genossenen Nahrung, und dem von ihr ausgeschiedenen Tartarus abhängt. Jener ist an einem rothen, dieser an einem bleifarbenen Ringe zu erkennen. Den Bodensatz des Harns nennt er Alkola und bringt die verschiedenen Niederschläge, die er Hypostasis, (wahrscheinlich die heutige Nubecula), Divulsio, (vielleicht das Enaeorem) und Sedimen nennt, in Beziehung mit den Funktionen der verschiedenen Organe (Magen, Leber und Nieren), deren Beschaffenheit sich daraus erkennen lassen soll. Aus der Hypostasis läßt sich das Dasein und die Beschaffenheit des Sal, aus dem Sedimen die Menge des Merkur, aus der Färbung des Urins die Natur des Schwefels beurtheilen. Der weibliche Urin ist nach ihm an kleinen Bläschen (Bullae) zu erkennen, die sich zwischen zwei kleinen Wölkchen (Hypostases) befinden sollen. —

Auch vom Schweiß unterscheidet er im Körper zwei Gattungen; die eine wird durch die Poren, die andere durch die Emunktorien ausgeschieden, unter welchen letzteren er die Genitalien, die Ohren und Brustdrüsen versteht. Dieser Schweiß hat die Natur des Sulphur, der in den Geschlechtstheilen antimonialische, in den Brüsten arsenikalische und der in den Ohren markasitische Beschaffenheit. Der aber durch die Poren excernirte Schweiß ist nur eine Entleerung der überflüssigen Säfte des ganzen Körpers.

§. 51.

Im Uebrigen hat Paracelsus eine sehr unscheinbare Semiotik. Da er, wie bereits erwähnt [1]), nur wenig auf die Beobachtung der Symptome gab, und die Erkenntniß und Theorie der Krankheit durchaus nicht auf dieselbe basirte, so nahm er in dieser Beziehung seine Zuflucht zu dem Ingenium des

1) S. oben S. 116—117.

Arztes, der nicht aus der Beschreibung des Patienten oder aus der sinnlichen Auffassung des Krankheitsbildes, seine Diagnose entlehnen dürfe, sondern „geboren werden“ und seine Einsicht durch innere Erleuchtung und richtige Erfahrung in Bezug auf die Astra erlangen müsse. Besonders macht er auf die Unbestimmtheit der medizinischen Begriffe aufmerksam, wodurch die Diagnose nothwendiger Weise stets zweifelhaft bleibe. „Nun wer macht euch solche Lüchsische Augen, daß ihr so eben wisset, daß Blut oder Leber Schuld ist? dieweil ihr doch nicht wisset, was Blut ist.“ [1]) Er hat daher außer den genannten Zeichen aus dem Urin nur noch die aus dem Pulse, zwar sehr spitzfindig, im Allgemeinen aber oberflächlich abgehandelt, die übrigen jedoch fast ganz übersehen. Er hält den Puls für den Wärmemesser im Körper und giebt viel auf die Harmonie der Pulsschläge in den verschiedenen Theilen desselben. Sieben Arten desselben werden im Mikrokosmus, analog mit den Bewegungen der sieben Planeten im Makrokosmus, gefunden: zwei in den Extremitäten, zwei im Halse (die Karotiden), zwei in den Schläfen, ein Puls, der Hauptpuls (pulsus solis), im Herzen. Auch zwischen einem Pulsus sanitatis et morbi, tartari vel minerae, calidus et frigidus macht er Unterschiede. Neu ist seine Beobachtung, daß der Puls auch nach dem äußerlich schon erfolgten Ableben noch fortdauern könne, und daß ein zitternder Puls des Penis Sterilität verkünde [2]).

§. 52.

Ein eigentlich nosologisches System findet man bei Paracelsus nicht. Er will die Krankheiten weder nach bestimmten allgemeinen Merkmalen (Symptomen), die er, wie bereits gesagt,

1) I, 207.

2) Folgende Stelle aus seinem Buche: „De urinarum et pulsuum judiciis“ mag als bestätigendes Beispiel dienen, wie thöricht, ungeschickt und entstellt des Paracelsus Schüler und Schreiber seine Vorlesungen auffaßten und niederschrieben, woraus sich zahllose Unverständlichkeiten in seinen Werken erklären lassen: „Ein Tüchlein genetzt in Aqua aliqua destillata et super pulsum posita, so es in loco ipsius pulsus ehe trocken wird, quam in reliqua parte, morbus est in sanguine vehemens.“ (I, 756.) — In dieser Weise finden sich aber ganze Folioseiten, ja ganze Traktate in seinen Schriften.

nur ganz oberflächlich und als Nebensache betrachtet, noch nach ihren Ursachen, sondern nach den ihnen angemessenen Heilmitteln benannt wissen [1]), oder nach denjenigen Erscheinungen im Makrokosmus, mit denen die pathologischen Erscheinungen sympathisiren. Darum heißt z. B. die Epilepsie bei ihm bald Morbus viridelli, bald Erdbeben des Mikrokosmus. Aus diesen Gründen ist eine bestimmte Krankheitseintheilung bei ihm eine Unmöglichkeit und an eine nosologische Klassifikation nicht zu denken. Epilepsie, Wassersucht, Podagra, Lepra u. s. w., sind bei ihm allgemeine Rubriken, unter die sich fast alle Krankheiten bringen lassen. Aber nur selten nimmt er Rücksicht darauf, meistens handelt er die Krankheiten, jede einzeln für sich, ohne Connex und verwandtschaftliche Nachbarschaft ab. Dennoch ist die Lehre des Paracelsus die vollkommenste Gegenfüßlerin aller rohen Empirie, und macht das Heilgeschäft zu einem auf Erfahrung basirten ächten Verstandesgeschäft. Sie ist im Grunde wohl nichts anders, als die zur mittheilbaren Klarheit erhobene dunkele Verstandesrichtung, die in den Köpfen aller guten Praktiker vorherrscht, und die sie grade, weil sie eine dunkele ist, praktisches Gefühl oder Kunstsinn genannt haben.

§. 53.

Die Therapeutik begründete Paracelsus auf die Lehre von der natürlichen und künstlichen Heilung. Entsteht Genesung dadurch, daß das Leben selbst (der Archäus) über das Afterleben den Sieg davon trägt [2]), so ist die Heilkraft der Natur wirksam, die sehr oft Alles in Allem thut. — „Die Natur ist der Arzt, du nicht. Sie hat die Arkana gewaltig gesetzt und zusammen komponirt, was da zusammen gehört. Lernet, daß ihr sie verstehet und wisset, nicht daß ihr euch selber verstanden habt und die Natur nicht." — „So die Natur defendirt wird, so ist sie die, die alle Krankheiten

1) Auch P. Severinus (l. c. c. 13.) unterscheidet die Krankheiten nach der Wirkung der Heilmittel.

2) S. oben S. 123.

selbst heilt. Denn sie weiß, wie sie die heilen soll. Der Arzt mags nicht wissen, drum so ist er allein einer, der der Natur Beschirmung giebt. So sind in der Natur so viel Eigenschaften, als in der Scientia. Sie hats in ihr eingeboren, wir habens aus der Lehr. So viel sind (sehen?) wir hieraussen, daß wir das vermögen, was sie vermag. Also sollt ihr verstehen, daß eine Scienz im Arzte sei und eine in der Natur des Mikrokosmus." — „Es sind zwei Arzneyen, die eine äußerlich, die andere innerlich. Die äußerliche thut der Mensch selbst, die innerliche die Natur. Von Natur hat der Mensch wider jedliche Krankheit Arzney, und wie er hat den Destructorem sanitatis von Natur, also hat er auch den Conservatorem sanitatis von Natur. Jetzt folgt aus dem, daß der Destructor für und für Destruction und Corruption wirket und handelt, den Menschen umzubringen. Also stark und emsig ist auch Conservator naturae; was der andere zerbrechen will, das richtet der angeborne Arzt wieder auf und zu." —

Paracelsus stellt die heilende Kraft der Natur als einen inwendigen Arzt dar, dem zugleich ein Apotheker beigesellt ist. Oft aber gelangt sie nicht zum Ziele, oder muß sogar erliegen; in beiden Fällen bedarf sie auf alle Weise der Unterstützung, indem das Geschäft des Arztes dann erst anfängt, wenn die Krankheiten durch die Naturheilkraft nicht mehr beseitigt werden können, während da, wo letztere bei der Wiederherstellung der Gesundheit wirksam ist, dem Arzte gar kein Verdienst beigemessen werden kann. Vielmehr ist der Arzt in diesem Falle nur Minister naturae oder eigentlich sanitatis, indem er die gesunden Reaktionen gegen die Krankheit begünstigt und leitet. Wo hingegen die Natur nichts mehr gegen den Krankheitsprozeß vermag, ist der Arzt die alleinige Hülfe; er ist Minister naturae oder eigentlich morborum, Herr der Krankheit. Hier ist es, wo die Arzneiwirkung sich zu einer künstlichen individuellen Reaktion im Organismus entwickeln muß, wenn sie heilen soll, wo ihre Qualitäten unzureichend sind, um den Krankheitsprozeß zu besiegen. Man bedient sich nämlich der im Körper noch übrigen Gesundheit, um damit gegen die Krankheit zu Felde zu ziehen, und hütet sich sehr wohl, noch eine zweite Krankheit der schon vorhandenen hinzuzufügen. Man bringt durch die Kunst hier denselben oder einen ähnlichen Prozeß hervor, dessen sich in andern Fällen die Natur von selbst bedient, um die Krankheit zu heilen. Demnach ist die Paracelsische Heilmethode eine mittelbare, d. h. eine durch Kunst hervorgebrachte Vermittelung der Heilung durch die, in jedem kranken Organismus noch vorhandene Gesundheit. Während also Paracelsus sich der gesunden Reaktionen des Körpers bediente, um auf die Krankheiten zu wirken, war hingegen die Medizin der Alten, wo sie die Heilkraft der Natur unterstützten, eine rein natürliche und keine künstliche, und indem dieselben die Qualität der Arznei unmittelbar gegen die Krankheitsqualität richteten und letztere dadurch neutralisirten, ward ihre künstliche Heilmethode eben eine unmittelbare.

Wo jedoch die Natur nichts mehr vermag, da erklärte Paracelsus auch die damalige Medizin für unfähig, ein eingewurzeltes Uebel zu heilen. In dem oben erwähnten Gelübde [1], das er sich selbst über die Art und Weise ablegte, wie er die Arzneikunst ausüben wolle, verpflichtet er sich ausdrücklich, wo die Natur versagt, gleichfalls nichts zu versuchen. Er hielt in diesem Falle auch das Prinzip der Alten, daß die anzuwendenden Arzneien die entgegengesetzte Qualität der Krankheit haben müßten, für ganz falsch, wie dies nothwendig aus seiner Ansicht über die Natur der Krankheiten hervorgeht. — Da er die Semiotik vernachläßigte, und auch die Krankheitsursachen nicht speciell verfolgte, wird man vergebens nach bestimmten Heilanzeigen oder Indikationen bei ihm suchen. Er warnt ausdrücklich den Arzt, auf einen einzelnen Theil oder eine einzelne Erscheinung im Menschen zu wirken. „Wie die Sonne alle Gewächse, Steine u. s. w. bescheint, so soll der Arzt auch auf den ganzen Körper wirken, eine partikulare Behandlung ist wie Mondenlicht gegen Sonnenlicht." [1]) Wie wichtig aber und ächt Hippokratisch auch die von ihm einzig und allein aufgestellte Heilanzeige sein mag, die Natur nämlich oder den Archäus zu unterstützen, je nachdem es für jeden besonderen Fall am geeignetsten ist, so kann sie doch unmöglich den Mangel an allen specielleren Indikationen ersetzen.

§. 54.

Ehe hier nun, wie es Zeit ist, der Uebergang zu der **Heilmittellehre** des Paracelsus gemacht wird, möge es verstattet sein, einige genauere Einblicke in seine Kenntniß und Ansicht von den organischen und anorganischen Körpern zu thun, da aus ihnen der Arzt die heilenden Kräfte, die in den Reichen der Natur verborgen liegen, entlehnt, und die Art und Weise, wie Pflanzen und Mineralien beobachtet, erforscht und gekannt werden, nothwendig auf die Zubereitung und Benutzung derselben in der Heilmittellehre einen bedeutenden Einfluß ausüben muß.

Von der **Zeugung und Zeitigung der Pflanzen** dachte Paracelsus also: die Erde hat in sich alle Kräfte der Bäume, Kräuter u. s. w., damit sie alle Geschlechter, die in ihr gesäet sind, hervorbringe. Dieser Same liegt unsichtbar in ihr, und entspringt nur aus der Art des Elements, welches allein dieser Same ist, Zuerst theilt sich die Kraft in die Geschlechter, dann theilen die Geschlechter sich in ihre Glieder. Nur in der großen ersten Scheidung wurden durch die vertheilende Kraft (Aniadus) in verschiedene Theile der Erde auch verschiedene Samen geworfen. Daher wachsen hier Orangen und Feigen, dort Buchen und Schlehen, je nachdem das Erdreich und der Himmel ist. Die Eigenschaften dieser Gewächse sind äußerst mannigfaltig, und dienen theils zur Speise und Trank, theils zur Stärkung, theils zur Reinigung des Leibes. Alles dies hat die vertheilende Kraft, nach eines Jeden Nothdurft, gesondert und abgeschieden, und so offenbaren sich die Wunder Gottes und die

1) *III*, 216. 217.

Kräfte der Elemente [1]). Durch Anordnung desselben Aniadus kommen alle diese Gewächse aus Sal, Sulphur und Merkurius, und unterscheiden sich von einander nur durch größere oder kleinere Subtilität derselben [2]). Zwar können wir der Natur die Art und Weise und die Kunst nicht abstehlen, wie sie Gras, Bäume, und was sonst die Erde giebt, wachsen macht, aber die Philosophie lehrt uns, die Geheimnisse der Natur zu erkennen, und daraus das Sichtbare zu erklären [3]), und die Erfahrung sagt uns, daß alle Kräuter durch Feuchtigkeit und Wärme wachsen. Die Bestandtheile der Pflanzen (S. S. M.) erscheinen als Phlegma (Schleim?), Oel und Harz, die durch vier Grade des Feuers (Marien=, Aschen=, Sandbad und freies Feuer) geschieden werden müssen [4]).

Es würde zu weit führen, hier eine detaillirte Botanik im Paracelsischen Sinne vorzutragen; nur über die Surrogate ausländischer Heilpflanzen sei hier noch seine Meinung mitgetheilt. Er behauptet, daß Deutschland selbst auf seinem eigenen Grund und Boden hinreichende Kräuter besitze für alle Arten von Krankheiten, und noch dazu bessere, als Arabien, Chaldäa und Griechenland, und ebenso gute als Frankreich, Italien u. s. w. Man hat daher keine Ursache, ausländische zu beschicken. Der Grund dieses Irrthums liege darin, daß die deutschen Aerzte in Italien gebildet werden, den Italiänern nachhandeln und in dem Wahne sind, daß sie, weil ihre Bücher aus Arabien, Griechenland u. s. w. kommen, auch die Kräuter daher nehmen müssen. Allein man weiß ja wohl, daß die Dinge nicht unverfälscht über's Meer kommen, und selbst von den aus zweiter und dritter Hand Verkaufenden verdorben werden, oft auch veralten und außer ihrem Namen nichts mehr beibehalten [5]).

§. 55.

In der Mineralogie äußert sich Paracelsus über die Erzeugung der Mineralien folgendermaßen: wie alle Dinge,

---

1) II, 39. 40. 2) II, 40—47. 3) II, 148.
4) I, 906. 5) I, 1003. 1004.

so entstehen auch die Mineralien aus nichts, als aus S. S. M., denn das Element Wasser, aus dem sie, wie aus ihrer Mutter, hervorgehen, enthält eben jene, die also wieder in ihnen vorhanden sind. Wie alle Früchte der Erde in die Luft wachsen, so wachsen alle Früchte des Wassers in die Erde [1]). Die Metalle sind Gold, Silber, Eisen, Kupfer, Blei, Zinn. Das Quecksilber nimmt er Anstand, für ein Metall zu erklären; vielmehr hält er es „für ein besonderes Gewächs" aus der Natur, dessen Leben innere Wärme und äußere Kälte ist. Auch dadurch unterscheidet es sich, daß die sogenannten Metalle gleichsam verschlossen sind, und einer Scheidung und Schmelzung bedürfen, wenn man ihre eigentliche Substanz finden will, während der Mercurius vivus gleichsam offen da liegt, „und nichts mehr bedarf als allein der Digerirung" [2]). Kobalt und Zink erwähnt er ebenfalls als Körper, die unter die Metalle zu zählen seien, und vom Wismuth spricht er eine ähnliche Vermuthung aus. — Die Entstehung der Mineralien geschieht nach einander in folgender Ordnung: zuerst erzeugen sich die Salze, deren es drei Hauptarten giebt: Sal, Vitriolum, Alumen [3]). Nachdem von der bildenden Kraft (Kraft des Wachsens, Ares) die Salze abgeschieden worden sind, folgt die zu Metallen untaugliche Substanz als Markasit (Steinkiese), dann die Cachimien (Schlacken) und endlich die Metalle, und zwar zuerst das Kupfer aus dem rohesten Sulphur, dem leichtesten Merkurius und dem gelbesten Sal; dann folgt das Eisen, in dem am meisten Sal und Merkurius und am wenigsten Sulphur ist; hierauf Blei und Zinn, dann Quecksilber, welches dem Merkurius zwar am ähnlichsten ist, aber zu wenig Sal und Sulphur enthält. Endlich kommt Gold und Silber, indem der Archäus oder die schaffende Kraft sich in ein weißes und in ein braunes Wesen scheidet. Aus dem weißen verdichtet sich das Silber, aus dem braunen wird das Gold, in welchem Sal, Sulphur und Merkurius am edelsten sind [4]). Die Metalle wachsen also und

1) II, 128—132.
2) I, 890. II, 134.
3) I, 656.
4) I, 53—56.

erzeugen sich alle aus S. S. M., in denen der Geist der Metalle (primum Ens metallorum) gefunden wird. Dieser Geist ist flüchtig und bisweilen einer wässrigen Flüssigkeit (Liquor), bisweilen einem Alkohol gleich. Ihn zu finden erfordert aber große Kenntniß der Alchymie [1]). Wie nach den Markasiten und Cachimien die Metalle als das vollkommnere, so entstanden nach den Steinen die Edelsteine. Was von ihnen in der ersten Bildung abgesondert worden ist, wie Felsen und Sand, wächst nicht mehr, aber andere Steine und Edelsteine regeneriren sich täglich [2]).

§. 56.

Manche der hier vorgetragenen Ansichten möchte vielleicht heutzutage ein Naturkundiger achselzuckend belächeln; aber wer den damaligen Standpunkt der Wissenschaft erwägt, der wird schon aus diesen wenigen Zügen die tiefe Einsicht, die Paracelsus in der metallurgischen Chemie besaß, erkennen, und in dieser Meinung für ihn noch mehr bestärkt werden, wenn er seinen Tractatus de Sulphure [3]) eines genaueren Studiums würdigen wollte. Daher widersprach er auch an vielen Stellen [4]) der Möglichkeit der Goldmacherkunst, wie dies bereits oben [5]) näher erörtert worden.

Die eigenthümlichen Ideen, die Paracelsus über die verschiedenen Naturreiche entwickelte, mußten natürlich auch seiner **Pharmakodynamik** und **Heilmittellehre** ein ganz besonderes Gepräge aufdrücken. Es ist seine Materia medica auf die Lehre von den Arkanen und auf die, bereits oben besprochene Verwandtschaft der Dinge [6]) basirt. Die Hauptrolle, welche die Lehre von einem inneren Alchymisten in seiner Physiologie spielt, führt leicht in die Versuchung, letztere eine Chemie des Mikrokosmus zu nennen, in der sich die des Makrokosmus abspiegelt. Die Chemie bildet den Schlußstein seiner Theorie, und gab der von ihm begründeten Schule ihren Namen. Nicht zwar

---

1) I, 906. 2) I, 57.
3) I, 1042—1049.
4) I, 95. 220. 849. 851. 926. 932. 1049. 1055 etc.
5) S. oben S. 72. 6) S. oben S. 99.

so, als wenn er den organischen Lebensprozeß als wirklichen Chemismus darstellte, wohl aber indem er letzteren vergleichsweise zur Erklärung und Versinnlichung des ersteren benutzte [1]). — Auch seine Pharmakognostik wurzelte in seinen ausgebreiteten und für jene Zeit gediegenen Kenntnissen chemischer Gegenstände. Er verachtet den Arzt, der die Chemie verachtet, noch mehr den, der sie mißbraucht. Einen solchen vergleicht er mit einem abergläubischen Wiedertäufer: „der weiß nichts und sucht für und für" [2]). Die wahre und eigentliche Alchymie aber ist jedem Arzte nothwendig. „Ein jeglicher glaub dem andern nur so viel er selbst im Feuer (der chemischen Untersuchung) erfahren hat. Dann die Artzney mag nicht geduldens zu glauben, das nit im Feuer bewehret ist: durch das Feuer wächst der Artzt, wie angezeigt ist. Darum so lern Alchymiam, die sonst Spagyria heißt. Die lehrnet das Falsch scheiden von dem gerechten" [3]).

§. 57.

Paracelsus nahm an, daß, außer ihrer allgemeinen Verwandtschaft, die Theile des Makrokosmus noch in specifischer Wechselwirkung stehen, ebenso wie die Organe des Körpers, auf's Innigste verbunden, noch in besonderer Gegenseitigkeit unter einander verharren, Leber und Magen in Beziehung zum Gehirn, der Uterus zu den Brüsten u. s. w. Gleicherweise haben nun auch einzelne Dinge der großen Natur specielle Beziehungen zu bestimmten Gebilden und Prozessen des Organismus, so daß sie bestimmte, eigenthümliche Veränderungen und Umstimmungen in demselben hervorbringen. Diese Dinge eignen sich vorzugsweise zu Arzneien, da sie auf jede Krankheit speciell feindlich und zerstörend einwirken, und als Krankheitsgifte, Krankheitsspecifica, Arcana, zu ihrer Ertödtung und Vertilgung dienen, dergestalt wie das Feuer die Dinge verzehrt, die ihm nicht widerstehen können. Sie sind also wichtig genug für den Arzt, um von ihm in ihren Wirkun-

1) S. oben §. 35. 2) I, 95. 3) I, 30.

gen erforscht zu werden. Sie sind die wahren und eigentlichen Arzneien, und man darf daher unter diesen Arkanen nicht etwa, wie nach den heutigen Begriffen, Geheimmittel verstehen, sondern, wie gesagt, Specifica, die eben gegen die Art, die Species der Krankheit, nicht aber gegen ihre Qualitäten gerichtet sind, welche letztere er bekanntlich als bloße Symptome der Krankheiten betrachtet, so daß sie bei der Heilung nicht in Erwägung kommen, weil durch sie nicht die Wurzel der Krankheit ausgerottet werden kann. Vielmehr erscheint ihm die Krankheit als eine besondere Species, als eine personificirte Individualität, und die Art ihrer Heilung durch die Arkana als ein Kampf zweier Individualitäten gegen einander. Und eben die Zerstörung und Entfernung der Individualität des Krankheitsprozesses bildet die Grundidee seiner ganzen Therapie.

Hiermit hing seine Empfehlung der Lebenselixire und der Mittel zur Verlängerung des Lebens [1]) eng zusammen. Solche Mittel, welche die prima materia enthalten, sind auch tauglich, diese im menschlichen Körper wieder zu ersetzen, wenn sie verloren gegangen. Auf's Heftigste erklärte er sich gegen die arithmetischen Grillen, welche seine Vorgänger seit Galen bei der Multiplikation der verborgenen Kräfte und der Grade der Elementarqualitäten geäußert hatten. — Aus dieser Paracelsischen Vorstellung vom Arkanum ist auch erklärlich, daß selbst die chirurgischen Instrumente für Arkana erklärt werden, insofern sie ebenfalls Entfernung der Krankheit zum Zweck haben. „Nit achten, wo kalt, wo warmes, sondern hinwegnehmen, das ist der Arkanen Art und Eigenschaft" [2]).

§. 58.

Mit der Paracelsischen Lehre von den Arkanen steht die von den Signaturen in genauer Verbindung. Wir schließen vom

1) S. oben §. 22.

2) Crato (Epist. L. I. p. 190. L. V. p. 303.) behauptet: die erste Erfindung der Arkanen gehe nicht von Paracelsus aus, sondern sei schon lange vor ihm bei den Alchymisten und Schwarzkünstlern beliebt gewesen. Jedenfalls hat Paracelsus durch den vorsichtigen Gebrauch derselben vielen schädlichen Folgen, die daraus entstanden, vorgebeugt.

Aeußern auf das Innere, wie sich auch beim Menschen der geistige Kern in der Physiognomie und im ganzen Habitus abspiegelt. Ja, sogar in der Sprache finden sich die äußeren Merkmale der inneren Beschaffenheit wieder, und der Mensch hat dieselben durch die Namen, die er den verschiedenen Dingen beilegte, ausgedrückt. Besonders geschickt in der passenden und natürlichen Benennung der Pflanzen, Thiere und alles Geschaffenen war Adam, der erste Mensch, weil er die Signaturen aller Dinge kannte. Dem vernünftigen, leidenschaftslosen und weisen Menschen vermögen aber die Einflüsse des Makrokosmus nicht so leicht ein äußeres Merkmal ihrer Wirkung einzuprägen, während sie den Thieren, Pflanzen und Metallen solche Zeichen beilegen, daß man aus ihrer Gestalt, ihrer Farbe, ihren Flecken, ihrem Geschmack, ihren Vertiefungen und Furchen (z. B. aus den Rippen der Blätter wie aus den Linien der Hand u. s. w.) auf ihre Beschaffenheit und innere Kraft schließen kann [1]). Manche dieser Zeichen sind gemein verständlich, wie z. B. die Zahl der Enden an einem Hirschgeweih das Alter des Thiers anzeigt. Aber andere liegen tiefer verborgen [2]). Ebenso lassen sich die **Wirkungen der Arzneikörper aus ihrer Aeußerlichkeit, aus den „Signaturen"**, ergründen und erkennen [3]). Diese Einheit der Form und der Eigenschaft (Kraft) eines Dinges nennt er die „Anatomey" desselben. „Ein Anatomey ist ein Ding, das in der Form und Eigenschaft Ein Ding ist" [4]). So z. B. sollen die Orchideen wegen ihrer hodenförmigen Wurzel auf die Genitalien wirken; die Euphrasia, die einen schwarzen Fleck in der Blumenkrone hat, gegen Augenbeschwerden, das (gelbe) Chelidonium gegen Gelbsucht. Saphena riparum (Persicaria, Wasserblut,) hat Blätter, mit Blutstropfen ähnlichen Flecken; es ist daher bei frischen Wunden anzuwenden. Die Distel hat

---

1) I, 913.

2) Andeutungen der Natur von den Kräften der Pflanzen in Form und in Farbe nehmen auch die Einwohner von St. Paul in Brasilien an. Martius Reise nach Brasilien, I, 256.

3) Paracelsus schrieb ein besonderes Buch „de Signaturis"; es ist das letzte der 9 Bücher de rerum natura.

4) I, 584.

Stacheln und ist daher ein gutes Heilmittel bei Seitenstechen. Die Eidechse hat die Farbe der bösartigen Geschwüre oder Carbunkeln und ist daher bei diesen Krankheiten ebenfalls heilsam. Eine Gattung Dentaria, deren Wurzel einer an einander gereihten Kette von Zähnen gleich ist, zeigt dadurch, daß sie ein Medikament für die Krankheiten der Zähne und beim Skorbut sei. Die Pulmonaria dient bei Krankheiten der Lungen, weil sie leicht, schwammig und von ähnlicher Gestalt, wie diese, ist. Die Zitronen sind gut für das Herz, dessen Form sie haben. Ueberdies haben sie die Farbe der Sonne und, da das Herz gewissermaßen die Sonne des Körpers, so beweist dies die herzstärkende Kraft derselben noch mehr. Auch Gold hat dieselbe Farbe, und überdies noch den Glanz der Sonne; darf man noch zweifeln, daß es das ausgezeichnetste aller Cordialmittel ist? Asarum sieht einem Ohre gleich; es ist daher ein Heilmittel für die Ohren. Auf ähnliche Art liegt das „Signatum sidereum" des Johanniskrauts (Hypericum perforatum) in der Durchlöcherung der Blätter; dieselbe zeigt an, daß dieses Kraut bei allen offenen Schäden der Haut vortheilhaft gebraucht werden könne. Ebenso zeigt die Figur der Wurzel Satyrion (Knabenkraut), daß sie diene, den Männern die verlorene Mannheit wieder zu geben, die Schlangenform der Wurzel Syderica (Eisenkraut), daß sie Vergiftungen heile u. s. w. [1]).

Jede Pflanze steht in Harmonie sowohl mit dem Makro- als Mikrokosmus (mit Constellation und Organismus), und ist gleichsam im Widerspiele ein irdischer Stern. Wüßte man dieses Verhältniß der Sterne zu den Gewächsen, so würde man sagen: dieser Stern heißt Stella Roris marini, dieser Absynthii u. s. w. Dadurch würde ein Herbarium entstehen, gleichsam ein Herbarium spirituale sidereum [2]), wie es ein jeder guter Arzt (durch seine Einsicht in dieses Verhältniß zwischen Himmel und Erde) besitzen muß. Denn ohne die daraus fließende Kenntniß der Signaturen kann kein Arzt eine Kenntniß der Heilkräfte,

1) I, 312. 331. 587. 1030. 1031. 1039. II, 306.
2) I, 339. cf. I, 278. 1030.

besonders der Pflanzen, erlangen. Er muß die Anatomie und Chiromantie der Kräuter studiren, wenn er ihre Wirkung erfahren will, denn die Blätter sind die Hände der Pflanzen, und deren Linien geben uns Aufschluß über ihre Eigenschaften und Kräfte. Es hilft ihm nichts, den Dioskorides und Macer gelesen zu haben, und vom Hörensagen zu lernen; er muß die Natur selbst einsehen und verstehen, und dazu bedarf er höherer Wissenschaft und der „Signatur, welche ist eine Scientia, durch die all verborgen Ding gefunden werden: Und ohne die Kunst geschieht nichts gründlichs." — Doch bezieht sich jene Uebereinstimmung oder Concordanz in der Form der Arzneien und der Krankheit selber nicht bloß auf die äußere Form, sondern auch auf andere qualitative Erscheinungen und Zeichen, wobei die Einheit der äußeren Form oft unberücksichtigt bleibt: „So der Artzt der Artzney Anatomey weiß, so soll er danach wissen Anatomias morborum, so find er da ein Concordanz, die sich zusammen vergleichen und gehören."

§. 59.

Ueberall tritt hier die Richtung, das Entgegengesetzte des Hippokratischen Prinzips geltend zu machen, hervor, so daß nicht entgegengesetzte Qualitäten (contraria contrariis), sondern gleiche Individualitäten (similia similibus) einander vernichten und gegenseitig aufheben. Das Prinzip „contraria contrariis curantur" hielt Paracelsus für eine bloße symptomatische Kur. „Contraria a contrariis curantur, d. i. heiß vertreibt kaltes. Das ist falsch, sondern also: arcanum ist die Gesundheit und die Krankheit ist der Gesundheit widerwärtig; diese zwei vertreiben einander, jedes das andere. Das sind die widerwärtigen, die einander vertreiben und je vertreibet eines das andre mit Tod." [1]) — Schon P. Severinus sagt [2]) jedoch, daß Paracelsus ursprünglich gar nicht mit seinem Satze: „similia similibus" dem Hippokrates entgegentrete, da er ebenso, wie jener, den Hunger

1) I, 211. 2) Severin. l. c. c. 14.

durch Speise, den Durst durch Getränk vertreibe; nur dem Galen widerspreche er, weil dieser jenen Gegensatz „contraria contrariis curantur" auf die Elementarqualitäten bezog, während Paracelsus seine Aehnlichkeitstheorie nur zwischen den Signaturen der Heilmittel und dem Ursprunge der Krankheit obwalten ließ. Auch Oswald Croll, einer der trefflichsten Schüler des Paracelsus, äußert sich hierüber folgendermaßen: „Die Krankheiten heilen heißt entweder das Fehlende der Natur ersetzen, oder das Ueberflüssige entfernen. Die Natur thut solches selbst, ist aber oft zu schwach. Diejenigen Dinge also, welche eine gleiche Kraft, als die Natur in Anwendung bringen muß, in sich tragen, welche also jener Kraft Similia sind, dienen als Heilmittel. Die der Heilkraft der Natur Similia sind also der Krankheit Contraria. Wenn die Natur durch ihre (der Similia) Natur gestärkt wird, treibt sie den Feind desto gewaltiger aus" [1]).

§. 60.

Die Masse des Arzneimittels hielt Paracelsus nur für die äußere Hülle, worin das Arkanum selbst immateriell enthalten ist. Nicht der Stoff, sondern nur die an ihn gebundene lebendige Thätigkeit, das eigentlich Dynamische in der Arznei, ist das in ihr wirksame Arkanum, gleichsam die Seele des Arzneikörpers. „Denn das wir sehen, ist nicht die Arzney, sondern das Corpus darin sie liegt, denn die Arkana der Elementen sind unsichtbar und des Menschen auch: das da sichtbar ist, ist das äußere, das nicht dazu gehört." — „Arkana sind, die da Tugend und Kraft sind. Arkanum ist alle Tugend des Dinges mit tausendfacher Besserung. Arkanum ist das, das unkorporalisch ist und untödtlich." — Aus jeder Arzneisubstanz muß nun das Prinzip der Wirksamkeit, Quinta Essentia, der Grundstoff (der Aether des Aristoteles) ausgezogen werden, und er beschreibt die Art der Gewinnung desselben umständlich, da sie für die Heilung der Krankheiten nothwendig, und dies, nicht aber das Goldmachen, Ziel und Vorwurf der Alchymie ist. Die

1) l. c. von den Signaturen S. 60.

Quintessenz ist nach ihm eine Materie, die aus allem, dem das Leben schon genommen worden, in der größten Reinheit und Feinheit gesondert von den Elementen ausgezogen wird. Sie allein ist das, was in einer Arznei wirkt [1]). Die Philosophen nannten sie sonst Accidens elementare, und in der ältern Physik hieß sie specifische Form (Forma specifica) [2]). Die Ausziehung derselben setzt aber voraus, daß in dem, woraus sie gezogen werden soll, die Wirkung des Lebens noch fortdauert, nachdem ihm schon die Bedingungen des eigentlichen Lebens entzogen sind. Deßhalb läßt sich wohl aus der Melisse, wenn sie abgebrochen worden, nicht aber aus dem Blute des Menschen, eine Quintessenz ausziehen. „So wir möchten das leben des Herzens also ohn ein Zerstörung ausziehen, wie uns möglich ist auß dem Unempfindlichen: wollten wir ungezweifelt ohn ein Tod und ohn wissen der Krankheiten leben in Ewigkeit, das wir denn nit mögendt. [3])" — Daher geben trockene Kräuter oder gedörrtes Fleisch nur eine erstorbene Quintessenz, Metalle und Gesteine hingegen, die ihr eigenes Leben haben und nie sterben, eine vollkommene Quintessenz [4]). Auf die Quintessenz können die Elemente nicht mehr wirken, denn sie ist ihnen nicht untergeordnet. Daher kann auch keine Aeußerung (Complexion) der Elemente, als Kälte, Wärme, Feuchtigkeit, Trockenheit, auf die Quintessenz wirken [5]).

Von der Quintessenz eines Dinges hängen seine Eigenschaften ab, daher auch seine Farbe. Z. B. „so das Gold sein Farb verloren hatt, so ist ihm sein Quinta Essentia hinweg" [6]) — „Quinta Essentia Auri ist, so dem Goldt sein Rötti ausgezogen wirdt, und gescheyden von dem Corpore, denn sein krafft ist allein in der Farben" [7]). — Aus diesem Grunde nannte er jene Quintessenz auch Tinctura (tingere, färben), und glaubte, wenn er z. B. einem Metalle mit Hülfe der

1) I, 796. 2) I, 960.
3) I, 796. vergl. oben S. 75. 4) I, 797.
5) I, 927. 6) I, 797. 7) I, 511.

Chemie eine neue Farbe gegeben hatte, den edelsten Bestandtheil desselben, seine eigentlich wirksame Quintessenz erlangt zu haben, ohne auf die übrigen Eigenschaften weiter Rücksicht zu nehmen. Er erklärte daher unter allen chemischen Operationen (Calcination, Sublimation, Solution, Putrefaktion, Destillation, Coagulation), das „Tingieren" für die vortrefflichste. Wenn er hingegen hier und da behauptet, mit Hülfe z. B. des aufgelösten Vitriols Eisen in Kupfer verwandelt [1]), oder aus Zinn und Zinnober Gold bereitet zu haben [2]), so scheint es ihm doch mit dem Gedanken an eine wirkliche Transmutation, wie bereits oben erwähnt [3]), nicht recht Ernst gewesen zu sein, da er wohl einsah, daß eine solche chemische Composition oder Zersetzung nicht probehaltig sein mochte, wenn sie auch den äußeren Schein für sich hatte. Er sagt daher selber, daß Schwefel nicht Silber in wirkliches Gold verwandeln könne, sondern daß er nur „setzt ein Goldkalch nicht Fix vor der Zeit, sondern nur ein fliegendes, unzeitigs Ding; — — in den Tugenden kan ich nichts sagen, daß dieselbigen auch graduirt werden; allein von dem sag ich, was die Coloration antrifft" [4]). —

§. 61.

Da Paracelsus so viel auf das wirksame Prinzip jedes einzelnen Heilkörpers gab, und dessen Gewinnung und Extraktion als ein Hauptaugenmerk der medizinischen Chemie ansah, so drang er aus diesen und ähnlichen Gründen natürlich auch stets auf einfache Arzneien und verwarf alle Zusammensetzungen und lange Rezeptformeln. „Kurz, einfach und bündig sollen die Recepte gesetzt werden und componirt und nicht mit langen theriakischen Recipe und Syrupis und dergleichen, darin keine Anatomey ist, sondern Phantasey." Denn in den zusammengesetzten Arzneien stehen die verschiedenen Wirkungen der Simplicia mit einander in Widerspruch und verderben die Wirkung des Ganzen. Er tadelt daher heftig die häufige Mischung der Simplicia,

1) I, 901.
2) I, 932.
3) S. oben S. 72.
4) I, 1049.

wie sie damals bei den Aerzten an der Tagesordnung war, weil, wenn alle Krankheiten aus der fehlerhaften Temperatur entstehen, nur ein einziges Mittel der entgegengesetzten Temperatur zur Heilung hinreichen würde. „Welches sind die besten Hosen? nämlich die ganzen, die geflickten sind die ärgsten. — Denn es ist eine verzweifelte Hoffnung und Meinung, soviel Simplicia in ein Recept zu ordnen. Ach des armen Componirens! Es ist doch nicht anders, denn daß sie Vergessen, daß ein Dreck den andern verderbet und ungeschlacht macht. Denn die Frau bedarf doch nicht mehr, denn eines Mannes zu einem Vater, aber viel Väter und vielerlei Samen verderben das Kind." — „Nun schauet, wenn man eure Herbarios (!) lieset, so schreibet ihr selbst einem Kraute allein über die 50, auch 100 Tugenden zu. Aber im Receptmachen hat ein Recept oft 40 bis 50 Simplicia in sich, wider eine Krankheit. Ist auch nicht wohl zu widerreden, eure Discipuli werden ohne Zweifel zu 300 bis 1000 Simplicia in ein Recept nehmen. Denn es hat das Ueberhäufen so sehr überhand genommen bei meiner Zeit, da zuvor 6 Simplicia, oder aufs höchste 7 genug waren, das erste zum Herzen, das andere zur Leber u. s. w., das waren gute Recepte. Aber hernach, da sie gelernet haben, daß 3 mal 3 neun macht, da dachten sie 6 mal 6 macht 36. Da gefiel ihnen das Multipliciren so wohl, daß man schier nicht wissen kann, ob sie vom Summiren, Addiren oder vom Multipliciren am meisten halten. Nun wäre ihnen die Sünde noch zu vergeben gewesen, wann sie doch auch auf das Subtrahiren und Dividiren wären kommen. Also wäre der Ueberfluß als ein gar schädlich Feuer gelöscht worden. Nun, wäre das Summiren, Addiren und hernach das hochgelobte Multipliciren auf die Humores gewendet worden im Leib des Menschen; so sollte die ganze Welt einen Schatzkasten haben aufgerichtet, daß sie hätten eine Kirche gebaut und Mönche darin gesetzt und verordnet, welche der Multiplication im Receptschreiben das Requiem gesungen hätten und der Multiplication in den Humoribus das Te Deum laudamus; so wollte ich auch ein Mönch sein darinnen worden, und meine Sünde also im Multipliciren der Humorum gebüßt haben. Und das wäre mein Wunsch von Gott, daß es noch heute geschehe" [1]).

§. 62.

Wenn sich dergestalt Paracelsus dem allgemeinen Strome widersetzte, und ohne Vorgänger zu haben, statt der abscheulichen und widersinnigen Formeln, die damals Mode waren, kurze und einfache zur Anwendung empfahl, ohne freilich dem Unwesen dadurch ganz zu steuern, so muß dies um so mehr anerkannt werden, als gerade in neuerer Zeit sich die Aerzte dies als ihr eigenes Verdienst hoch anzurechnen wußten, während Paracelsus schon von seinen Zeitgenossen dafür mit Undank und Verlästerung belohnt wurde. „Die Apotheker sind meine Feinde, weil ich ihre Büchsen nicht leere, meine Recepte sind einfach und simpel, und bestehen nicht aus 40 oder 60 Ingredienzien, wie der Galenischen Doktoren ihre, aber meine Pflicht ist, den Kranken zu helfen und nicht die Apotheker zu bereichern." Dieser trefflichen Ansichten ungeachtet findet man freilich bei Paracelsus hier und da noch höchst componirte, mitunter sogar nach unsern Begriffen höchst absurd componirte Rezepte, um gewisse Oele, Balsame, Essenzen, Extrakte u. s. w. zu bereiten. Nichts desto weniger bleibt sein Verdienst ungeschwächt, da es unmöglich ist, daß die Männer, die ihrer Zeit neue Bahnen eröffnen und sich über dieselbe erheben, zugleich auch immer das Ziel ihrer Bestrebungen erreichen, und sich von den Gebrechen, die sie an ihrer Mitwelt erkennen, selber ganz frei erhalten können. So z. B. mischt Paracelsus, um ein Heilmittel bei Contrakturen zu erhalten, Gold, Schwefel, Antimon, Vitriol, Weinstein und Kampher zusammen, und destillirt sie nach gemeinschaftlicher Schmelzung und Sublimation mit einer, aus fast 30 Pflanzengattungen bereiteten Tinktur [2]). Aehnliche überflüssige und in's Unendliche ausgedehnte Reverberationen, Destillationen, Sublimationen u. s. w. findet

1) I, 341. 2) I, 512.

man an vielen Stellen seiner Schriften [1]). Wer sie aber als Zeugniß anwendet wider den Mann und sein besseres Erkennen und Wollen, der hat den Mann selber und seine Zeit nicht verstanden.

Die sogenannten Correktionen der Arzneien vermittelst verkehrter Dinge tadelte Paracelsus ebenfalls. „Durch die Chemie und durch das Feuer muß die Correction gehen, sonst ist es gar keine Correction" [2]). Den Tartarus im Körper suchte er durch Sauerbrunnen und Vitriolsäure zu corrigiren, und empfahl in dieser Absicht besonders das Bad Pfeffers und die Sauerbrunnen in den Rheinländern [3]).

§. 63.

Man sieht hier, wie überall, daß die trefflichsten Seiten der Paracelsischen Lehre der Chemie ihren Ursprung verdanken, und es war ein unleugbarer Vorzug derselben, daß er auch die Materia medica und Pharmacie auf diese Wissenschaft basirte. Die Einführung der wichtigern Mineralmittel und der kräftigen vegetabilischen Extrakte in den Arzneischatz ist eine dankenswerthe Folge dieser Neuerung, die allein schon dem Paracelsus in der Geschichte der Medizin die Unsterblichkeit zusichert. Die unkräftigen und ekelhaften Abkochungen, Infusionen, Syrupe, Heilwässer und Holztränke aus der Galenistisch-arabischen Schule, jene tausenderlei Compositionen der damaligen Offizinen, jener „Suppenwust", in dem die „Sudelköche und Syrupsdoktoren", wie sie ein Zeitgenosse nicht mit Unrecht nannte [4]), die besten Heilmittel ersäuften und unwirksam machten, fanden an Paracelsus einen entschiedenen Gegner, und gleich streng tadelte er in dieser Hinsicht Aerzte und Apotheker. Tinkturen, Essenzen und Extrakte traten an die Stelle jener Mixta composita und Durcheinandergemengsel, und mineralische Mit-

1) I, 792. 934. 938. 2) I, 224. 3) I, 309.

4) Syrapiastri ac Zulapistae, hominum palato oblectantes potius quam morbos curantes. (Guenther Andernac Institut. anatomicar. secund. Galeni sententiam Lib. IV. Basil. 1536. 8.)

tel mußten durch ihre intensivere und bleibendere Wirksamkeit ersetzen, was der arabistische Küchenarzneikram niemals zu leisten vermochte. Ein geistreicher Schriftsteller [1]) bringt die Anwendung der Mineralmittel, die als Heilmittel in naher Beziehung mit dem reproduktiven Systeme stehen, worin vorzugsweise der Chemismus herrscht, sowie die Aufstellung der drei Elemente S. S. M. bei Paracelsus, in Verbindung mit der historischen Entwickelung der Krankheiten, und glaubt, dieselbe wäre durch die drei damals mächtigsten Krankheitsformen, die als Leiden des reproduktiven Systems mit vorwaltender chemischer Auflösung der Cohäsion der Substanz auftraten, nämlich durch Syphilis, Skorbut und Sudor anglicus (Mercurius, Sal, Sulphur) bedingt worden. Wie dem auch sei: jene Einführung der Mineralmittel durch Paracelsus war sicherlich nicht das Werk bloßen Zufalls, sondern das Ergebniß einer tiefen Einsicht in den herrschenden Krankheitsgenius der damaligen Zeit. Seinem Scharfblick konnte die Umwandlung der constitutionellen Verhältnisse nicht verborgen bleiben, und mußte bald auf seine pathologischen und therapeutischen Grundsätze ihren Einfluß äußern. Seine verblendeten Zeitgenossen sahen freilich nichts von diesen, nur dem Auge des weisen Arztes erschlossenen Geheimnissen der Natur, ja, sie ahnten nicht einmal, daß ein solches Causalverhältniß zwischen Constitution und Krankheit Statt finden, und also auf die Aenderung der Heilprinzipien und Heilmittel einwirken könne. Alles, was nicht im Galen und Avicenna eine Belegstelle fand, war falsch, war ketzerisch; sie sahen die Natur durch griechische und arabische Gläser; der offene, empfängliche Sinn des freien Beobachters war ihnen versagt. Wo Vorurtheile gelten, hat die Urtheilskraft keine Stimme; man verdammt, ehe man erwogen. So ging es auch dem Paracelsus und seinen pharmakologischen Neuerungen. Man verwarf beide, ehe noch eine Prüfung vorangegangen. Natürlich wurden durch die Anwendung der Mineralien zahlreiche Substanzen in den Arzneischatz eingeführt, die,

---

1) Damerow a. a. O. S. 115.

bei zu häufiger oder unrichtiger Anwendung, auf den Organismus als gefährliche Gifte einwirken. Ihr Gebrauch hatte aber schon viel früher begonnen, und nur ihr Mißbrauch, besonders die entsetzlichen Anwendungsmethoden der stärksten Metallmittel unter des Paracelsus unklugen Anhängern in der sogenannten spagirischen Schule, führte, obgleich er selber schon heftig gegen die, bei den gleichzeitigen Aerzten beliebten, übermäßigen Dosen gefährlicher Heilsubstanzen eifert, für die nächsten Zeitalter mehr Schlimmes als Gutes herbei. Man kann jedoch deshalb keineswegs Paracelsus verantwortlich machen, weil es nicht seine Schuld ist, daß er in der Folge mißverstanden wurde, und seine Ansichten zu Uebertreibungen Anlaß gaben. Vielmehr lehrte er die kräftigen metallischen Mittel zweckmäßig anwenden, und wenn er dafür schon bei seinen Lebzeiten oft Verleumdungen und Anfechtungen erfuhr, so beweist das, wie sehr die damaligen Aerzte Fremdlinge in der Chemie waren, und wie wenig sie chemische Arzneimittel zu beurtheilen verstanden. Selbst noch im folgenden Jahrhunderte behauptete ein gewisser Guido Patin [1]), daß die Chemie mit der Medizin nichts gemein habe, daß die metallischen Arzneien giftig und gefährlich seien, und daß das Antimon allein mehr Menschen getödtet, als der schwedische Gustav in Deutschland. Ja, der berühmte Riolan erwirkte sogar von der Pariser Fakultät ein vollkommenes Verbot der Anwendung und des Verkaufs der Spießglanz- und ähnlicher Mittel der Paracelsischen Schule [2]). Und doch sind unter diesen Mitteln viele, deren unfehlbarer Wirksamkeit wegen die Nachwelt dem Paracelsus ewig Dank wissen wird. Der Schwefel, das Gold, die Eisenmittel, die mineralischen Bäder und vorzüglich die Antimonialmittel sind zuerst von ihm als eigentliche Medikamente eingeführt. Die Quintessenz des Goldes (Oleum auri, Aurum potabile, Goldtinktur) erklärt er für das vorzüglichste

---

1) Lettres choisies etc. Cologne 1629. 8. Vol. I. No. 46.
2) Mein Handb. d. Gesch. der Med. I, 425—427.

Heilmittel, womit er Aussatz, Lustseuche, Kolik, Fallsucht, Schlagfluß, Krebs, Fisteln und mancherlei andere Krankheiten geheilt habe, wie ihm Deutschland, England, Frankreich, Italien, Polen und Böhmen dies bezeugen könnten[1]). „Ein wunderbarliche Wirkung in dem Goldt, durch die dann all Krankheit geheilt sollen werden“ [2]). — Ihm zur Seite steht das Antimon; beide sind Erneuerer des Körpers. „Antimonium lest nicht Unreins bei dem Reinen“ [3]). — Es nimmt dem Golde seine Unreinigkeiten, und da der Mensch dem Golde ähnlich ist, auch diesem. Doch bedarf es dazu einer besonderen Zubereitung. Sehr gut giebt er auch die Symptome der Antimonialvergiftung an: „einen trocken n dürren Husten, viel Stich in der Seiten und Hauptweh, viel Ausdörrung der Stul, viel Miltzgeschwür, hitzig Blut, Reudig und Krätzig, (sie) dorret aus und mehret die Geelsucht.“ — Nächstdem sind seine drei Hauptmittel: Eisen, Kupfer und kubischer Salpeter. Das Kupfer gehörte schon in früherer Zeit unter die Universalarzneien[4]). Die Bereitung des kubischen Salpeters (Natrum nitricum) hat Paracelsus zuerst angegeben [5]). Auch den Zink kannte er schon als Mittel bei Gehirnleiden (Krämpfen). Ebenso empfahl er zuerst die Zinnfeile gegen Würmer [6]). — Als vorzügliches Verdienst ist es ihm anzurechnen, daß er die Anwendung des Quecksilbers bestimmten Regeln und Indikationen unterwarf. Den Gebrauch desselben hatte er auf seinen Reisen von Jacob Berengar von Carpi kennen gelernt, der es damals zuerst mit großem Glück gegen die Syphilis anwandte. Welcher Art von Merkurialpräparaten er eigentlich bei seinen Kuren sich bedient habe, läßt sich aus seinen Werken genau nicht bestimmen. Er selbst nennt es bei der Syphilis einen „mineralischen Turbith“ [7]). Ob dieser, womit auch sein ehemaliger siebenjähriger Schüler Egidius von Wiesen außerordentliche Kuren

1) I, 925. 2) I, 511. 3) I, 861.
4) Raimund Lull de med. secret. und Dialog. de ligno vitae.
5) S. dessen Archidoxis. 6) I, 870. 7) III, 314.

verrichtete, identisch gewesen mit dem Präcipitat, ist jetzt nicht mehr genau zu ermitteln. Doch kommt diese Art, das Quecksilber, ohne Zuthun eines andern Körpers, blos vermöge des Feuers, in ein per se calcinirtes Pulver zu verwandeln, bei vielen chemischen Schriftstellern vor [1]). Er wandte den Präcipitat nach Oporinus auch als Laxans, und überdies den Sublimat [2]) an, und erwähnt auch eines versüßten Sublimats (Mercurius sublimatus corrosivus et dulcis), ohne aber dessen Zubereitungsart anzugeben [3]).

§. 64.

Auch den Gebrauch der Mineralwässer empfahl er in vielen Krankheiten, und macht darauf aufmerksam, wie nothwendig dem Arzte die Kenntniß ihrer chemischen Bestandtheile sei. Alle Mineralwässer sind nichts als aufgelöste Mineralien [4]), indem die Metalle, welche vollkommen gezeitigt (gereift und ausgewachsen) sind und von den Menschen nicht ausgegraben wurden, sondern über ihre Zeit hinaus liegen bleiben, sich wieder verlieren und in die Mineralwässer verwandeln. So werden auch viele Alumina und Vitriole zu Wasser und so dergleichen mehr, welche Wässer weder Wasser noch Erze, sondern geerzte und körperliche Wässer sind, wozu das Element Wasser den Leib (das Vehikel), die Erde aber die Natur (das Agens) hergiebt. Niemand kann aber leugnen, daß in ihnen äußerst nützliche Kräfte und Tugenden liegen [5]). — Es giebt viele Arten solcher Wässer; einige kommen aus den Metallen, und sind je nach deren Beschaffenheit, Quantität und verschiedenen Mischungsverhältnissen verschieden. Andere kommen aus Alaun, Schwefel, Markasiten und dergleichen. Ueberhaupt, wo immer ein Gestein ist, da ist auch ein Mineralwasser, aber an Gehalt und Wirksamkeit verschieden. Da die Mineralwässer ihren Ursprung und ihre Eigenschaften von den Mineralien haben, so sollen in merkurialischen Krankheiten nur merkurialische, in sul-

---

1) Weigel observ. chym. et mineralog. Gött. 1771. 4.
2) I, 893.
3) I, 1092. cf. I, 878.
4) III, 603.
5) III, 123.

phurischen nur sulphurische, in salischen Krankheiten nur Salzbäder gebraucht werden [1]), welche sich entweder schon in der Natur finden oder künstlich nachahmen lassen [2]). Mit diesen Bädern wurde wohl auch zu Zeiten mancher Mißbrauch getrieben. Man hat künstliche Zusammensetzungen in's Wasser geworfen und dann demselben heilende Kräfte zugeschrieben, und Wall- und Badefahrten zu ihm veranlaßt [3]). Paracelsus selbst veranstaltete so eine Bade-Wallfahrt, als es ihm in Siebenbürgen unglücklich ging, und seine Mittel (Opodeldok) verachtet wurden. Er gesteht ein, daß am ganzen Wasser nichts gewesen wäre, wenn der Opodeldok nicht gewirkt hätte, allein — mundus vult decipi. [4]) Unkluge Aerzte nahmen schon damals gewöhnlich zu Badereisen ihre Zuflucht, und schickten ihre Patienten in's Bad, wenn sie sich nicht mehr zu helfen wußten [5]). „Wenn ein Arzt nichts mehr kann, so räth er ins Bad, gleich als wenn Einer Unsinnigkeit mit Tanzen vertreiben wollte."

§. 65.

Alle Mittel, denen er große Vorzüge beilegte, nannte er „Magnalia Dei." Unter ihnen nimmt sein sogenanntes Laudanum den ersten Rang ein. Er will darin eine Universalmedizin gefunden, und damit alle seine großen Kuren vollführt haben. Ob dasselbe mit dem heute noch so benannten Mittel, unserem Opium, einerlei gewesen, läßt sich nicht mehr genau bestimmen. Die Wahrscheinlichkeit spricht dafür, denn Opium ist in der That ein wahrer Heros unter den Arzneien, und das Laudanum des Paracelsus wirkte überdies vorzugsweise schmerz- und krampfstillend, gleich dem Opium. Zwar erklärte Paracelsus als das beste und sicherste Anodynum das Sulphur Vitrioli [6]), und rühmte dies Mittel als untrüglich bei Epilepsie (Morbus caducus). Aber an einer andern Stelle seiner Schriften [7]) ge-

1) I, 1104—1123. 2) III, 302. 315. 3) III, 303.
4) III, 258. 5) I, 175.
6) I, 1042—1049.
7) I, 497—499.

steht er dem Opium ebenfalls die bewunderungswürdigsten Effekte in Bezug auf diese Krankheit zu, und führt unmittelbar darauf eine Heilformel dagegen an, worin er Opium Thebaicum in ein Gemisch zusammenstellt mit Succus Hyoscyami, Ambra, Moschus, Mumia transmarina, Sal perlarum, Liquor succini albi, Lapis Bezoardicus u. s. w. Zwar setzt er am Ende noch Arcanum Vitrioli (Sulphur) hinzu, allein es ist nicht abzusehen, wenn er dies Mittel wirklich für das einzige und beste Anodynum und für specifisch wirksam in der Epilepsie hielt, warum er demselben noch Opium hinzufügte. Er selbst scheint diesen Einwurf gefürchtet zu haben, indem er jenen Zusatz des Opiums damit entschuldigt, daß zuweilen bei der Bereitung und Aufbewahrung des Vitriols Fehler vorgehen, welche die Wirkung des daraus gezogenen Arcanum Vitrioli schwächen und unsicher machen; allein dies bestätigt nur noch die Vermuthung, daß Paracelsus selber nicht mit solcher Bestimmtheit auf die Kraft seines Sulphur Vitrioli rechnete, um dieselbe nicht durch ein Mittel, wie Opium, zu unterstützen, dessen treffliche Eigenschaften ihm weniger zweideutig und unzuverlässig erschienen. Sein bekannter Schüler Oswald Croll ist ebenfalls dieser Meinung [1]). Vielleicht mochte er auch wohl absichtlich aus einem Hange zur Sonderbarkeit oder eigentlich, um sich bei seinen Zeitgenossen, die die Geheimmittel so sehr liebten und begünstigten, ein großes Ansehen, Ruhm und Kundschaft zu verschaffen, die Zusammensetzung und Bereitung seines Laudanums verborgen halten, oder gar die Nachahmer desselben durch eine falsche Angabe der Hauptingredienzien irre führen wollen, — genug, deutlich ausgesprochen über sein Laudanum hat er sich nirgends, sondern das Rezept dazu mit in das Jenseits hinübergenommen. Den Namen des Mittels hat man bald von Laudare, weil es über alles Lob erhaben sei [2]), bald von Ladanum, einem alten arabischen Mit-

1) l. c. p. 173.

2) In dem (oben S. 58) erwähnten Dictionariolum heißt es: Laudanum Theophrasti Paracelsi est medicina laude digna, ex duabus tantum rebus constans, quibus excellentiores in mundo reperiri nequeunt, qua morbos omnes fere curabat.

tel, abgeleitet. Vor ihm hatte man das Opium aus dem lächerlichen Grunde, weil es die Araber unter die kältenden Mittel im vierten Grade setzten, für ein schädliches Mittel gehalten.

§. 66.

Außer den ihm eigenthümlichen Heilmitteln bediente sich Paracelsus aber auch der beiden, seit Jahrtausenden sanktionirten Cardinalmittel, des Aderlasses und der Purgativa. Er schrieb fünf Traktate über das Aderlaß und tadelte dessen Bestimmung nach den astrologischen Zeichen im Kalender. Ebenso eifert er heftig gegen die Semiotik des Bluts. „Ihr beschuldigt oftmahls ein Blut, es sei ungesund, darum weil es zu Boden fällt, welches aber nicht Schuld an der Ungesundheit ist, desgleichen, daß oft ein Blut nicht färbet, trocken oder wäßrig ausfließt, — dasselbige Blut aber, das euch unter die Augen fällt, liegt nicht an dem Ort, wo der Schmerz ist, sondern weit hinten.“ — Sie haben auch hiebei kein Urtheil in Erkenntniß des Bluts; denn alles Blut, so herauskommt, ist von Stund an todt, wer will aus dem Todten den Lebendigen beurtheilen? Betrachtet einen Menschen, der da gesund ist, wie er an sich ist; darnach wenn er krank, wie weit von der Gesundheit entfernt; darnach wenn er todt ist, wie so gar unkenntlich, daß Niemand deß Richter sein kann, was er gewesen ist. Nun so ist es auch vom Blut zu verstehen; sobald es vom Leib kommt, ist es todt; wer kann nun aus dem todten Blute große Dinge urtheilen, daß dazu krank gewesen ist? Dein Urtheil über das Lebendige soll aus dem Lebendigen gehen. Du sagst wohl: das Blut ist faul; ja im Sterben ist es faul, im Menschen nicht.“ 1) — Diese Ansichten beweisen, wie weit Paracelsus sich über den damaligen Standpunkt der Physiologie erhob, und wie er die menschliche (und überhaupt jede) Organisation als unmittelbar unter dem Einflusse des Lebens stehend, sich vorstellte, nicht, wie es selbst heutzutage noch

1) 1, 713. 714. 715.

manche materialistisch gestimmte Naturforscher machen, als ein bloßes Objekt physikalischer und chemischer Untersuchung, wobei man vergißt, daß sowohl von physiologischer als von pathologischer Seite nicht das rein Stoffliche, die Materie, sondern das Dynamisch-Lebendige, das Organische, Substrat der Beobachtung wie der Behandlung sein muß.

Doch glaube man nicht, daß Paracelsus mit jenen Aussprüchen dem Aderlasse habe entgegentreten wollen. Es verdient vielmehr seine Empfehlung desselben um so eher hervorgehoben zu werden, als die Anhänger der chemischen Schule nach ihm es fast durchgehends verwarfen und hierin von der Meinung ihres Meisters abwichen. Nur gegen den von den Humoralpathologen eingeführten Mißbrauch der Blutentziehungen erhob er seine Stimme, und machte auf die Nothwendigkeit aufmerksam, stets mit Blutentziehungen sparsam umzugehen, und sie nie ohne die genauesten Indikationen zu veranstalten. „Ihr rathet oftmals Ader zu schlagen, so die Krankheit im Magen liegt, zu verstehen, wie einer, der etwas in einer Stadt verloren hat, weiß, daß es darinnen ist, aber nicht an welchem Orte. Diesen werdet ihr vergleicht, was der ganzen Kunst der Arznei ein Spott ist.“ 1) — „So saget ihr auch viel vom bösen Blut, und euer keiner weiß, was das böse Blut sei. Ihr sagt viel und sonst nichts, als vom verstockten Blut, verbronnenen, faulen und dergleichen. Es ist eine große Thorheit, daß ihr gesunden Leuten zum Purgiren (und zum Aderlassen) rathet. Die sind gesund, die der obern und untern Sphär widerstehen. Ihr aber heißet die gesunde krank und darauf hin sollen sie arzneien, purgieren und Ader laßen.“ 2)

Man sieht hieraus, wie Paracelsus, als Gegner der Humoralpathologen, auch gegen den Mißbrauch der Purgirmittel zu Felde zog. „Der Arzt soll sich nicht berühmen

1) I, 716
2) I, 728

mit der Vielheit der Stuhlgänge, nur mit rechtschaffner Egestion, daß diese gefunden und gegeben werde. So groß ist aber der Unverstand der Aerzte, daß sie nichts wissen von diesem Aphorismo, daß sie täglich sich sein berühmen, und ihn nicht verstehen. Ei, sagen sie, wie kann er nur krank sein, wir haben ihn so oft purgiret, kristiret auf viele Stuhlgänge u. s. w.? Was ist das für eine Red? eurer eignen Schand berühmet ihr euch, daß ihr es nicht verstehet." [1] -- Nichtsdestoweniger verordnete er da, wo es nöthig war, selber Purgirmittel; nur zog er die durch chemische Bereitung gewonnenen denen vor, welche Griechen und Araber (aus dem Pflanzenreiche entlehnt) darzureichen pflegten. Klystiere verabscheute er, als ein gemeines und schmutziges Mittel. Oporinus erzählt [2], wie bereits erwähnt [3], daß Paracelsus, wenn er seine Patienten purgirte, sich in jeder Krankheit dazu des Mercurius praecipitatus bedient habe, den er in Pillen gab, worin Theriak oder Mithridat oder ein Pflanzensaft gemischt war. Welche Sorte des Präcipitats dies aber gewesen, wird von ihm nicht mitgetheilt.

§. 67.

Trotz den mancherlei trefflichen Seiten der Paracelsischen Therapie finden sich auch scheinbare Schattenpartieen darin, die indessen vom rechten Standpunkte aus betrachtet, den großartigen Eindruck seiner wissenschaftlichen Bedeutsamkeit nicht schwächen. Da er sehr phantasiereich war, so erzeugte diese Eigenschaft manche Mißgeburt. Aber Phantasiereichthum war eine Eigenthümlichkeit jenes Zeitalters. Es kamen daher, wie die Geschichte uns nachweist, damals häufiger, als in mancher andern Zeit, Erkrankungen und Heilungen vor, die sich hauptsächlich auf Phantasie und Einbildung stützten, bei Leuten von geringer Naturkunde aber auch leicht anders gedeutet werden konn-

1) I, 707.
2) In Epist. ad Solenandrum et Wierum l. c.
3) S. oben S. 152.

ten. Nun äußert sich zwar Paracelsus über dergleichen oft auf eine Weise, der die Billigung der Gebildetsten jeder Zeit nicht fehlen kann. Aber in anderen Fällen war er gezwungen, dem Drange dieser Zeiteigenthümlichkeit nachzugeben, und auf diese Macht der Einbildung eine Behandlung der Krankheiten zu bauen, die ihm den Verdacht des Aberglaubens und der Charlatanerie zuzog, ohne doch von ihm anders, als durch die Nothwendigkeit der Verhältnisse entschuldigt und gebilligt zu werden. Mit Unrecht hat man ihm vorgeworfen, daß er ein Freund der Talismane und magischer oder sympathetischer Kuren gewesen. Zwar legte er gewissen Worten und Charakteren bei einzelnen Krankheiten eine größere Kraft bei[1]), als selbst seinen wirksamsten Arzneien (Aurum potabile und Essentia antimonii), aber er that dies nur, weil die Erfahrung, nicht weil seine Ueberzeugung dafür Bürgschaft leistete. Die Berücksichtigung der individuellen psychischen Zustände, also rein objektive Gründe, nicht etwa subjektiver Glaube an ihre absolute Heilkraft, bestimmten ihn in der Anwendung jener Wunder- und Zaubermittel, durch deren Gebrauch er nur einer unabweislichen Forderung seines Zeitalters genügte, da es, wie viele seiner Aeußerungen beweisen, mit jener Anpreisung und Huldigung der Sympathie und Magie ihm niemals recht ernstlich gemeint war. Obwohl man einer krankhaften Imagination durch imaginirte Mittel nützlich und wohlthätig entgegenwirken könne [2]), so müsse man doch, wie er meint, nicht aus jeder Posse eine Kunst machen und jeden Scherz als Ernst annehmen [3]).

§. 68.

Schließlich noch ein Wort über die Diätetik des Paracelsus. Man macht ihm den Vorwurf, daß er von der Diät, besonders in hitzigen Krankheiten, „gar keine Idee gehabt" habe [4]).

---

1) „Natura vires suas in verba imponit, sicut in herbas et radices ita in Gamachaeos. — Imagines et Characteres sunt pixides in quibus Magus syderum vires asservat." Philos. sagac. L. I. c. 6. (II, 378.)
2) I, 836. 837.
3) I, 1014; vergl. oben S. 96, Anmerk. 1.
4) Sprengel a. a. O. III, 484.

Allein dem widerspricht er ausdrücklich, indem er grade bei akuten Krankheiten die diätetischen Vorschriften des Hippokrates empfiehlt, und nur vor ihrem Mißbrauche warnt, der leicht Gesunde krank machen könne [1]). Bei chronischen Uebeln hält er freilich eine Beobachtung der Diät für weniger nöthig. Doch ist seine Ansicht, daß Arznei ohne Diät ebenso wenig helfe, als Diät ohne Arznei [2]), ein Beweis, daß er sie wenigstens nicht gradezu verwarf. Im Gegentheil läßt sich hieraus erklären, daß er nur darum im Allgemeinen so wenig Gewicht auf dieselbe legte, weil er sich zuversichtlich auf seine Heilmittel verließ, und ihnen fast jeden glücklichen Erfolg beimaß. Mit Unrecht spottete er daher der Aerzte, die vielleicht der Zweifel an der Heilkraft ihrer Arzneigaben dazu vermochte, alles von der Beobachtung der Diät zu hoffen, und ihr einen überaus hohen Werth in der Krankenbehandlung beizulegen. „Das Diät zu geben steht nit zum Arzt, steht zum Kranken und sein Vermögen." — „Von dem Diät reden, da thut ich der Arzney ein Schand auff; der in Diät handelt, ist schwach in der Kunst, vergißt daß Dreck drauß wird." [3]) „Die rechte Kur liegt allein in der Medicin und nicht im Essen [4])." Eine richtige Würdigung der Diät ging dem Paracelsus aber in der That ab.

§. 69.

Wie Paracelsus in der Pharmakodynamik die gangbarsten Vorurtheile bekämpfte, so erklärte er sich auch in der Therapeutik gegen viele altherkömmliche Irrthümer. Die Lehre von den Arkanen und der specifischen Wirkung gewisser Substanzen auf den menschlichen Körper führte ihn auf leicht erklärliche Weise zu der Annahme, daß für jede Krankheit von Gott auch ein Heilmittel geschaffen, und alle Krankheiten also heilbar seien [5]). Wenn wir diese specifischen Mittel nicht im-

---

1) I, 699.
2) III, 19.
3) I. 254. 308.
4) I, 552.
5) I, 877. 880.

mer kennen, so liegt das nur an der Unvollkommenheit des menschlichen Wissens. „Willtu deinen Nechsten lieben, so mustu nit sagen: dir ist nicht zu helffen, sondern du mußt sagen: ich kann es nicht, und versteh es nicht.“ Noch mehr bestärkt ward er in diesem Glauben durch die oft unerwartet glücklichen Folgen, die er von dem Gebrauche seiner mineralischen Mittel bei den, von den Galenisten bisher für unheilbar gehaltenen Krankheiten (Aussatz, Lustseuche, Gicht, Epilepsie, Wassersucht und inveterirte Quartanfieber) beobachtete. Gegen diese hartnäckigen Krankheiten versuchte Paracelsus seine Kunst vorzüglich, und fast Alle stimmen darin überein, daß ihm die Kur derselben meistens gelungen sei. So viel wenigstens ist gewiß, daß seine vernünftigen Anhänger in der Behandlung dieser langwierigen Uebel, weil sie heroische und sicher wirkende Mittel in Gebrauch zogen, glücklicher waren, als die Galenische Schule. Aeußerst Unrecht erscheint es aber, daß viele Schriftsteller — von Smetius bis Sprengel — ihm deßhalb Widersprüche und Anmaßung zur Last legen, weil er dennoch „einzelne Krankheiten für unheilbar erklärt, und offen gesteht, sie nicht heilen zu können.“ — Sie haben ihn durchaus nicht verstanden. Paracelsus hält alle Krankheiten für absolut heilbar; aber die Aerzte, und er selbst nicht ausgenommen, seien nicht immer im Stande, das richtige Mittel aufzufinden, das in der Natur verborgen liegt. — Bescheidenheit und Wahrheitsliebe zierten den, der sich selbst nicht schonte, obgleich er sich seiner Vorzüge bewußt war, und dafür Verkennung und bösen Leumund einerntete.

§. 70.

Während die bisher mitgetheilten allgemeinen Grundsätze, auf die Paracelsus seine Heilmethode stützte, für die Entwickelung der Medizin noch in den spätesten Zeitaltern vom bedeutendsten Einfluß waren, enthält die specielle Pathologie und Therapie der Krankheiten bei ihm zwar viel Eigenthümliches und Werthvolles, beitet aber für eine klare und faßliche Darstellung mannigfaltige Schwierigkeiten dar, da Paracelsus, wie gesagt [1]), nirgends einer systematischen Anordnung folgt, sondern seine Ansichten über die einzelnen Krankheiten nur allenthalben bruchstückweise zerstreut hat, so daß nur die wenigen, über die er eigentliche Monographieen geschrieben, einigermaßen vollständig abgehandelt, bei allen aber der Nachweis und die Wiedererkennung seiner generellen pathologischen und therapeutischen Prinzipien in der individualisirten Anwendung auf den speciell gegebenen Fall, unmöglich erscheinen. Die hier folgenden, kurzen Beiträge zu einer Darstellung der speciellen Pathologie und Therapie bei Paracelsus wollen daher nur als ein mißlungener Versuch betrachtet sein, und machen auf Vollständigkeit keinen Anspruch. Einerseits aber werden sie hoffentlich Einiges wenigstens zu einer besseren Kenntniß und Würdigung der Paracelsischen Krankheitsanschauung und Heilmethode beitragen, andererseits den Beweis liefern, daß auch der reinste Sinn für Naturforschung und die erhabenste Auffassung der Lebenserscheinungen nicht vollkommen gegen die Eindrücke der Zeit und die Macht allgemein geltender, früh eingesogener Irrthümer zu sichern vermag, so daß, während der Grundriß des Gebäudes von allen späteren Geschlechtern für richtig und ausführbar gehalten wird, ja, das Bauwerk selbst in seinem tiefsten Fundamente Haltbarkeit und Dauer verspricht, doch die Specialitäten des Baues nur ein vorübergehendes Interesse abgewinnen, und allenthalben in ihrer Unbeholfenheit, Unzweckmäßigkeit und Ueberladenheit den Einfluß der eben gangbaren Mode und des sich geltend machenden Zeitgeistes genügend verrathen.

§. 71.

Die specielle Fieberlehre hat Paracelsus sehr mangelhaft und unklar vorgetragen. Er erklärt im Allgemeinen das Fieber für eine Krankheit des entzündeten Nitrum, das Nitrum selbst als eine Art des Tartarus und als Erzeugniß der im Körper angesammelten und in Fäulniß übergehenden Stoffe, als „Mist". „Alle Nitra seindt wie Mist, wenn der Mist zu Hauf ge-

1) S. oben S. 131.

geschütt und gesammlet wirdt, so entzündet er sich" [1]). Jene Ansammlung verursacht eine Verengerung der natürlichen Ausscheidungswege des Körpers, er nennt sie daher „Oppilatio" (Anschoppung). So lange nun das Nitrum vorhanden ist, sucht es sich loszumachen und in Bewegung zu setzen, um aus dem Körper zu gelangen. Dergestalt erregt der „Motus nitri" eine Krankheit, die wir „Fieber" nennen. „Wie ihr sehet, daß Terrae motus die Erden schüttert, also schüttert das Nitrum hier den Leib" [2]). Diese Erschütterungen des Körpers, mit wechselnder Hitze und Kälte, kommen und vergehen paroxysmenweise, so lange die schadhaften Stoffe vorhanden, „also für und für bis zu End der Materia." Dergestalt erscheint das Fieber als ein „morbus paroxysmalis ex oppilatione totius corporis" [3]).

Das Nitrum, als Produkt der faulenden Stoffe im Körper, häuft sich vorzüglich im Blute an und verengert dadurch „die Venen" [4]) (d. h. bei Paracelsus überhaupt die Blutgefäße). Er unterscheidet mehrere Gattungen von Fiebern, deren ebenso neue als künstlich gesuchte Benennung und Eintheilung jedoch heutzutage kein Interesse mehr hat, nämlich: ein genus opiaticum, centaureum, erroneum, litteristum und albuginosum des Fiebers [5]). Dennoch zeigt die Erklärung dieser Gattungen, daß Paracelsus einen richtigen Blick in die Entstehung der Fieberzustände hatte [6]). So leitet er gewisse Fieber von Ursachen, die außerhalb der Leibesconstitution gelegen sind, her, d. h. von allgemein psychischen oder epidemischen Verhältnissen [7]). Uebrigens wirkt auch beim Fieber der Archaeus auf die Austreibung des Krankheitsstoffes und ruft dadurch die Paroxysmen hervor [8]). Nach diesen Paroxysmen scheiden sich die Fieber in intermittirende und continuirliche. Zu ihnen gehören die ein-, drei-, und viertägigen Fieber, die je nach ihrem Ursprunge wieder in Leber-, Milz- und Nierenfieber zerfallen. Die Quar-

---

1) I, 361. 2) I, 162. 3) I, 166. 4) I, 440.
5) I, 681. 6) S. oben S. 125. 7) I, 681. 8) I, 682.

tanfieber entstehen hauptsächlich aus der Milz. Während des Paroxysmus bahnt sich nun das faulende Nitrum oder der Tartarus unter Erzittern der Glieder und Wärmeerzeugung einen Ausweg durch Schweiß und Urin, die als kritische Ausscheidungen zu betrachten sind. Kritische Tage nach der alten Hippokratischen Ansicht, kennt er nicht. „Krisis" nennt er den Zeitraum vom Beginn der Krankheit bis zu ihrem Ende, ohne auf Steigerung, Stillstand und Abnahme derselben zu achten [1]). Den ersten Tag der Krisis nennt er „Dies causae", den letzten „Dies cretica." In diesem Krisenstadium ist nun der Körper bemüht, die ihm gleichsam als Exkrement und Hefe anhaftende Unreinigkeit auszustoßen, so daß er nachher wieder in der Reinheit seines ursprünglichen Wesens erscheint [2]). Die Unregelmäßigkeiten und typischen Veränderungen der Paroxysmen entstehen aus der Verschiedenheit der fauligen Stoffe, die nicht immer alle Wege und Ausgänge verschließen [3]). — Zu bemerken ist noch, daß Paracelsus, wo er schlechtweg vom Fieber, ohne nähere Bezeichnung desselben, spricht, immer nach der beim Volke gewöhnlichen Ausdrucksweise, das Wechselfieber, von ihm „Kaltenweh" genannt, im Sinne hat. Nirgends aber findet sich in seinen Schriften eine vollständige Aufzählung der Fiebersymptome, oder eine genaue Unterscheidung und Eintheilung der Fieberstadien. Man kann daher ebenso wenig richtige Heilanzeigen und Heilmethoden derselben bei ihm erwarten.

Außer den Fiebern im Allgemeinen werden aus der Verderbniß des angehäuften Nitrums noch als besondere Krankheits- oder eigentlich Fieberarten der „Karbunkel" und die „Flammula" hergeleitet. Zum Karbunkel gehören der „Anthrax", die „Pest", der „Saphyrus" und die „Phlegmone", zur Flammula „Synanche" und „Causon." Die Flammula beschreibt er als ein typhöses Fieber mit Stupor. „Sie währet für und für in Hitz, und macht die leuth daub, etwan gehts zum Todt, etwan lang Siechen, große Hitz und Daubsucht." [4]) Unter Karbunkel

1) I, 163. 2) vergl. oben S. 125. 3) I, 434. 4) I, 162.

versteht er ein bösartiges Pestfieber mit Beulen (Apostemata, Brand?), das entweder in Gesundheit oder in den Tod übergeht. Eine detaillirte Charakteristik der eben genannten sechs Unterabtheilungen dieser Fieberarten wird man hier schwerlich erwarten, da sie aus den oben angedeuteten Gründen ebenso viel Schwierigkeiten, als Mangel an Interesse für die Wissenschaft darbietet; höchstens dürfte man durch seine Eintheilung des Fiebers in Febris, Flammula und Synanche einigermaßen an die der neuern Pathologen (in Synochus, Synocha und Typhus) erinnert werden [1]. Schließlich verdient hier die Beobachtung des Paracelsus als eine Eigenthümlichkeit Erwähnung, daß beim Grassiren bösartiger Lagerfieber die Verwundeten nicht davon ergriffen werden [2].

Auf die Kur der Fieber bezüglich verordnet Paracelsus bei Wechselfiebern eben kein besonderes Regimen, doch warnt er vor ausleerenden Mitteln. Nächstdem läßt er meistens zur Ader, und giebt Weinstein, Gold, Laudanum, weiße Korallen und zuletzt Stärkungsmittel, weinige Myrrhen- und Zimmtaufgüsse und dergl. [3]. Bei den typhösen Fiebern nimmt er dagegen insofern auf die Diät eine besondere Rücksicht, daß er den Kranken reichliches Getränk gestattet, während er die Behandlung selbst mit einem Brech- oder Purgirmittel zu beginnen anräth.

§. 72.

Wenn Paracelsus überhaupt als Zerstörer der ganzen mittelalterlichen Medizin, in der er alle bisherigen Ansichten stürmisch über den Haufen warf, auftrat, so offenbarte sich dies destruktive Prinzip in seinem Wirken, dem es mehr um Einstürzen und Niederreißen, als um Aufbauen und Anordnen zu thun war, auch in vielen Einzelnheiten seiner Lehre, wie solches recht deutlich aus seinen Ansichten über die Pest hervorgeht. Es sind dieserhalb seine Bücher über diese Krank eit [4]), abgesehen von

1) cf. I, 843. 2) III, 15. 3) I. 434, 470, 728.

4) Vom Ursprung und Herkommen Pestis IV Tractate. Von der Pestilentz, ein Büchlein, geschrieben an die Stadt Stertzingen. Zwey Bücher von der Pestilentz und Ihren Zufällen. De peste Libri tres cum additionibus.

ihren mancherlei Mängeln und Widersprüchen, am härtesten von allen getadelt worden, da er alle Schriften und Aerzte, die vor ihm von der Pest gehandelt hatten, verwarf. „Ihr Schrifft sind Red und gar eytel, mit solchen Künsten, wer wollt denn seinen Fuß auf solche schrifften heften? dieweil auch Galenus und Avicenna Klapperleut sind, welcher Rhetor sich seiner angeborenen griechischen Art nie entzogen hat." — „Wie viel herter in Betrug sind die Bücher der Pestilenz geführt worden, so die Bücher der tödtlichen Krankheiten keinen Grundt haben? in Ursprung und Heilung der Krankheiten untüchtig, vielmehr untüchtig seindt die vermeinten Bücher der Pestilenz. — Werden mich derselben Bücher und Schrifften nicht bekümmern noch hindern."

Er betrachtet nun die Pest als eine Geißel der Menschheit und leitet ihren wahren Ursprung vom Himmel her, indem er sie als eine Wunde bezeichnet, die dem Menschen durch einen himmlischen Streich oder Schuß, nach Art des Blitzes, zugefügt wird. „Denn, wie ein Strahl vom Himmel schlächt herab auff die Erden, also schlächt sich auch das (Pest-) Feuer auß im Menschen; und wie man sagt, der Donner schlächt gern in die Tannen-, Eichenbäume, auf Menschen und Vieh: Also hat er auch die Oerter im Menschen, dahin er schlächt, zun Ohren, Vehsen (Achseln), Schlichten (Weichen)." Wir selbst sollen Schuld sein an diesem Unglück, weil wir durch unsere bösen Vorstellungen und Gedanken den Himmel vergiften, der über unsere Sünden zürnet, so daß der himmlische Vater das syderische Gift auf die Menschen herabstreut, wodurch die Luft mit arsenikalischem Stoffe geschwängert wird, der nun die Pest erzeugt [1]). Die Pest käme aber nicht über uns, wenn wir sie nicht machten; denn „so groß ist die menschliche Weißheit, daß sie unter ihr hatt alle Gestirn, Firmament und den ganzen Himmel." — „Aber so wir den vergifften, so schütt er das gifft über uns aus. Der anfang ist inn uns, und alle falschen tücken in uns und Untugend." — Wie nun ein Vater und

1) I, 350.

eine Obrigkeit die Strafruthe gegen Söhne und Unterthanen handhaben, so hat auch der Himmel seine besondere Ruthe. „Er strafft aber niemandts, er werde denn geursacht dazu. Darumb so kommt der Ursprung solcher Krankheit auß uns selbst, durch den Himmel über uns geschickt nach unser aller thun, Wesen und Leben. — In dem Himmel ist nie keine Pestis gewesen, aber der Himmel wird inficirt von den Menschen, in demselben generirt es sich und fällt aus demselben wieder auf uns. — Also thut Gott mit der Pest, da lasset er auch seinen Zorn sehen und darauff die Barmherzigkeit durch den Artzt an denen, die nit getödtet werden sollen, denn Pestis ist nichts anders als ein Zorn Gottes: Und die Artzney ist keine Gewalt oder Gerechtigkeit, allein eine Barmherzigkeit, sonst wer wollt von einem Tag zum andern leben?" —

Aber nicht nur durch Vergiftung des Firmaments, sondern auch durch schadhafte Nahrungsstoffe [1]) und schlechte Lebensweise wird die Pest erzeugt. „Auf die Klöster und Hurenhöff habt Acht, ihr Fürsten und ihr Herren. Da geschehen große und erschreckliche Sünden, darauß Pestis heftig gerursacht wird. Denn in solchen Hurenhöffen und den Klöstern wirt viel Sperma von den Geistern aufgefangen, dardurch die Zauberhexen ein vergiffte Mumiam zurichten und bereyten ein solch contagiosum venenum, daß viel tausend Menschen dadurch vergiftet werden" [2]).

Unter den astralischen Einflüssen sind besonders die des Saturn, des Kinderfressers, der Entstehung der Pest sehr günstig. Mit dem Saturn hängt der Schwefel zusammen, der die materielle Hauptveranlassung (Materia peccans) der Pest ist [3]). Da es nun dreierlei Schwefel giebt: Spießglanz-, Arsenik- und Markasit-Schwefel, so ist es auch erklärlich, warum die Pest ebenfalls an drei Stellen des Körpers ihre Kraft vorzüglich äußert, nämlich an den Achseln, in den Weichen und hinter den Ohren.

1) I, 344, 346, 391. 2) I, 365. 3) I, 347. 357.

Diese drei Stellen, an denen der Schweiß ausbricht, stehen mit dem Himmel in der wichtigsten Verbindung, der Grund aber davon ist übernatürlich und daher unerklärlich. „Saturnus wirket mit den Eigenschaften des Mondes im Obertheil des Menschen, das ist, hinder den Ohren: Mars und Sol wirket auch an einer sonderlichen stelle, außwendig des Menschen: Nemlich under den Vehsen. Also auch Jupiter und Venus in beiden Schlichten bei der Schaam [1]." —

Bei dieser Aufstellung und Erforschung der Ursachen der Pest ertappen wir den Paracelsus auf mannigfachen Inkonsequenzen und Widersprüchen, die schon van Helmont scharf gerügt und nachgewiesen hat [2]). Denn wenn die Pest bald aus Gott, bald aus den Gestirnen kommen, bald durch uns selbst, d. h. durch den Mißbrauch unseres freien Willens, veranlaßt werden soll, — „so wir das Gestirn nicht inficirten durch unsere Imagination, so fielen keine Impressiones auf uns", — so verwechselt Paracelsus entweder die Gestirne mit Gott selbst, oder er sieht sie als Intelligenzen an, denen von Gott die Ruthe zur Züchtigung der Sünder ein für allemal überlassen worden ist. Diese Unklarheit und Verwirrung steigert sich noch durch die Behauptung, daß die Meisten durch Imagination, Schrecken und Furcht vergiftet werden, obgleich eben erst der Himmel als alleiniger Thäter der Krakheit genannt wurde. Ja, weiterhin spricht Paracelsus sogar von viererlei Pest, je nach den vier Elementen, deren jede eine besondere Heilung erfordern soll [3]), und erklärt zuletzt, wie die Pest zum großen Unheil der Menschen sogar durch Hexen und Zauberer verursacht werden könne [4]). Eine Lösung dieser auffallenden Widersprüche wird man vergebens suchen.

Aehnlichen Inkonsequenzen und Räthseln begegnen wir in Bezug auf die Ansteckung der Pest. Fast könnte es scheinen,

---

1) I, 326.

2) Derselbe sagt: „Paracelsus de peste tanquam sibi ignoto hoste tractavit."

3) I, 345. 4) I, 336, 348, 349, 350, 353.

als wäre dieselbe von Paracelsus ganz übersehen worden, da sie unter den Ursachen nicht ausdrücklich genannt worden ist. Jedoch unterliegt es keinem Zweifel, daß ihm eine Mittheilung der Krankheit bekannt gewesen, die durch die Luft geschieht; allein bald legt er auf diese Ursache ein großes Gewicht, bald verwirft er sie gänzlich, so daß man nicht weiß, worin seine eigentliche Meinung bestanden habe. „Wiewohl etlich Ding dafür gehalten werden, davor man sich bewaren soll und mit viel worten außgelegt: So ist doch nicht viel auff dasselbig zu achten, nemlich, als eim der Lufft ist zuwider, als etlich sagen: so mag es doch nit seyn auß ursach: der Lufft der Pestilentz ist so gewaltig in seinem Durchdringen, daß er mit sampt andern wolriechenden Dingen sich eynvermischt; dazu auch diejenigen sucht, wie ihm gleich sind, daß ihm der Luft nichts weren mag, darumb luфftshalben nichts weiter zu achten ist, als allein der Leib inwendig wol zuwaren, — dieweil den Leib zu bewaren, nit in äußerlichen Dingen ligt[1])". — Während hier die Gefahr der Ansteckung fast ganz abgeleugnet wird, ergiebt sich aus den gleich folgenden Zeilen, daß Paracelsus wenigstens nicht immer dieser Ansicht getreu blieb. Denn er sagt: „die aber zu solchen kranken müssen gehen und um sie zu wohnen, ist nicht wunder, der Lufft von kranken gibt dem andern Vergiftung: daß solches nit beschehn, soll dieser im Mund ein Weyrauch tragen und dem kranken im Mund ein Meisterwurz gelegt werden. So wird die Meisterwurz und der Weyrauch einander kein Vergiftung lassen zustehen[2])." — Noch näher ist dieser Gegenstand an einer andern Stelle berührt, wo auch die Ansteckung erklärt und ihre Verhütung angedeutet wird. Paracelsus bedient sich nämlich zur Erklärung der Ansteckung der bereits früher erwähnten[3]) magnetischen Attraktionskraft des Körpers, vermöge welcher derselbe den

1) I, 358 — 359. 2) I, 359. 3) S. oben S. 111.

pestilenzialischen Giftstoff an sich ziehe. Er behauptet, daß im Menschen etwas Siderisches sei, d. h. ein von den Sternen abstammendes, dynamisches Wesen, das wie ein Magnet ihre Kräfte an sich zieht. Er nennt daher dieses Wesen den „Magnes microcosmi" oder die „Mumie" des Menschen und glaubt, daß durch dasselbe der Mensch die giftige Luft aus dem Chaos (oder Mysterium magnum) an sich ziehe. „Ihr sehet, daß der Magnet an sich zeucht das Eisen — also auch der Mensch eine solche anziehende Kraft in ihm hat, die sich in einem gradu mit der Magnetischen krafft hält. Nuhn zeucht der Mensch von außen an sich durch dieselbige krafft den nebenschwebenden Chaos (d. h. das in der Luft enthaltene Contagium): auß dem folgt nuhn vergiftung des Luffts im Menschen. Also auff das verstanden, daß dieser Magnes spiritus vitalis ist im Menschen, die sucht den vergifften Menschen, so sie sich uniren mit dem Chaos außerhalb. Also werden die gesunden von den ungesunden vergifftet durch diese Magnetische anziehung. In welchem ein Praeservativum ist, der kranken Lufft nit berüren 1)."

Ueber die Prophylaktik der Pest giebt Paracelsus verschiedene Regeln. Man verhütet sie nämlich theils durch Entfernung der Gesunden von den Kranken; „es muß Feuer zu Stroh nit gelegt werden;" theils durch Amulete, die, mit großer Anziehungskraft begabt, als Ableiter wirken sollen; theils dadurch, daß wir den Himmel „nit reitzen," was er für die Hauptsache hält. Außerdem empfiehlt er Reinigung der Zimmerluft durch Anzündung von Schwefel, Weihrauch, Myrrhen und Asa foetida, Vermeidung aller Furcht und Geistesaufregung, Beibehaltung der gewohnten Nahrung und Beobachtung der Mäßigkeit; endlich den Genuß scharfer und reizender Stoffe, wie Zwiebeln, Knoblauch, Essig u. dergl. Merkwürdig ist es, daß, wie in neuerer Zeit das Einreiben des ganzen Körpers mit Baumöl als Schutzmittel gegen die Pest empfohlen wurde, schon

1) I, 369.

Paracelsus den Rath giebt, den Körper durch Einsalben mit Balsam seiner Eigenschaft, Krankheiten an sich zu ziehen, zu berauben, in gleicher Weise, wie der Magnet, wenn er mit Oleum Mercurii bestrichen wird, seine Kraft verliert, das Eisen an sich zu ziehen.

Die Behandlung der Pest beruht auf der Ausziehung des Giftes und der Stärkung des Körpers. Jener Indikation entspricht hauptsächlich das Aufbinden von Fröschen, Kröten, Sperlingen u. dgl. [1]) auf die drei hauptsächlich gefährdeten Stellen des Körpers; sie saugen dann das Gift aus, weil Gift ihnen eine gewohnte Nahrung ist. Die von ihm gegen die Pest empfohlenen mannigfachen Confortativa bieten weder historisches, noch wissenschaftliches Interesse dar.

§. 73.

Je ausführlicher diejenigen Krankheiten, die in ihrer Natur und Behandlung auch heutzutage noch Schwierigkeiten darbieten, oder bei denen Paracelsus ganz eigenthümlich abweichende Ansichten entwickelt, hier gewürdigt zu werden verdienen, desto schneller wird man über andere Krankheiten hinwegeilen können, wo weder die Neuheit, noch die Wichtigkeit des Gegenstandes etwas Absonderliches erwarten läßt.

Die Entzündungen stellt Paracelsus ihrem Ursprunge und Wesen nach in einen gewissen verwandtschaftlichen Connex mit der Pest [2]). So z. B. waren Pest und Phlegmone bei ihm nur besondere Grade des Carbunculus [3]). Die Phlegmone betrachtet er als eine Gattung des anhaltenden Fiebers, ohne übrigens an irgend einer Stelle seiner Schriften etwas Näheres über dieselbe mitzutheilen, so daß man gar nicht weiß, ob dieser Name auch die von uns heutzutage „Phlegmone" genannte Krankheit bezeichne oder nicht. Neu ist seine Eintheilung der Entzündung. Jede Entzündung nämlich ist entweder „Pleuresis" oder „Prunella." Jene ist aber keineswegs als wirkliche Pleuresie, nach dem Begriffe der alten wie der heuti-

1) I, 336. 2) I, 164. 423. 425. 430. 3) Siehe oben §. 71.

gen Aerzte, anzusehen, d. h. als ein eigentliches Brustleiden, sondern sie bezeichnet im Allgemeinen eine innere, in den Hauptorganen sitzende Entzündungs-Krankheit, die durch Anhäufung des Tartarus erzeugt wird, und sich durch Zittern der Glieder, abwechselnde Kälte und Hitze, wechselnde Gesichtsfarbe, Schwäche und stechende Schmerzen im Kopfe, in den Seiten, in der Brust und in der Herzgrube, äußert. Doch sollen nicht alle Hauptorgane auf einmal ergriffen werden, und deshalb ist die Pleuresis, je nach ihrem Sitze, verschieden, als Pleuresis des Herzens der Leber u. s. w. — Prunella ist ein geringerer Grad der Entzündung, und Paracelsus scheint damit hauptsächlich die äußerlich sichtbaren Entzündungen, z. B. die des Schlundes, Kehlkopfs u. dergl. zu verstehen, ohne sich genauer darüber auszusprechen.

Da alle Entzündungen nach seiner Meinung, gleich den Fiebern, aus Anhäufung des Tartarus entspringen, so muß bei ihrer Behandlung das Hauptaugenmerk des Arztes darauf gerichtet sein, jene Oppilation zu heben, und den Tartarus zu entfernen. Unter den verschiedenen Mitteln hierzu zählt er auch das Aderlaß auf. Doch dürfte man in der darüber besonders geschriebenen Abhandlung bestimmte Indikationen und Methoden vergeblich suchen. Als Feind der Humoralpathologie ist er eben kein großer Lobredner dieser Operation. Er leitet die Krankheiten nicht aus eigenthümlichen Veränderungen des Bluts und der Säfte, sondern als selbstständige Individualitäten aus besonderen Samen her. Da wir nun die Theile, in denen jene Samen gleichsam nisten, nicht isoliren und ausschließlich entfernen können, so verspricht er sich auch dieserhalb von der Blutentziehung nur wenig. Wo er aber in speciellen Fällen die Venäsektion empfiehlt, da nimmt er zwar bei derselben weder auf die Gestirne, noch auf die Jahreszeit, jedoch ebenso wenig — und das ist ein großer Fehler! — auf den Puls Rücksicht, und bekümmert sich auch nicht um die Farbe und Beschaffenheit des aus der Ader gelassenen Blutes, weil er es als etwas Todtes ansieht, das, sobald es aus dem Körper entfernt ist, mit dem Leben desselben in keinem Zusammenhange mehr steht. Diese Ansicht verdient in einer gewissen Beschränkung alles Lob, und ist besonders denjenigen, die heutzutage aus der chemischen Zerlegung des leblosen Blutes so wichtige Resultate für die Erklärung physiologischer und pathologischer Prozesse sich versprechen, zur Nachachtung zu empfehlen.

Zur Kur verordnet er bei allen Entzündungen Weinstein, sublimirten Schwefel, Mumie, Wachholderbeeren, Wermuth, Cichorien u. dergl., in einzelnen Fällen auch Laudanum, Moschus und Kampher. Auf die Diät nimmt er wenig Rücksicht.

§. 74.

Da der Tartarus in der Pathogenie des Paracelsus eine so große Rolle spielt, so wird die Mehrzahl der Krankheiten bei ihm zu den tartarischen gerechnet, oder wenigstens unter der Rubrik derselben abgehandelt. Dahin gehören z. B. das Sodbrennen (Pyrosis), das er als besondere Krankheit ansieht, der Magenkrampf, die Kolik, das Hüftweh (Lumbago, Schiarum dolores), die Strangurie. — Das Sodbrennen entsteht von schlechter Verdauung und tritt mit Ekel, Appetitlosigkeit und brennendem Magenschmerz auf. Purgirmittel verwirft er dabei, und räth zu krampfstillenden, wie Laudanum, Bilsenkrautöl u. s. w. Starken Biertrinkern, die daran leiden, empfiehlt er — nicht mit Unrecht — den reichlichen Genuß von Pfeffer [1]). — Wenn sich der Tartarus in den Gedärmen auflöst, so entsteht die Kolik, die mit Leibschmerzen, Erbrechen und Verstopfung auftritt. Die dabei vernehmbaren Flatus rühren von den verschiedenen Arten des Tartarus, oder von der zur Verdauung nöthigen Säure, oder von den Winden des Mikrokosmus her. Merkwürdig ist es aber, daß die Lähmung der Glieder, welche heutzutage nur als eine Begleiterin der metallischen Kolik beobachtet wird, bei Paracelsus immer als ein constantes Symptom der gewöhnlichen Kolik erwähnt ist. Zwar giebt er zur Heilung der Kolik öfters Purgirmittel [2]), doch bemerkt er ausdrücklich, daß dies nicht etwa der Entleerung der Galle wegen geschehe, weil letztere niemals Kolik zu Wege bringen könne, eine Behauptung, die be-

---

1) I, 396. 2) I, 690.

kanntlich aller Begründung entbehrt. Als eine besondere, aber wohl zu unterscheidende Art der Kolik erwähnt er die Wurmkolik, und lobt die alten Aerzte, weil sie deren Symptome gut dargestellt haben [1]). Die Erzeugung der Würmer leitet er theils aus einem besonderen Samen, theils aus der Fäulniß der Nahrungsstoffe im Magen her. Sie werden in allen größeren Organen, mit Ausnahme der Nieren, gefunden. So verschieden aber die Gattungen derselben sind, so ist doch bei der Kur darauf nicht Rücksicht zu nehmen. Letztere besteht in der Tödtung und Austreibung der Würmer. Unter den tödtenden Mitteln erwähnt er des Helleborus albus. Laxanzen tödten die Würmer nicht, sondern treiben nur die getödteten aus, wie Aloë, Coloquinten u. a. [2]).

Das Hüftweh erscheint zuweilen gleich nach verübtem Coitus, und nimmt dann seinen Ursprung aus dem in den Samengefäßen vorhandenen Tartarus. Meistens sind daher die daran Leidenden unfruchtbar, weil der Same nicht zur gehörigen Abscheidung gelangen kann [3]). Tritt die Krankheit gleichzeitig mit Strangurie auf, so ist dies ein Zeichen von vorhandenen Nieren- oder Blasensteinen. Letztere sind entweder steiniger oder sandiger Natur (Gries), und können Contrakturen und Lähmungen der unteren Gliedmaßen veranlassen. Von allen tartarischen Krankheiten macht die Steinkrankheit die fürchterlichsten und schmerzhaftesten Paroxysmen, und wenn der Tartarus in der Blase vollkommen ausgebildet ist, so sind die Steine fast unauflöslich und die Krankheit sehr hartnäckig. Die von ihm angewandten Auflösungsmittel sind destillirter Weingeist, Semen Psyllii, Weinstein, Crocus, Cantharide, Steinbrech (Herba saxifragae) und andere ähnliche, aber nicht energisch eingreifende Substanzen [4]).

§. 75.

Ebenfalls zu den tartarischen Krankheiten wird vom Paracelsus die Gicht gerechnet, deren Erkenntniß und Heilung ihm,

---

1) I, 534. 2) I, 453 — 456. 847. 3) I, 508. 4) I, 448.

wie er sich oftmals rühmt, besser gelungen sei, als allen übrigen Aerzten; ja, er geht so weit, letztere in Bezug auf diese Krankheit als wahre Mörder darzustellen, und die Regenten aufzufordern, sich und ihre Völker deshalb besser zu berathen, denn „ihre Redt ist nichts anders, denn lügen und unverstandt, Dorheit, Narrheit, Falsch, Irrung und Tellerschleckerei" [1]). Er widerspricht ihrer Behauptung, daß das „Podagra" — bei ihm der Gattungsname für Gicht — unheilbar sei [2]), und versichert, daß er mit Hülfe der Alchymie ein sicheres Mittel gegen diese Krankheit gefunden habe [3]). Dennoch ist von ihm ebenso wenig eine genaue und bestimmte Heilmethode derselben aufgestellt, als die ihm angeblich bekannten 129 verschiedenen Arten von Gicht genannt sind, weil deren Kenntniß auf die Heilung keinen Einfluß ausüben solle. Aus dieser großen Verschiedenheit der arthritischen Zufälle mögen zum Theil die mancherlei Widersprüche über die nächsten Ursachen des Uebels herrühren, die sich in seinen verschiedenen Abhandlungen über dasselbe vorfinden. Die Gicht hat ihren Sitz im Gliedwasser, — daher sollte der Name „Podagra" eigentlich in „Synovia" verwandelt werden [4]), — und erregt besonders an allen den Stellen, wo cartilaginöse Knochenverbindungen Statt finden, wie dies bereits früher angeführt [5]), ihre schmerzhaften und hartnäckigen Paroxysmen [6]). Die gewöhnliche Eintheilung der Gicht bei den Aerzten nach ihrem Sitze, in Chiragra, Genugra, Schiatika, Arthetika (Arthritika) erklärt er für sophistisch, und nimmt so viele Species der Krankheit an, als es Salze giebt, weil der Krankheitsstoff selbst salinischer Natur sei, und nach der Verschiedenheit der Materie auch das Wesen der Krankheit variire. Im Allgemeinen stellt er nun die Weise des Gichtübels folgendermaßen dar: „an dem Ort, da es wurzelt, am selbigen meldet es sich, etwa nach der Speiß und Tranck, etwan nach dem Mond und Wetter, etwan nach

1) I, 563. 2) I, 579. 3) I, 633.
4) I, 540. 5) S. oben S. 128. 6) I, 564. 579.

der Nacht mit Geschwulst, Hitz, Frost, Rött. Am letsten kommt es in ein gewaltig verherten, also daß es die Glaich (Gelenke) und die Bein auseinander zeucht, spalt und entsetzt die Proportion aus ihrer Geometrey, krümpts, verherts, verwillerts (verwildert), treibts auff mit Knosspen, Knorren, erhertet die Glaich und macht daß sie unbüglich werden, nicht zu biegen. Demnach wachsen gekörnte Salzgranen darin, also starck und hefftig, daß am letzten in solcher grossen zunemmung sterben." — „Dieser krankheit bleiben wehret neben anderen krankheiten und vergeht, kompt wieder, vergeht und ist doch allmal noch da: Tödt niemand, sie komme denn in eine Verstopfung, das ist daß sie nit mög auff ihr Anatomey kommen, also nimmt sie das Leben. — — Also theilen sich solche Schmerzen aus, daß sie jetzt an dem Orth, dann an dem Orth sind, nicht gefangen an einem Orth, sondern wunderbarlich hin und her." — „Auch kommen in solchen Kranken mancherlei arth der Schmerzen mit seltsamen Zeichen, verändert, und nicht einander gleich oder selten. Ist auch der Arth, so nicht seine bequeme (passende) Arzney gebraucht wird, sondern die Experimenten, als spott sie der Arzney und des Arztes. Ist gleich als einer der ein Kind ein Apfel zeigt und doch nicht giebt, thut allen dergleichen, also vexirt sie den Arzt. Das ist die leckerisch (neckisch, närrisch) Krankheit und die spöttischte under allen, gleich als könnt sie reden, und vexiren beim besten. Und ist gleich, als wenn einer mit einem Narren Possirt, und der Arzt wär der Narr und die Krankheit wär der Herr." [1]) Diese einfache, verständliche und doch so naturgetreue Darstellung des Wesens der Gicht bedarf weder einer Erörterung, noch eines Lobes. Auffallend ist es aber, daß Paracelsus, der große Gegner der Elementarqualitäten, doch hie und da noch eine kleine Hinneigung zu denselben verräth. Auch bei der Gicht tritt dies hervor, indem er sie einmal in eine trockene, feuchte, kalte und warme eintheilt. [2])

---

1) I, 564. 2) I, 540.

Als Präservativ gegen das Podagra und seine Wiederkehr empfiehlt er vor Allem Mäßigkeit in Speise und Trank, Vermeidung der Spirituosa, (mit Recht zieht er den Rothwein hier dem Weißwein vor), anhaltender Studien und sitzender Lebensart. Auch Wasserbäder und Purganzen verwirft er, Schwitzbäder erklärt er für gesund [1]). Ist endlich das Uebel bereits zu einer gewissen Höhe gelangt, dann scheinen ihm Abführungen nicht unangemessen, und er verbindet damit künstliche Geschwüre an der Stelle, wo die Gicht eigentlich nistet, indem er Sublimat, Arsenik oder Scheidewasser dazu gebraucht [2]).

§. 76.

Eine dem Paracelsus eigenthümliche Krankheitsbezeichnung ist der Gattungsname „Gutta", worunter alle diejenigen Leiden verstanden werden, die irgend ein Glied des Körpers so in seiner Funktion stören, daß es seiner selbst nicht mehr mächtig ist [3]). Zuweilen scheinen ihm Gutta und Apoplexie synonyme Begriffe, meistens aber scheidet er die Gutta als Gattung von ihren vier Arten: Apoplexie, Paralytica, Lethargica, Paralysis (Hemiplegie) [4]). Apoplexie ist dann eine Gutta (Schlag) der Hauptgliedmaßen; Paralysis ist Paralyse der übrigen Körpertheile. Die Gutta wird in Eigenschaft und Wesen der himmlischen Kraft verglichen, und die Schwierigkeit, die Erscheinungen beim Schlagfluß zu erklären, in Parallele gestellt mit der Unerklärbarkeit des Wesens und der Erscheinungen beim Blitze. „Und der da versteht den Strahl im Himmel, der sage nun, daß er sei ein Artzt im Schlag erfahren." [4]) Wir erkennen nur diese Krankheit an ihren Wirkungen, ohne ihren Grund und die Art und Weise, wie sie wirkt, zu begreifen. Aeußerlich scheint alles gesund, während die Krankheit im Inneren fast jede Lebensäußerung zerstört. „Darumb so wisset, wie der Strahl schlächt, aber zerbricht nichts, das ist er schlächt in ein Trog, der beschlossen ist, der schmelsts Eysen zusammen

---

1) I, 689. 2) I, 313. 844. 3) I, 189. 466.
4) I, 672. 5) I, 527.

und verletzt den Leib nicht, er bricht die Schwerdt und aber die Scheiden nicht, und der wunderbarlichen Dinge viel, nun ist der Schlag auch also: er schmelzt in ein Hauffen zusammen das Hirn in ein Klotz oder das Herz oder die Lungen, als wär ein Wachß zusammengossen und schadt den andern Theilen des Leibs nichts; er schlächt vom Haupt herab in die äußern Glieder, Händ und Füß, und verbrennt oder dürret aus, was in der Haut ist, und der Haut thut er nichts: er nimpt der Zungen ihre Redt, indem daß er mit sein Dunst sie verbrennt, d. i. daß die Redt ist, und (ver)letzt die Zunge nicht: das sind wunderbare Ding der Natur." [1]) — Er stellt nun das Leiden des getroffenen Theils bald als eine Zerschmelzung (im Gehirn), bald als eine Verbrennung (im Herzen) oder Erstickung (in den Lungen) dar, vielleicht um sich damit die verschiedenen Vorgänge zu erklären, die heutzutage unter den Namen Apoplexia nervosa, sanguinea und serosa begriffen werden, wenngleich die Erscheinungen der letzteren nicht vollkommen jenen entsprechen. Bei der Kur und Prophylaktik der hieher gehörigen Krankheiten empfiehlt er besonders Gemüthsruhe, zweckmäßige Nahrung und Stärkungsmittel (Confortativa), worunter auch Castoreum, Laudanum und Moschus von ihm gezählt werden, die offenbar auf einen Nervenschlag berechnet sind [2]).

§. 77.

Ebenfalls eine eigenthümliche Bezeichnung bei Paracelsus ist der Name „Morbus caducus". Es wird darunter eine große Anzahl von Nervenkrankheiten begriffen, die meistens krampfhafter Natur sind. Dahin gehören unter gewissen Verhältnissen die bereits genanten Krankheiten Apoplexie und Paralyse, ferner die Epilepsie, die Ohnmacht, die Hysterie (Suffocatio matricis, Muttererstickung), der Schwindel und verschiedene

1) I, 527. 2) I, 468. 529.

Arten von Krämpfen (der Tetanus, die Ekklampsie, auch die Verkrümmung des Rückgrats) [1]. Jeder Paroxysmus des Morbus caducus entspringt aus dem Gehirn; doch ist der Sitz der Krankheit nicht immer in diesem, sondern zuweilen im Herzen, zuweilen im Darmkanal, oder in den Extremitäten zu suchen [2]. Jedes Alter und Geschlecht ist diesen Krankheiten unterworfen, die indessen dem äußeren Wohlbefinden nur insofern schaden, als die Heftigkeit der damit verbundenen Zufälle tödtlich werden kann. Wie den stürmischen Bewegungen im Makrokosmus mancherlei Vorzeichen vorangehen, so erscheinen auch im Mikrokosmus bei diesen stürmischen Anfällen mancherlei Vorboten, wie Unruhe, Schlafsucht, Gesichtsverdunkelungen u. dergl. So mannigfach die Paroxysmen und Symptome aller dieser Krankheitsspecies an sich sind, ebenso verschieden sind die Erscheinungen und Arten der Krankheit, wenn ihr Sitz die Gebärmutter ist, d. h. beim Caducus (Suffocatio) matricis, weil letztere selber ein Mikrokosmus im Mikrokosmus ist. Werden diese Mannigfaltigkeiten auch nicht weiter nach Form und Wesen charakterisirt, so deutet doch alles darauf hin, daß Paracelsus darunter die proteusartigen Gestalten und Umwandlungen verstanden habe, unter denen die Hysterie auch heutzutage noch gewöhnlich aufzutreten pflegt. — Unter den Heilmitteln, die er bei diesen Krankheiten anwendet, sind viele widersinnig genug und ganz jenem Zeitalter angemessen. Doch dürften davon die folgenden, wie Kupfervitriol, Opium, Kampher, Valeriana, Viscum quernum, Päonia, Mineralmagnet, Tonica nervina, und allerlei Mittel, welche auf die Phantasie wirken, auch heutzutage die Billigung jedes Arztes verdienen und kaum von besseren übertroffen werden.

Schließlich sei noch erwähnt, daß Paracelsus bei allen diesen Nervenkrankheiten den tieferen Grund wohl ahnte und ihre Entstehung aus dem gemeinschaftlichen Zusammenwirken der Einbil-

1) I, 457. 678. 2) I. 456. 487.

dungskraft, der sinnlichen Begierde und rein leiblicher Ursachen richtig erkannte. Besonders gilt dies von der Epilepsie und dem Veitstanz, und er unterschied daher auch letzteren wohlweislich in eine Chorea imaginativa, lasciva und naturalis (coacta) und heilte ihn durch Fasten, Züchtigung, kalte Bäder und zuweilen mit Hülfe der Magie.

§. 78.

Die letztgenannten Krankheiten stehen in naher Verbindung mit den Geisteskrankheiten. Was Paracelsus über letztere sagt, ist in verschiedenen Zeiten, Orten und Verhältnissen geschrieben, und daher wohl manchmal widersprechend; doch sind diese Widersprüche oft nichts, als Bestrebungen, das Einzelne immer wieder von andern Seiten aufzufassen und darzustellen [1]), und im Allgemeinen seine Ideen über diesen Gegenstand reich an Tiefe und fruchtbringender Seelenkenntniß [2]).

Indem Paracelsus von den Krankheiten, die der Vernunft berauben, spricht, stellt er sich ganz auf den medizinischen Standpunkt, und meint diejenigen Krankheiten, welche sympathisch durch innere und äußere Ursachen dem Menschen den Gebrauch der Vernunft entziehen. Mit Bestimmtheit erklärt sich gegen den Aberglauben seiner Zeit, solche Krankheiten dem Einflusse des Teufels zuzuschreiben. „Wir erkennen in den Krankheiten, so der Vernunft berauben, durch Experientirung, daß sie aus der Natur entspringen und kommen. Und wie wohl die Götterischen

1) Seine Ansichten über psychische Krankheiten sind zu entnehmen aus dem Buche von den Krankheiten, so der Vernunft berauben; I, 486 — 506. (Dieses Buch wurde noch besonders 1567 von Adam von Bodenstein herausgegeben); 2) aus dem Traktat von der Taubsucht (I, 530 — 533); 3) aus den Büchern „de lunaticis" und auch zum Theil „de generatione Stultorum" (II, 164 — 180), und aus verschiedenen zerstreuten Stellen seiner Werke.

2) Vergl. die fleißige und lichtvolle Abhandlung: „Paracelsus über psychische Krankheiten von H. Damerow" in Heckers wissenschaft. Annalen der ges. Heilk. 1834. Bd. 28. S. 389 seq., worin dies Kapitel mit erschöpfender Vollständigkeit dargestellt ist. Das Obige ist zum Theil daraus entlehnt.

Verweser (Geistlichen) solche Krankheiten zu unseren Zeiten in Europa den incorporalischen Geschöpfen und diabolischen Geistern zulegen, so sind wir dies zu glauben und zu halten noch nicht unterrichtet. Denn die Natur zeigt uns so viel an, daß solches Fürgeben der irdischen Götter (Geistlichen!) ganz absinnig ist, und werden melden, daß solcher aller aus der Natur ein Anfang ist [1]). — Er kämpft in diesem Gebiete vielfach gegen die herrschende Kirche, und merkwürdige Stellen genug liefern den Beweis, daß er im wahren Sinne des Worts „Lutherus medicorum" gewesen. Z. B. „Insani, vesani etc. sind nicht vom Teuffel besessen, als viele plappern, denn der Teufel und seine Gesellschafft gehen nit in kein unbesinnten Körper, der nit nach seiner Eigenschaft mit ganzer Vernunft geregirt wird." Anderswo sagt er: die Priester meinten, sie hätten Daemones ejicirt, wenn sie Manie geheilt hätten; aber der Teufel lasse sich nicht durch Worte der Priester austreiben, und wenn diese Kunst göttlich wäre, fügt er hinzu, würde sie längst aus solchen Priesterhänden entwischt sein.

Er nennt nun die Manie „eine Veränderung der Vernunft und nicht der Sinne. Manie kommt mit Toben und unsinniger Weise, nimmer kein Ruh, viel Unglücks machen, und wird dadurch erkannt, daß sie von selbst wieder nachläßt und aufhört und wieder zu der Vernunft kommt." Diese Annahme des Periodischen, als eines pathognomonischen Symptoms der (akuten) Manie, verräth einen ausgezeichneten Blick in die Natur derselben. Dennoch schleppt Paracelsus auch hier, wie sonst noch zuweilen [2]), die alte Kette Galens hinter sich, indem er die Formen der Manie von einer Feuchtigkeit ableitet, die entweder von unterwärts oder von oberwärts des Diaphragma „in das Haupt destillirt und wie ein Dampf im Haupte bleibt." — Jene Manie, sagt er, „ist fast thumb

---

1) I, 487. 2) S. oben §. 75.

und unbesinnig, fallen gleich nieder, mögen nit essen, kotzen viel, haben auch Durchlauf und brummlen viel mit ihnen (sich) selbst, haben nicht sonderlich Acht auf die Leuth und auf ihre Wohnung." Von der anderen Art heißt es: „derselbige ist fast grimmig mit vielem trucken umb das Hertz und in der Brust und mit viel Stichen." Auch nennt er die Manie „eine Anzünderin der heimlichen Geberden und Eigenschaften der Menschen," und bemerkt sehr fein und richtig, daß manche Manie nicht die Natur des Menschen, sondern den Kampf der Natur wider die Manie anzeigt. Denn allerdings giebt es solche Formen von Manie, in denen die Natur sich gegen dieselbe sträubt und heftiger aus Grimm wider die Krankheit, als aus den in der Krankheit selber liegenden Gründen tobet und wüthet, was bei der psychischen Einwirkung behufs der Heilung natürlich berücksichtigt werden muß. — Ihre Kur ist bei ihm „Chirurgisch" und „Physisch" (innerlich). Er räth „Apertive zu machen," um den „Humor destillatus" herauszulassen, ein Mittel, das auch heute noch zu den wesentlichsten gehört. Aeußerlich empfiehlt er blasenziehende und Aetzmittel [1]). Innerlich giebt er „abführende, koagulirende und stillende Mittel aus der Quinta Essentia," und rechnet dazu besonders die kräftigen metallischen Mittel, Silber, Quecksilber, Blei, Eisen, ferner Antispasmodica, Sedativa und Narkotika. Gegen die milde Methode tritt er entschieden auf und macht sie lächerlich [2]). Auch Aderlässe empfiehlt er bei der Kur der Manie. „Was hilft in Mania, als allein eine Ader aufzuschlagen, denn geneset er. Das ist das Arkanum, nicht Kampher, nicht Salvia und Majoran, nicht Klystire, nicht das, nicht dies, sondern Phlebotomia [3])." Demungeachtet widerspricht er der Annahme, daß die Manie eine entzündliche Krankheit sei und aus dem Blut entstehe. Wenn die Manie zum vollen Ausbruch gekommen, und der Mensch in unsinnige und tolle Raserei ver-

1) I, 500. 2) I, 223. 257. 3) I, 31.

fallen, läßt er ihn in Ketten legen. — Ueber den Nutzen und die Wichtigkeit des Schlafes bei Delirium und Manie ist er ganz mit Hippokrates einverstanden. „Wo Schlaf nichts vermag (im Delirio), da ist es chronisch, ein Zeichen, daß das Uebel fix ist im Gehirn, bleibend unvergeblich. — — Schlaf ist eine Arzney über alle Gemmas und Lapides praeciosos, deshalb auch auf Somnifera in rechter Essenz so viel zu geben [1].“

Die Taubsucht (Tobigkeit, Tobsucht) ist nur insofern von der Manie unterschieden, daß sie nicht „paroxysmirt“, worin ein wesentliches Kriterium seiner reinen (akuten) Manie lag. Noch bezeichnet er größentheils mit diesem Namen die Seelenkrankheit („Unsinnigkeit“) in genere, so daß das Wort „taub“ im wirklichen Sinne gebraucht wird, gleichsam taub an Vernunft. Er definirt nun diesen Zustand folgendermaßen: „So ein gesundt Mann der Vernunft sie verliert und ihr entrinnt und gebraucht sie nicht dahin, dahin er sie gebrauchen soll und darum sie ihm geschaffen ist, sondern unbesinnt wüthet und tobt mit aller Ungestümmigkeit, so ist er in der Taubsucht.“ [2]) Er versteht also darunter den höchsten Grad der Manie, die chronische Tobsucht.

Unter den Ursachen, aus denen die Taubsucht herzuleiten, nennt er die Ueberreizung, Verblendung und den „Ueberbrauch“ der natürlichen Kräfte der Vernunft. „Dahin (haben wir) zu sehen, wohin wir sollen und müssen, nicht dahin was nicht möglich ist zu erlangen. Wie ein Aug in der Sonne, welche auch ein Aug des Himmels ist, erblindet, so gerinnt die Vernunft in den Dingen, welche sich wie die Sonne zum Aug verhalten.“ Diese Bemerkung zeigt einen tiefen psychologischen Blick und eine genaue Kenntniß des Menschen. Aus derselben Quelle geschöpft ist die Beobachtung der übrigen Ursachen der Taubsucht: Gewissensskrupel und Phantasmen oder falsche Spekulationen (fixe Ideen), die er „Mirmidones“ nennt. Außerdem führt er noch als Ursachen an: die

---

1) I, 708.

2) I, 530.

Elemente, Influenz, Konstellation, Conjunktion, mit einem Worte: den Makrokosmus. Praktisch richtig stellt er den „Phantasten", die Mirmidones haben, eine schlechte Prognose. „Wie mit Narren nichts kann ausgerichtet werden in der Weisheit, also mit den Geistleuten (Phantasten) wird nichts ausgerichtet zu der Gesundheit oder nur wenig.

Anderweitig unterscheidet Paracelsus von der akuten Manie noch die „rechten unsinnigen Leute" [1]), indem bei letzteren keine regelmäßigen Paroxysmen eintreten. „Denn sie sind allezeit bei unsinnigem und unvernünftigem Leben, und paroxysmiren nicht eine Zeit um die andere." Dergestalt hebt er die Entziehung der Vernunft als das, mitten im Wechsel der Formen dauernde und charakteristische Zeichen der rechten Unsinnigkeit, Vesania (Wahnsinn als Gattung), allenthalben hervor, und nimmt von derselben vier Arten an: Lunatici, Insani, Vesani, Melancholici. — Lunatici sind diejenigen, welche ihre Krankheiten aus dem Monde haben und sich nach demselben verhalten und zeigen. Insani sind diejenigen, welche die Krankheit von Geburt an aus dem Mutterleibe haben, und dieselbe als ein Erbtheil einer vom andern empfangen. Vesani sind diejenigen, welche durch Speise und Trank und Kräuter von Vernunft und Sinnen kommen. Melancholici endlich sind diejenigen, welche von der eigenen Natur von der Vernunft kommen, und zu der Unwissenheit sich verkehren. — Sie sind die eigentlich ächten Wahnsinnigen.

Diese vier Hauptformen der „Vesanien" erinnern unwillkührlich an die Entstehung aller übrigen Krankheiten durch die „Entia", und zeugen von der besonnenen Consequenz, die Paracelsus in der Anwendung seiner pathologischen Ansichten auch auf die psychischen Krankheiten mit Umsicht befolgte. Nur das Ens Dei wird hier nicht vertreten, indem Paracelsus ausdrücklich bemerkt, daß unter diesen vier Formen nicht die von Teufeln und Geistern

---

1) I, 495—497. 504—506.

Besessenen (Obsessi) seien, als welche in seiner Abhandlung „de Vatibus et Spiritibus" den Gegenstand bilden. Mit Recht erinnert Hegel [1]), daß vor Allem die Anstrengung zu bewundern sei, mit welcher Paracelsus und andere damalige Denker, in den sinnlichen Dingen, welche sie zur Bezeichnung wählten, nur die allgemeine Bestimmung erkannten und festhielten. Ein solches Auffassen und Bestimmen war unendlich über das gedankenlose Aufsuchen und chaotische Hererzählen der Eigenschaften der Körper erhaben, worin die heutigen empirischen Physiker ihren Ruhm setzen, indem sie es für verdienstlicher halten, immer auf Erfindung eines Besondern auszugehen, anstatt daß sie suchen sollten, das Besondere auf das Allgemeine zurückzuführen.

Die Krankheit der „Insani" erklärt Paracelsus entweder als angeboren oder erblich. Daß dieselbe nicht immer forterbe, entsteht daher, „weil, selbst wo beide Eltern unsinnig sind und doch ein sinnigs geboren werde, es die Stärke der Natur sei, welche selbst das Widerwärtige und Unbequeme hintantreibe."

Seine Ansicht über die „Vesani" ist zum Theil befangen in dem allgemeinen Nebel seiner Zeit. Indem er das Natürliche und zugleich Räthselhafte des Ursprungs dieser Krankheit erkennt, nennt er dieselbe „natürlich und zauberisch", und läßt dem Aberglauben reichen Spielraum, auf seine Schrift „de Incantationibus" verweisend. Sehr ungenügend ist auch seine Erklärung der Melancholie, in die sich nicht selten Widersprüche mischen, zum Theil eine Folge der ihn hier und da noch immer beschleichenden Humoralideen. Ohne hier diese abweichenden Definitionsweisen weiter zu erörtern, indem er bald darunter eine bloße „Unsinnigkeit", bald das Befangensein von fixen Ideen (Mirmidones) versteht, möge diejenige Erklärung, die der noch heutzutage gewöhnlichen am meisten entspricht, und beweist, daß er von dem wahren Krankheitshergange eine richtige, wenn auch nicht klare, präcise Ansicht hatte, hier eine Stelle finden. Er

1) Encyclopädie d. philosoph. Wissenschaften. Aufl. I. §. 245.

nennt nämlich [1]) die Melancholie eine Krankheit, „die in einen Menschen fällt, daß er mit Gewalt traurig wird, schwermüthig, langweilig, verdrossen, unmuthig, und fällt in seltsame Gedancken und Speculationes, in Traurigkeit und Weinen." Seine Behauptung, daß dieselbe durch die rothe Koralle verschwinde, durch die blaue sich steigere, erscheint weniger in das barocke und grillenhafte Gewand jener Zeit gekleidet, wenn man bedenkt, daß auch Rush und Esquirol beobachtet haben wollen, wie die Färber in Indigo schwermüthig, und die in Scharlach zornmüthig werden.

Den Zustand der Lunatici leitet Paracelsus vom Monde ab, indem die Gestirne, namentlich der Mond, gleich dem Magnet, auf den Menschen und seine Vernunft einwirken sollen, ohne daß man es sieht und empfindet. Wie die Sonne die Feuchtigkeit aus dem Erdreich, so zieht die „virtus attractiva" des Mondes die Vernunft aus dem Haupte, und beraubt es „humoris und virtutis cerebri", denn das Hirn ist der mikrokosmische Mond. Diese Einwirkung ist beim Voll- und Neumond am stärksten. Specifische Kraft dagegen, wie überhaupt gegen alle sieben Planeten, hat die Quintessenz des Goldes. — An andern Stellen [2]) begreift Paracelsus unter dem Namen „Lunatici" nicht nur die durch den Mord der Vernunft Beraubten, sondern die Unsinnigen überhaupt. „Unter diesem Namen, sagt er, werden alle Maniae und Vesaniae verstanden, und zwar nicht, weil Luna es allein thut, sondern weil ich dabei bleiben will, als einem gemeinen und verständigen Namen." Diese Gattungsbezeichnung des Wahnsinns sehen wir noch heute in der englischen Sprache („Lunatic") gebräuchlich, und sie ist daselbst wahrscheinlich durch die Rosenkreuzer und besonders durch Rob. Fludd heimisch geworden. Damerow [3]) erklärt mit vollem Recht das ganze Paracelsische Buch „de Lunaticis" als einen Versuch, aus dem Begriffe und Wesen des Menschen vom philosophisch-theo-

---

1) I, 1016. 2) II, 164—173. 3) a. a. O. S. 415.

sophischen Standpunkte, die Möglichkeit, Wirklichkeit und das Wesen der psychischen Krankheiten zu entwickeln, — ein Versuch, der auch heutzutage noch, zumal einer steril=materialistischen Auffassungsweise der Seelenstörungen gegenüber, alle Achtung verdient, wenngleich der Raum verbietet, den ausführlichen Inhalt des ganzen Buchs hier mitzutheilen. Auch die Kur des Morbus Lunaticus enthält treffliche Ideen und Vorschläge. Man soll die Kranken von ihrem „thierischen Verstande" abführen, sowohl durch Vorstellungen der Vernunft und zweckmäßigen Unterricht, als durch religiöse Erbauung und geistlichen Zuspruch. Hilft das nichts, so soll man die Zügellosen einsperren und „sichern lassen." Sind diese Vorkehrungsmittel fruchtlos, und die Menschen bereits „ertobt und verwildert," so soll man entweder in den Fällen, wo der Geisteskranke mitten in seinem Wahnsinn noch verständiges Bewußtsein, gesunde, geistige Kräfte hat, sich an diese halten und an sie die psychisch=intellektuelle Heilmethode anknüpfen, so daß dann die Heilkraft der Seele selbst geweckt und unterstützt, und der psychische Arzt dann im Sokratischen Sinne nur der Geburtshelfer der psychischen Gesundheit wird; oder man soll, wenn neben dem Unsinnigen nichts Vernünftiges mehr Raum findet, sondern die Kranken „ganz toll, unsinnig, wild, ganz viehisch" sind, dann die Arznei gebrauchen, welche Christus von den Besessenen lehrt, d. h. Fasten und Beten („aber nit bloß Maulklaffen!") und Anwendung des Gebotes: liebe deinen Nächsten als dich selbst; in dem Elende da du dann bist, wollen wir dich behüten und bewahren, dein Joch und Bürd auf unsern Rücken nehmen und Gott, unsern Erlöser, anbeten, dich davon zu entbinden." Wahrlich! — ruft Damerow bei dieser Stelle aus, — Grundsätze für Pflege und Heilung der heilbaren und unheilbaren Gemüthskranken, welche jeden, der von Paracelsus nur als von einem „rohen, liederlichen, gemeinen Vagabonden" (nach Sprengel) reden gehört hat, wegen des Edeln, Hülfreichen und Guten, also ächt Humanen, was darin in der Sprache seiner Zeit ausgedrückt ist, sehr überraschen müssen. — In dem Traktat „de generatione stultorum" [1]) ist nicht sowohl von einer Krankheit, als von der eigentlichen Narrheit und Thorheit (stultitia) die Rede und daher für den Irrenarzt weniger Interessantes enthalten.

§. 79.

Unter den chronischen Krankheiten, denen Paracelsus vorzugsweise seine Aufmerksamkeit widmete, mögen hier noch die Wassersucht, Schwindsucht und der Aussatz eine Stelle finden. — Ueber die Wassersucht läßt er sich also vernehmen: „Vom Namen, so die Wassersucht hatt, es sey zu latein, zu griechisch, arabisch, chaldäisch, laß dich nicht bekümmern in ihrer Etimologey: denn da spielen mit einander die Sprachen und scherzen, wie die Katzen mit den Mäusen. Es ist ohne Nutz, darum so behalt den Namen Wasser und lege dazu Fülle oder Sucht oder Krankheit, was du willt, so ist es die Krankheit, die nichts ist denn Wasser. Besser stündt aber Resolutio, denn es ist ein resolvirt Wasser, von wegen der Unterschied des rechten Wassers und dies Wassers. Darum Resolutus liquor sein Latein ist, auch Ros humidus [2])." Nach dieser Definition des Namens folgt eine Angabe der gewöhnlichen Symptome des Hydrops. Bei Aufstellung der Aetiologie vergleicht er wieder die Erscheinungen im Mikrokosmus mit denen im Makrokosmus, und sagt: „Zu gleicher Weis wie der Regen verderbt die Erden, macht sie zu weich, ertränket sie, und zerbricht sie in ihrer Wirkung, so der Himmel in seinen Impressionibus die übergeußt und übergeht die Temperatur oder Maaß, also überschüttet er auch den Menschen in seiner Erden und übergeußt ihn: das ist die Wassersucht [3])." — „So nun also die Impression den Mikrokosmum in seiner Erden faßt und übergeußt, so setzt sich die Schwere des Wassers under sich durch die Poros des Fleisches und füllt an alle Poros und etwan die Huelein auch, und Lazerten. Nachdem nun der Himmel in seiner Impression stark

---

1) II, 174 – 180. 2) I, 515. cf. I, 549. 3) I, 516.

oder schwach ist, nachdem mehret es sich, nimmt zu so lang biß auffsteigt an die Knie: darnach läßt der Himmel in sein Gießen nicht nach bis an die Hüfft, in die Gemecht, in die Poros des Bauchs und also für und für der Höhe zu [1]." — Jene Aufnahme des Wasser in den Körper erklärt er, wie so viele andere Erscheinungen im Makro- und Mikrokosmus, durch die allenthalben verbreitete magnetische Kraft. Vermöge derselben ziehen unsere Glieder Böses und Gutes an sich. „Es ist die Küchen des Himmels, aus der da ziehen unsere Glieder durch magnetische Kraft ihr solche Nahrung: die ist ein Ursach der Krankheit, so sie also gekocht wird. Denn der Mensch soll wissen, daß nit allein das Brod Speiß ist, sondern auch aus dieser Küche, also nothwendig als das Brod ist. In der wächst die Pestis und dieselbigen ihres Gleichen. Der ist nit ganz im Grund, der das Unsichtig nit erkennt, und das Unsichtige für sichtig hält. Denn wunderbar ist Gott in blinden Dingen, denn in gesehenden [2]". Von diesen Ideen verführt, geht Paracelsus so weit, selbst diejenigen Aerzte zu tadeln, „die sich bemühet haben, der Lebern viel Schuld zu geben, der Völlerei u. dergl.: so sind doch solche Ding als Nichtursach der Wassersucht; allein es sei dann Sache, daß die obgemeldte Concordanz da sei, sonst wird kein Wassersucht dadraus [3]." An einer andern Stelle aber räumt er, wenn auch nicht der Völlerei im Allgemeinen, so doch der Trunksucht wenigstens eine große Rolle bei Entstehung der Wassersucht ein. „Der da viel saufft und sich wild halt, derselbig macht ihm die Wassersucht, gleich als ein Bauer der da Wiesen hatt, und überwässert die, und vom Himmel regnets auch darzu, und beide Wasser ertrenken den Acker und Wiesen. Aber der Himmel ist die Wassersucht, das getrunken Wasser nicht, das bezeuget das Wachsen, das in der Krankheit ist: Darumb so wisset, daß dasselbige vom Himmel kompt und nicht von der Erde. [3])"

1) I, 516. 2) I, 550. 3) I, 550. 4) I, 628.

Bei der beständigen Wechselwirkung zwischen Makro- und Mikrokosmus erzeugt sich demnach durch die verborgene Influenz der Theile der obern Welt auf die der untern (S. S. M.) jedesmal die den letzteren entsprechende Krankheit, z. B. die Wassersucht durch die Influenz der Venus oder Zwillinge mit dem Mikrokosmus, weil dann das Radikalsalz (Tartarus aluminosus) [1]) sich vollkommen in Wasser auflöst. Die Bemerkung, die wir noch täglich machen, daß oft weit mehr Wasser erzeugt wird, als nach dem Verhältniß der Menge der aufgenommenen Feuchtigkeiten möglich gewesen wäre, veranlaßte Paracelsus zu dem aus der Natur abstrahirten, leicht verzeihlichen Schlusse, daß der Ueberschuß von außen aus der Luft in den Körper eingesogen werden müsse. — Uebrigens theilt er die Krankheit bald in sieben Arten, nach den sieben Gliedern des Körpers [2]), bald in „Tympanitis, Hydrops, Ascites (Asclites), Spongia, Hernia, Tumor, Gibbus" [3]). Unter Ascites versteht er Bauchwassersucht, aber auch einen „Hydrops particularis", da er auch von einem Ascites im Fuße spricht [4]). In der Prognose erklärt er ein beständiges Oedem der untern Extremitäten, ferner Husten, Beängstigung, gelbe Färbung der Sklerotica, und einen sparsamen, dicken und trüben Urin für böse Zeichen [5]). — Sehr richtig bemerkt er über die Kurmethode der Wassersucht: „das ist nicht die Kur: Ausleeren; es ist expulsio superfluitatis. Die Kur ist, daß nichts mehr wächst, daß du also eingedenk seist der Tinktur von Marte, die allein thuts, — also durch Martis essentias wirst du den Wassersüchtigen dahin bringen, daß er nimmer in die Krankheit fallen wird."

§. 80.

Unter dem Namen „Bergsucht, Lungsucht, Schwienen" (Phthisis, Tabes) umfaßt Paracelsus im Allgemeinen synonyme Krankheiten, indem er darunter nicht nur die eigentliche (Lungen-) Schwindsucht, sondern überhaupt jede Abzeh-

1) I, 164. 2) I, 432. 3) I, 676. 677.
4) I, 676. 5) I, 517.

rung (Tabes) begreift. Als gemeinschaftliche Symptome beider Zustände giebt er an: „Abnehmung im Fleisch, Zunehmung im Blut, Verzehrung der Waden, der Mäuß an Armen, vor und hinter dem Ellbogen, an Beinen unter und ob dem Knie, dürren Husten, leichtlich frostig, hitzig, ein Durst, der doch nichts löscht, Verzehrung im Schweiß, im Harn, in Stühlen. Sie ist ein Ausdörrung in allen Gliedern der äußern und innern Region." Dazu kommen: „Groß Husten mit Auswerfen, viel Rodern, etwa viel Harnen, etwa viel durchflüssig." Ersteres deutet auf den Sitz der Krankheit in den Lungen, letzteres auf ein Leiden der Leber oder Nieren [1]). Den Ursprung der Krankheit leitet er wiederum aus der Atmosphäre ab, indem die atmosphärische Luft durch den Einfluß der Sterne oder metallischen Dünste, im Körper ein ausdörrendes Feuer und eine trockene Hitze erzeugt, die alle vorhandenen Nahrungsstoffe verzehrt. Da Paracelsus auch die Krankheiten der Berg- und Hüttenarbeiter, — daher der Name „Bergsucht", — ebenso ausführlich als einsichtsvoll würdigt [2]), so kommt er natürlich auf die, der Gesundheit nützlichen oder nachtheiligen Wirkungen mineralischer (metallischer) Ausdünstungen zu sprechen. Er will in einzelnen Fällen darin ein Präservativ gegen gewisse Krankheiten gefunden haben. So z. B. sollen die Arbeiter in Quecksilber- und Arsenik-Bergwerken von Verstopfungen, Gicht und Quartanfiebern verschont bleiben. So sehr sich ersteres in billige Zweifel ziehen läßt, so hat doch die Erfahrung auch in neuerer Zeit den Nutzen des Arseniks bei (dreitägigen) intermittirenden Fiebern bestätigt. Allein die Vortheile werden bei weitem durch den Schaden überboten, den die eingeathmeten Metalldünste, besonders auf die Respirationsorgane, äußern. Wie die Influenz des Himmels bei der Wassersucht den Mikrokosmus überschwemmt und verflüssigt, so trocknet und zehrt sie bei der Schwindsucht denselben aus; wie dort Hemmung des Verflüssigungs-

1) I, 552—553. 2) I, 643—670.

prozesses (Recongelation des mikrokosmischen Salzes) die Hauptaufgabe ist, so muß in der Schwindsucht das in der Consolidation und Consumtion begriffene mikrokosmische Salz Regen und Feuchtigkeit empfangen, um die, einem verzehrenden Feuer gleichende „attractiva virtus firmamenti" zu überwinden. Dies geschieht zuweilen durch die bloße Heilkraft der Natur, „davon der Mensch nit weiß, von dem er aus natürlicher angeborener Artznei gesund wirdt" [1]), meistens aber durch Hülfe der Arcana, unter denen in dieser Krankheit vor Allem Liquor margaritarum, Antimon, Crocus martis und rothe Korallen empfohlen werden. Dazu kommen Einreibungen des ganzen Körpers mit fetten Substanzen, an die neuerdings ebenfalls empfohlenen Speckeinreibungen erinnernd, und lauwarme Bäder mit aromatischen Kräutern, die wiederum beweisen, daß Paracelsus hier Tabes mit Phthisis verwechselte. Zur Nahrung empfiehlt er hauptsächlich eine zuckerstoffhaltige und mehlige Pflanzenkost.

§. 81.

Den Aussatz (Lepra) nennt Paracelsus eine „lethalis putrefactio" [2]), aus einem vollkommenen Schwinden des mikrokosmischen Salzes entstanden. Er unterscheidet bald nach dem Ursprunge der Krankheit aus den alterthümlichen vier Elementen, bald nach dem Sitze derselben, verschiedene Arten: Lepra simplex, mixta, composita, universalis, Lepra hepatis, vesicae, cordis [3]) etc., die alle jedoch mehr zu Gunsten spitzfindiger Distinktionen, als einer rationellen Heilmethode, streng gesondert werden. Für letztere ist es nur wichtig, den weißen und rothen Aussatz von einander zu trennen. Unter den Zeichen des weißen giebt er eine veränderte Farbe der Haut, des Gesichts und des ganzen Körpers an, und als konstantes Symptom einen, wie gebratene Zwiebeln stinkenden Athem (Exitus chaos), nebst heiserer Stimme. Einen ähnlichen Geruch hat auch die Darm- und Urinsekretion [4]). Der ro-

1) I, 275. 2) I, 173.
3) I, 186. 187. 463. 4) I, 465.

the Aussatz charakterisirt sich durch eine geschwürige, löcherige Haut mit Jucken, Pusteln (Blätterlein) und Alopecie [1]). Sonst nennt er unter den Kennzeichen des Aussatzes noch Verengerung aller natürlichen Oeffnungen des Körpers, Zuspitzung der Nase und Finger, Unempfindlichkeit und schmutzig-blaue Färbung der Haut. Ueberhaupt wird die Lepra mit einer Sorgfalt, wie man sie sonst nicht in der Paracelsischen Symptomatologie gewohnt ist, beschrieben, und zur Unterscheidung von verwandten oder ähnlichen Krankheiten genau charakterisirt. Alle Species der Lepra, — er nennt sie Leonina, Elephantia, Alopecia, Thyra, Morphaea, Undimia — [2]), erfordern eine und dieselbe Heilmethode, nämlich eine „Regeneration". Beim rothen Aussatz dient dazu die Tinctura solaris (Aurum potabile), beim weißen die Tinctura lunaris (Oleum argenti). Nächstdem werden, und wohl mit Recht, die Antimonialmittel empfohlen [3]).

§. 82.

Historische Verwandtschaft zwischen Lepra und Syphilis führt hier natürlich auch auf die höchst wichtigen und originellen Ansichten des Paracelsus über diese Krankheit, wenngleich sie von ihm fast ausschließlich in seinen Werken über Chirurgie abgehandelt wird. Der Raum gestattet hier keine detaillirte Erörterung. Dennoch wird eine flüchtige Skizze hinreichen, um den scharfdenkenden und tiefblickenden Arzt zu charakterisiren. Mehr, als auf irgend eine andere Krankheit, hat Pararelsus auf die Beschreibung der Syphilis Fleiß und Mühe verwendet. Aber er rühmte sich auch, ihre Natur und Heilung mehr, als irgend ein Arzt seiner Zeit, zu verstehen. Ja, er legte es sich als kein geringes Verdienst aus, zuerst Licht über eine Krankheit verbreitet zu haben, die seinen ärztlichen Zeitgenossen bisher nur Schmach und Sorgen gebracht hatte. „Warum lästert ihr mich, daß ich von Frantzosen schreib, saget, ich weiß sonst nichts? ist es ein kleines, oder ist es also zu verachten, so einer die gröst, die bösest, die weitest Krankheit beschreibt,

1) I. 465. 2) I, 845. 3) I, 862.

von der keiner nie geschrieben hat, darumb hätt ich vermeint große Ehre erlangt zu haben, wiewohl mein Will nie gewesen ist, von euch gelobt zu werden. So ich also das beschrieb, wie man den Pustulis helffen soll, darin ich begriffen Kayser und Pabst, König, Fürsten und Herren, Edle, Bürger, Bawre, Frawen und Mann, Jungs und Alts, Gläubigs und Ungläubigs, daß sie sehen sollen und empfinden, die große Mysteria der Natur, die großen Arkana, so uns Gott mittheilt, und so ich also die Gab Gottes eröbert, auf daß Gott in sein Werk (nicht in mein Werk) gelobt wird: So saget ihr, ich sei untüchtig des Namens eines Arztes, ich kann nichts, als von Frantzosen schreiben und davon Plärren [1]."

Was nun den Namen der Krankheit angeht, so tadelt er den Gebrauch, sie nach ihrem vermeintlichen Vaterlande „Morbus Gallicus" zu nennen. Vielmehr müsse man sie mit einem, mehr ihrem eigenthümlichen Wesen entsprechenden Worte bezeichnen, weshalb er sie „Luxus", oder „Luxische Krankheit" (wegen ihres Ursprungs durch Ausschweifungen) oder „Venus" (dem astralischen Einflusse entsprechend), oder „Crepinus," (dem Heilmittel gemäß) zu benennen pflegte. Denn ihr erster Ursprung sei aus der Verderbniß des Samens, bei wollüstigen, leprösen und den Beischlaf mißbrauchenden Menschen herzuleiten. In gesunden und sittlich lebenden Menschen könne sie nicht entstehen. Den ersten Ausbruch des Uebels setzt er in das Jahr 1470 oder 1480. Die Lustseuche ist keine, an sich neue Krankheit, sondern aus vielen, längst bekannten zusammengesetzt. Jedoch hat sie mit der Lepra die meiste Verwandtschaft. Ihr Wesen besteht in einer Vereinigung der letzteren mit der „Cambucca," einem neuen, ihm eigen gebliebenen Worte, womit ein unreines Geschwür an den Genitalien bezeichnet wird, das auch zuweilen in Auswüchse, von ihm „Kolben" (Cambucca mem-

1) I, 143. cf. I. 149.

brata) genannt, übergeht. — Dies Geschwür bildet sich bei Niemand, „er fahr denn mit Frawen zu Acker.“ Aus jenem ganz offenkundigen und gewöhnlichen, und diesem geheim (in loco vulvae) belegenen Aussatze entstehen, die „Frantzosen,“ wie aus Roß und Esel ein Maulesel. Die Cambucca also hat der Lepra die „frantzösische Tinktur“ gegeben, die er selber venerisch und ein Gift nennt, und woraus die Lepra cambuccina hervorging, in die sich nun der Aussatz verloren und geendigt hat [1]). — Durch diese letztere Idee besonders, die ebenso neu und wichtig als wahr und fruchtbringend sich bewährt hat, erwarb Paracelsus sich ein außerordentlich großes praktisches Verdienst, indem er den bedeutenden Einfluß der „frantzösischen Tinktur“ auf viele andere, ganz heterogene Krankheiten und auf die mannigfach larvirten und complicirten Erscheinungen der Syphilis erkannte und nachwies. Die Fortpflanzung des Giftes geschieht nach ihm entweder durch Contakt, oder beim Coitus oder durch Erblichkeit. Die Seuche hat fünferlei Arten, deren jede wieder besondere Formen hat: Geschwüre, Pusteln, Herpetes, (Ausschläge), Paralyses (wahrscheinlich Neurosen), Geschwülste (Condylome, Rhagades, Knochenanschwellungen) u. s. w. — Den Tripper kannte und beschrieb Paracelsus schon im Jahre 1528 als „Gonorrhoea francigena,“ wenngleich er ihn nicht constant als eine besondere Form der Lustseuche erklärt, sondern als eine andere Krankheit, die oft mit ihr complicirt sei. Häufig folgt auch der schon geheilten Lues ein äußerer oder innerer Bruch (Hernia). Mit jenem bezeichnet er den venerischen Bubo, mit diesem den Ausfluß einer eiter- oder milchartigen Flüssigkeit aus der Harnröhre. Andere Formverschiedenheiten sucht er nicht sowohl aus der subjektiv-specifischen Individualität des Krankheitsstoffes zu erklären, als vielmehr aus dem Objekte, worauf dasselbe einzuwirken hat. So z. B. entstehen Tophi, wenn das venerische Gift einen arthritischen Körper inficirt; die Schleimhaut des Rachens wird entzündet und es bilden sich syphiliti-

1) Vergl. mein Handbuch d. Gesch. der Med. I. S. 325.

sche Halsgeschwüre, wenn die Lustseuche einen Menschen ergreift, der leicht zu katarrhalischen Affektionen geneigt ist u. s. w.

Schon früher ist es erwähnt worden [1]), daß Paracelsus der erste bedeutende Arzt war, der das Quecksilber allgemein und dreist innerlich anwandte, wodurch er sich um die Behandlung der Syphilis ein für alle Zeiten unvergängliches Verdienst erworben hat. Denn wenn auch schon Matthioli, wie bereits Astruc erwähnt, den Merkur innerlich verordnete, so gab er ihn doch niemals als specifisches, sondern immer nur als Abführungsmittel. Paracelsus hingegen befestigte nicht nur jenen Gebrauch, sondern er erweiterte und verallgemeinerte auch die Anwendung des Quecksilbers, als eines Specificums. Gleicherweise verbesserte er die äußere Benutzung des Merkurs zu Einreibungen. Er hatte diese Methode auf seinen Reisen von Jacob Berengar von Carpi erlernt, der bekanntlich damit ein großes Vermögen erwarb. Aber dem Paracelsus gebührt die Ehre, die Quecksilbereinreibungen vervollkommnet und auf die dabei höchst nothwendigen Cautelen und Indikationen aufmerksam gemacht zu haben. — Welche Ausdehnung er der specifischen Wirksamkeit gerade des Merkurs bei dieser Krankheit einräumte, das bestätigt seine Behauptung: selbst wenn die Naturheilkraft die Kur der Syphilis bewirke, geschehe dies durch den „Mercurius microcosmi", indem derselbe über die beiden anderen Grundstoffe des Körpers vorherrscht und das venerische Gift überwindet [2]). Die antisyphilitische Kraft des Guajakholzes zieht er sehr in Zweifel, empfiehlt aber nach dem Merkurgebrauch, um den Körper von allen merkuriellen Rückständen zu reinigen, die fleißige Anwendung schweißtreibender Mittel, besonders der warmen Bäder.

§. 83.

Den Schluß dieser Betrachtungen über die specielle Pathologie und Therapie des Paracelsus mögen seine Ansichten über den Nutzen des Magnets gegen verschiedene innere

1) S. oben S. 151—152.

2) I, 1109.

Krankheiten bilden. Wenn diesem Gegenstande ein verhältnißmäßig zu großer Raum hier verstattet scheinen sollte, so dürfte die wichtige Rolle, welche der Magnetismus fast seit der Mitte des vorigen Jahrhunderts gespielt hat und noch fortspielt, einer solchen Ausführlichkeit zur Entschuldigung dienen. Schon an verschiedenen Stellen dieses Werks ist erinnert worden, welch' umfassenden Wirkungskreis die Paracelsischen Schriften der magnetischen Kraft einräumen. Die mannigfachsten physikalischen und physiologischen Phänomene werden mit Hülfe jener, „virtus attractiva macro- et microcosmi," wovon sich unvollkommene Andeutungen schon bei den Scholastikern und früher vorfinden, aufzuhellen gesucht, nur mit dem Unterschiede, daß Paracelsus, bei seinem richtigen, ächt-naturphilosophischen Takte und seiner tiefen Einsicht in die Erscheinungen der großen und kleinen Welt, sich nicht abmühte, blindlings ein unbekanntes Etwas mit einem nichtssagenden Namen zu erklären und den strebenden Geist des Forschers durch ein bloßes Worträthsel zu beschwichtigen, wie manche alte und neue Naturforscher, die bei dem Unbegreiflichen verwegen mit Begriffen spielen, und, wo ihnen die Erkenntniß abgeht, sich bei einem neuen Ausdrucke zu beruhigen pflegen [1]), — nein! Paracelsus basirte vielmehr seine Ideen über die magnetische Anziehungskraft nicht etwa auf abstrakte Spekulation, sondern auf ein durch die Erfahrung bestätigtes, concretes Naturereigniß, wie es sich täglich an dem Magnetstein wiederholt und bewährt. Statt einer bloßen Theorie zu Liebe, etwas rein willkührlich Gedachtes, nichts als eine Prämisse, zum positiven Anfangspunkt einer Reihe von Folgerungen zu machen, und auf einem so unhaltbaren Boden mit kategorischer Sicherheit Schlüsse auf Schlüsse zu bauen, entlehnte Paracelsus im Gegentheil eine

---

1) Man denke z. B. nur an das Wort „Lebenskraft"! Der Begriff des Lebens ist noch heute in Dunkel gehüllt; schnell erfand man eine Lebenskraft und fühlte sich glücklich, die Unwissenheit hinter derselben zu verbergen und alle Erscheinungen des Lebens durch die Lebenskraft d. h. durch die Kraft eben desjenigen, was wir nicht begreifen, zu erklären. So geht es mit vielen sogenannten „Kräften," deren Bestimmung aller weiteren Forschung hemmend entgegentritt.

für jedes Auge sichtbare, an eine bestimmte Substanz gebundene Erscheinung, und bemühte sich, die Gesetze, auf denen sie beruhte, durch das ganze Reich der Natur weiter zu verfolgen und sie auch da, wo das Auge des Uneingeweihten sie nicht leicht zu erspähen vermag, aufzufinden und nachzuweisen. — Von diesem Standpunkte betrachtet, möchten die Paracelsischen Ideen vom Magnet und der magnetischen Kraft weder als bloße Grübeleien oder Spitzfindigkeiten erscheinen, noch in das Reich der Phantasie und der Fabel zu verweisen sein. Was ein weiser Jünger der Natur mit seinem Scharfblick mühsam erschaute, was er mit prophetischem Geiste im Voraus ahnte, das hat sich im Lauf der Zeiten immermehr entwickelt und bewahrheitet, und beschäftigt nach Jahrhunderten noch, als eine stets unerschöpfte Aufgabe, die Gedanken der Forscher. Man weiß, welches Aufsehen Mesmer machte, als er zuerst in Wien die Kräfte des Magnets zur Heilung von Krankheiten empfahl. Man staunte, und bewunderte diese Kuren als etwas Unerhörtes und Neues; doch war eben Paracelsus der eigentlich erste Erfinder derselben. Er hatte sie längst beschrieben und angewandt, und in seinen Werken [1]) diesen Gegenstand weitläufig abgehandelt. Möge das Folgende eine skizzirte Anschauung seiner Lehre vom Magnete gewähren [2]), wie sie in seinem Traktate darüber vorgetragen ist. Es heißt darin unter andern also:

Der Magnet hat lange vor Aller Augen gelegen und keiner hat daran gedacht, ob er weiter zu gebrauchen sei, und ob er noch andere Kräfte, als die, das Eisen an sich zu ziehen, besitze. Die lausigen Doctoren und Apotheker geben es mir oft unter die Nase, ich wolle den Alten nicht folgen; aber was soll ich

1) I, 1019. ff.
2) Schon G. E. Lessing, dieser unermüdliche Kämpfer auf allen Gebieten, wo es Wahrheit und Recht gilt, hat (1769) die Priorität der Paracelsischen Ansichten über den Magnetismus gegen Mesmer in Schutz genommen; (vergl. G. E. Lessings Kollektaneen zur Literatur, herausgegeben J. J. Eschenburg. 1790. II, 117 — 119.) Ihm folgte später J. A. Hemman (med. chirurg. Aufsätze, hist prakt. Inhalts. Berlin, 1778. 1—41), dessen Mittheilungen dem Folgenden zum Theil hier zu Grunde gelegt sind.

ihnen (hierin) folgen? Alles, was sie von dem Magnet gesagt, ist nichts. Legt das, was ich davon sage, mit jenem auf die Wagschale und urtheilt! Wäre ich blindlings Anderen gefolgt und hätte ich nicht selbst Versuche angestellt, so würde ich ebenfalls vom Magnet nicht mehr wissen, als was jeder Bauerknecht sieht: er zieht das Eisen an sich. Allein ein weiser Mann soll selbst untersuchen, und so habe ich gefunden, daß der Magnet außer dieser offenbaren, Jedem in die Augen fallenden Kraft, das Eisen anzuziehen, noch eine verborgene Kraft besitzt, auch die martialischen Krankheiten des Körpers anzuziehen. Solche, vom Einfluß des Mars (♂, Zeichen des Eisens) herrührende Krankheiten sind nun alle Flüsse der Frauen und alle Blutflüsse, alle Flüsse des Stuhlganges, überhaupt alle Krankheiten, die sich vom Mittelpunkt des Körpers nach seiner Peripherie hin erstrecken („die vom Centro in Circulum dilatiren.") Alle solche Divertirungen und Strömungen, die eine Neigung haben, von der Wurzel in die Aeste zu gehen, vermag der Magnet in ihrer Wurzel (im Mittelpunkt des Körpers) zurückzuhalten. Dabei kommt alles auf den Ort an, wohin man denselben applicirt. Die Erfahrung lehrt, daß man ihn auf das Centrum, von dem die Krankheit ausgeht, legen müsse. Z. B. bei der Menstruation oder beim weißen Flusse hat man ihn auf die erste Wurzel, wo ihr Ursprung ist, zu legen, und sie sistiren sogleich. Dasselbe findet bei Diarrhoe und andern Krankheiten, die sich von ihrem Heerde aus weiter ausbreiten wollen, Statt. Durch diese Attraktivkraft verbleiben die Exkremente und überflüssigen Stoffe (Superfluitates) an Ort und Stelle, und lassen sich dann durch gehörige Digestion und zweckmäßige Mittel („durch Coadjumenta, die in loco operiren)" in ihre natürlichen Emunktorien ausführen. Die größte Kunst des Arztes in der Medizin ist es ohne Zweifel, die Krankheiten in ihrem Centro festzuhalten, und sie nachher durch Digestion zur Ausführung reif und geschickt zu machen. —

Jeder Magnet hat Bauch und Rücken, d. h. einen anziehenden und abstoßenden Pol. Will man ihn nun z. B.

bei weiblichen Blutflüssen gebrauchen, so legt man den einen Magnet mit dem abstoßenden Pole an's Ende der Linea (alba), und den andern mit dem anziehenden an den Anfang derselben. In der Hysterie (Suffocatio matricis) wird der anziehende Pol nach unten, der abstoßende nach oben gelegt, so daß die Mutter in der Mitte liegt und dadurch im Centro fixirt wird. Im Morbus caducus und bei allen Arten von Epilepsie, wo die Krankheit sich nach dem Haupte (Gehirn) neigt, legt man an verschiedenen Stellen der unteren Theile vier Magnete mit dem anziehenden Pole nach oben gekehrt, auf das Haupt aber einen einzigen, mit dem fortstoßenden Pole nach unten gerichtet [1]). Mit einem Worte: es kommt immer darauf an, daß die ungleichartigen Pole der verschiedenen Magnete einander zugewendet werden, so daß sie einander anziehen, wodurch der zwischen ihnen gelegene Körpertheil an seiner Stelle fixirt wird.

Dieser Paragraph, sagt Paracelsus, ist mehr werth, als Alles, was die Galenisten ihr Leben lang geschrieben und auf ihren Schulen gelehrt haben. Hätten sie, statt ihres Küchengeschwätzes, den Magnet vorgenommen, sie hätten mehr ausgerichtet, als mit allen ihren gelehrten Klappereien. Ein ähnliches Heilverfahren empfiehlt er bei Krämpfen aller Art, beim Tetanus, bei Flüssen der Ohren, Nase und Extremitäten (Salzflüssen, Fisteln) u. dergl. Ferner zieht der Magnet Brüche ein und heilt alle Rupturen; er zieht die Gelbsucht aus, hebt die Wassersucht u. s. w. „Allein es ist nicht nöthig den Unwissenden alles ins Maul zu kauen." So viel überzeugt man sich, daß, was in neuerer Zeit nur irgend an Heilkräften dem Magnet zugewiesen wurde, schon bei Paracelsus seine Erörterung findet. Dehnt er auch den Nutzen des Magnets vielleicht in mancher Beziehung zu weit aus, so möchte dagegen dies Mittel in vielen Fällen noch Heilung gewähren, wo man dasselbe heutzutage mehr oder weniger unberücksichtigt läßt. Zwar hat in der

1) Auch Mesmer macht darauf aufmerksam, nie Magnete an die oberen Theile des Körpers anzulegen, ohne die unteren Körpertheile ebenfalls damit zu versehen.

neuesten Zeit der Mineralmagnetismus in der Therapie wieder ein größeres Ansehen gewonnen; allein meistentheils den Händen unberufener Nichtärzte Preis gegeben, die denselben als Universalmittel mißbrauchten, dürfte er wohl schwerlich zu sicheren und glaubwürdigen Resultaten führen. Ueberdies bleiben der Physik auf diesem Gebiete noch so mannigfache Probleme zu lösen, daß man die Lehre vom angewandten Magnetismus noch lange nicht als geschlossen wird betrachten können.

Paracelsus wandte bei seinen Kuren, statt der neueren magnetischen Stähle, den Magnet in Substanz an. Im Grunde ist das wohl einerlei; wichtig aber ist der Umstand, daß, wenn er auch im Allgemeinen den Grundsatz festhält, die ungleichartigen Pole einander zu nähern, er doch großes Gewicht auf die Richtung der einzelnen Pole legt, und bei jeder Krankheit besonders noch die Richtung vorschreibt, nach der die magnetischen Pole gelegt werden müssen. Mesmer hat später auf diesen Punkt gar keine Rücksicht genommen.

Schon früher ist hier öfters die hohe Bedeutung, die Paracelsus dem sogenannten „Magnes microcosmi" (auch „Mumie" genannt) beilegte, in Erwähnung gebracht worden. Die spätere chemische Schule gründete auf diese Theorie des Magnetismus die so berühmte „Transplantation", wodurch die Krankheit aus einem Körper in den andern verpflanzt werden sollte. — Paracelsus behauptet nämlich [1]), daß in diesem Magnet alle körperlichen Kräfte enthalten seien, und daß eine kleine Dosis davon alles Homogene aus dem ganzen Organismus (Microcosmus) an sich ziehe, als wenn der letztere aus Eisen bestände. Dergestalt kann man sich auf die wunderbarste Weise von ganz unheilbaren Krankheiten, wie Gicht, Podagra, Lustseuche, befreien, wenn man sich gleichsam zu einem solchen Eisen macht, d. h wenn man einen kleinen Theil des verdorbenen Magnes microcosmi einem andern gesunden Körper beibringt. Dieser zieht sodann die Krankheit, ganz wie der Magnet das

1) Tractatus de Philosophia.

Eisen, an sich, so daß der erste Körper gesund, der andere von der Krankheit ergriffen wird. Diese abenteuerliche Kurart spielte bei den späteren Paracelsisten eine wichtige Rolle, und fand selbst an van Helmont einen solchen Vertheidiger, daß er eine ausführliche Abhandlung darüber schrieb, um zu lehren, wie man bei jeder Krankheit die besondere Mumie extrahiren müsse [1]).

Unter den Heilmitteln, die aus dem Magnete zu bereiten sind, rühmt Paracelsus das magnetische Pflaster, das noch im vorigen Jahrhundert in den Apotheken vorgefunden wurde, ferner den pulverisirten Magnet, den er unter verschiedenen Umständen mit verschiedenen Mitteln verband, und das berühmte Magisterium magnetis, eine aus dem Magnet gezogene Tinktur, deren Bereitung er zwar nirgends deutlich angiebt, die er aber als ein Specificum, um alle Krankheiten aus dem Körper zu ziehen, empfiehlt [2]). — Schließlich sei hier noch der Methode erwähnt, deren sich Paracelsus bediente, um die anziehende Kraft des Magnets zu verstärken. Er machte nämlich den Magnet über einem Kohlfeuer heiß, aber nicht glühend, und löschte ihn in Oleum croci martis, das aus dem allerfeinsten Kärnther Stahl bereitet war, einige Male ab. Dadurch will er einen so kräftigen Magnet erhalten haben, daß man damit einen Nagel aus der Wand ziehen konnte. Dergleichen Uebertreibungen muß man einem Manne zu Gute halten, der genöthigt war, seine ihm feindlich gesinnten Zeitgenossen mit Hülfe des Aber- und Wunderglaubens, dem sie sich hingaben, seinen vernünftigeren Ansichten geneigt, und überhaupt sie für die Wahrheit empfänglich zu machen. Er mußte durch Unerhörtes die Aufmersamkeit der Leute erzwingen, um nur gehört zu werden. Vielleicht mochte aber auch jene schwärmerische Hoffnung, die allen Menschen bei neuen und wichtig scheinenden Entdeckungen innewohnt, ihn ver-

1) Dieselbe Kurart findet sich auch in einem besonderen Werke, das unter dem Titel „Lampe des Lebens" 1616 zu Franeker erschien, beschrieben, und erinnert an die nachmals berühmt gewordene, von dem Antiparacelsisten Libavius grade einem Paracelsisten zugeschriebene Erfindung der Transfusion des Bluts zur Verjüngung des Körpers.

2) II, 559.

leitet haben, mehr zu sehen, als der kaltblütig prüfende Verstand nachher zu finden vermochte. —

§. 84.

Es bleibt schließlich hier noch eine Schilderung derjenigen Leistungen übrig, die Paracelsus im Gebiete der Chirurgie vollbrachte. Sie sind großartig und gediegen genug, um ganz allein, und ohne alle Rücksicht auf seine übrige Wirksamkeit, seinen Namen der Unsterblichkeit zu übergeben; sie haben Epoche gemacht. Die geistreichen Ansichten, die er von den Lebenszuständen des Organismus hatte, trug er auch auf die sogenannten chirurgischen Krankheiten über. Zeugniß davon giebt an tausend Stellen seine „Große Wundarzneikunst", die 1536 zuerst erschien und jedem gebildeten Arzte höchst wichtig und lehrreich ist, wenn anders er im Stande, sich in das XVI. Jahrhundert zu versetzen, und die Leistungen einer ehrwürdigen Vorzeit nicht nach dem letzten Compendium beurtheilt.

Den trefflichen Grundsatz, daß der Chirurg auch Arzt sein müsse, stellte Paracelsus an die Spitze seiner wundarzneilichen Lehren, und drang schon als Professor in Basel stets auf die Vereinigung beider Fächer der Heilkunde. Diejenigen, welche sich Leibärzte, aber nicht Wund-, und Wund-, aber nicht Leibärzte nannten, erklärte er alle nur für Halb-Aerzte. „Lernts beyde oder laß unterwegen![1]" Von einem Handwerker sei man überzeugt, daß er alles das kann, was der Name seines Handwerkes anzeigt. Dies meint der Kranke auch von dem Arzte und wird bei solcher Halbheit betrogen. Die Constitution des Leidenden, die Luftbeschaffenheit, hinzutretende Krankheiten und Complikationen, und überhaupt mancherlei andere Zustände, als die Wunde selbst, kommen in der Chirurgie oft zur Erwägung, und der würde nur ein schlechter Wundarzt zu nennen sein, der nicht als schneiden und ätzen, verbinden und nähen gelernt hätte[2]. Daher soll jeder Arzt ein ganzer Arzt sein, denn sonst beschuldigt der erste den zweiten und der zweite den ersten[3]. Solch'

1) III, 325, 2) III, 8. 3) III, 231.

erbärmliche Ausreden beschönigen nicht die Thorheit, sondern vermehren sie nur. Auch giebt es unter den alten Aerzten keinen bedeutenden, der Leib=, und nicht auch Wundarzt gewesen wäre [1]). Dagegen bemühte sich Paracelsus, auch in der Chirurgie die allwaltende Heilkraft der Natur gebührend hervorzuheben, und weckte das Vertrauen auf sie in vielen Fällen, wo man ehemals dem Pflaster, der Binde oder dem Messer einzig und allein alle Wirksamkeit zugeschrieben hatte. Die Hauptaufgabe der chirurgischen Therapeutik ist es ebenso, wie die der medizinischen, allenthalben die Natur in ihren Heilbestrebungen zu unterstützen, und damit letztere ungehindert und ungestört von Statten gehen, den Einfluß der äußern Elemente auf die reproduktive Thätigkeit des Organismus abzuwehren. Der Wundarzt hat also nur passende Nahrungs= und Heilmittel durch den Mund oder die offene Wundstelle dem Körper einzuverleiben, damit es demselben niemals an dem nöthigen Heilstoff gebreche. Letzterer ist es, der in der Chirurgie die Hauptrolle spiele, nicht etwa die Macht des chirurgischen Instruments oder Medikaments. Wie die Natur der beste Arzt ist, so bleibt sie auch stets der beste Wundarzt.

Diese leitenden Prinzipien suchte er hauptsächlich in der Lehre von den Wunden und Geschwüren und ihrem Heilungsprozesse geltend zu machen. Es nimmt der hievon handelnde Abschnitt, den er mit besonderer Vorliebe und Ausführlichkeit und theoretisch sowohl, als praktisch, besser, als irgend ein Arzt vor ihm, bearbeitete, den größten Theil seiner Chirurgie ein, und enthält eine Fülle höchst beachtenswerther und interessanter Aus=

1) III, 193. 194. Nur die Unwissenheit der niederen Chirurgen nahm Paracelsus auf eigenthümliche Weise in Schutz. Er meint, es gäbe allerdings viel Kranke, die um 10 Kreuzer geheilt sein wollen. Bei solchen könne man dem Arzte wohl nichts vorwerfen, denn durch eine so verächtliche Bezahlung müsse die Heilkunst gewaltig prostituirt („zur Hure") werden; darum kann man solche Aerzte nicht beschuldigen, nicht anklagen, denn ein wohlfeiler Kauf giebt selten eine gute Währschaft. Diese wohlfeilen Aerzte wolle er auch gar nicht angreifen; sie meinens treulich, und warum sollten sie um das kleine Scherflein, das ihnen noch nicht einmal bezahlt wird, etwas Höheres und Besseres lernen? (III, 352).

sprüche. Besonders sind seine Grundsätze über die Eiterung des höchsten Beifalls würdig. Ehemals wollte man bei Wunden den Substanzverlust durch sogenannte Fleischmachende Mittel ersetzen. Allein alle jene Pflaster und Salben von Mastix, Gummi und dergleichen „vermögen nicht ein Tropffen Fleisch zu geben“ [1]). Vielmehr ist es nach Paracelsus jener Heilstoff, der die Wunden allein heilt, und den die Natur selbst bereitet und aus den Säften des Körpers in jeder Wunde und jedem Geschwüre absetzt. Er nannte ihn thierische Mumie oder natürlichen Balsam, und hielt den Eiter und andere lymphatische Flüssigkeiten für Vehikel desselben. „Balsame sind weder süß, noch bitter, sondern Salzfeuchtigkeit, Liquor salis, also kein mineralisches Salz, sondern ein Salz der Feuchtigkeit. Deswegen wirken sie so kräftig gegen die Fäulniß [2]), und zur Heilung der Wunden. Denn der Balsam, der natürlich in einem Beine ist, heilt seinen Bruch; der Balsam, der natürlich im Fleische ist, heilt das Fleisch, und so ist es von jedem Gliede zu verstehen [3]). Daher soll

---

1) I, 42.

2) I, 405.

3) Außer den natürlichen Balsamen lassen sich viele Arten künstlicher Balsame bereiten, zu denen auch der Opodeldok gehört. Der Merkwürdigkeit halber mögen hier folgende Formeln zur Verfertigung desselben einen Platz finden:

1. Rp. De quatuor seminibus incarnativis Unc. β, Cerae. Colophon. ana Unc. ij, Picis navalis Unc. iij, reduc in Empl. (III, 442.)

2. Rp. Opopanacis. Bdell. ana Unc. j, Serapini Dr. ij. Liquefac in aceto colato per pannum: postea inspissa in modum mellis, adde Mumiae Dr. j, Aristoloch. rotund. Dr. iij, Liq. de Kakimia ad pondus omnium. f. Emplastrum, Oppodeldoch ex aromatibus. (III, 443.)

3. Rp. Ol. Olivae. Lauri. Lythargyrii, ana Libr. jβ, Gumm. ex arboribus, ana Unc. jv, Thur., Masticis, Myrrhae, Mumiae, Aristol. rot., ana Unc. β, Resin. de Botin. Libr. β. Reduc in Empl. Oppodeldoch ad vuln. Ligamentorum. (III. 461.)

4. Rp. Colophoniae (griechisch Hartz), Libr. j. Pulveris chelidoniae, arantiarum, ana Unc. jv. Visci de botin. q. s. pro incorporatione.

ein jeglicher Wundarzt wissen, daß er nicht ist, der da heilet, sondern der Balsam im Leib ist, der da heilet, denn ohne solches magst du kein Arzney bequemlich erkennen, so sollst du das wissen, daß die Natur des Fleisches, des Leibes, des Geäders, des Beins, in ihr hat einen angebornen Balsam, derselbig heilet Wunden, Stich und was dergleichen ist. Also hat die Natur ihren eigenen Arzt in ihrem Glied, der das heilet, was in ihr verwundet wird. So der Arzt meint, er sei der, der da heilet, so verführt er sich selbst und erkennet seine eigene Kunst nit. Aber damit du wissest, wozu du Wundarzt gut seiest, und wozu die Kunst ist also, daß du der Natur an den verletzten Schäden Schirm und Schätzung tragest vor widerwärtigen Feinden, damit die äußerlichen Feind den Balsam der Natur nicht zurückschlagen, nicht vergiften, noch verderben, sondern daß sie bleib in ihrer balsamischen Kraft und Wirkung durch Bewahrung dieses Schirms, denn das ist einmal gewiß und vor Augen, so die Wunden offen ist und nicht bewahrt noch beschirmet wird, daß sie in keinerlei Weg mag ihre Wirkung vollbringen. Darum der wohl beschirmen mag und hüten kann, derselbig ist ein guter Wundarzt. Also ist der Wundarzt durch die Artzney ein Schirm der Wunden vor den äußern Elementen, die wider die Natur streben, und wo die Natur preßhaftig gefunden wird, da gedenken sie noch mehr (Ge) Brechen einzuführen, solche Feind und elementisch Kraft soll der Arzt durch die Arzney hinwegtreiben, so mag die Natur in ihrem Balsam fertig und glücklich hindurch fahren. — — Als ein Exempel. Was ist, das da mache Fleisch, feißte, schmeer, Blut, Mark u. s. w. wachsen? Der Mensch nicht, die Speis nicht, aber die Natur hat eine wachsende und mehrende Kraft in ihr, dieselbig macht den Leib vollkommen; aber durch Speis und Trank wird dieselbig Kraft erhalten. Der Regen und die Erd machen kein Holz, sondern der Baum selbst macht es, aber ohne Regen und Erd stirbt er. — Also auch mit der

Artzney der Wunden. Der Balsam ist, der da heilet; nun gebricht ihm auch Nahrung; eine wird ihm geben durch Speis und Trank, daraus folgt nun die Ordnung in der Diät: die andre wird ihm gegeben durch die Artzney, so über die Wunden gelegt wird, denn dieselbig Arznei giebt dem Balsam Nahrung, und speiset ihn, durch dieselbe Nahrung heilt er desto stärker und schneller, und es liegt nur fürhin an dem, daß der Artzt wissen soll, der Artznei gute Nahrung überzulegen, so mag er desto glücklicher fürfahren. — — Und merke da ein Unterschied mit dem Eiter in den Wunden, daß ihrer zweierlei sind, der ein aus der Fäulung der Wunden, der andere aus der Nahrung der Artznei. Also ist das eine Eiter (Sanies, Jauche), das ander (Pus) ist Exkrement d. i. der Balsam zeucht aus der Arzney sein Nahrung und das ihm überbleibt, das sind Stercora, wie sie denn eine jegliche Speis von ihr giebt. Auch solches soll der Wundarzt wissen, daß die Wunden sollen behalten werden bei den Exkrementen (d. h. bei einer guten Eiterung) und nicht bei dem Eiter, bei der Fäule (d. h. bei einer jauchigen und stinkenden Eiterung). Darum ist es eine widerwärtige Artznei, wo die Wunden verstockt und verdämpft werden (d. h. an einer gesunden Eiterung verhindert), und nicht in freier Nahrung erhalten, und soll in keinerlei Wege geschehen, denn nicht allein, daß einerlei Schaden daraus folge, sondern vielfältige Aergerniß zu erwarten. Die Natur begehrt nichts in ihrer Heilung, denn daß sie vor Fäulung errettet werde, und durch die Artzney geführt, wie obgemeldt, und die rechten Exkrementen bei jeglichem Band gefunden werden." [1])

Jener natürliche Balsam, der nach Paracelsus im Eiter enthalten sein soll, kommt zuweilen von äußeren Dingen, besonders von Pflanzen und Bäumen her, und wird, wenn er auf die Wunde gebracht ist, von der Natur in eben den Heilstoff

1) III, 2. 338 — 344.

umgewandelt, der als thierische Mumie die Vernarbung bewirkt. Die Arkana, in denen diese Mumie enthalten ist, lehrt die Alchymie. Dergestalt bedarf die Natur weder der Salben, noch der Heftpflaster, sondern zieht jedesmal selber auf's Beste die Wundränder zusammen [1]). Aus diesen Gründen verwarf Paracelsus auch die Anlegung der Nähte bei Wunden, indem er ihre Heilung allein von dem Nutzen der Mumie oder der klebrigen Feuchtigkeit erwartete, was man heutzutage eine gesunde Eitererzeugung (oder Heilung per primam intentionem) nennt. Die äußeren Heilmittel, die der Chirurg anzuwenden hat, müssen nur möglichst wenige, und alle nur ganz einfach sein; man soll mit ihrer Wirkung nur die Nachahmung oder Unterstützung der Natur in Hervorbringung der Mumie beabsichtigen, — lauter treffliche Gedanken, die später von ausgebreiteten medizinischen Schulen angenommen wurden, und sich bis auf unsere Zeit stets erfahrungsgemäß bewiesen haben. Nur stand es im Widerspruche mit ihnen, daß Paracelsus einen häufigen Wechsel des Verbandes (alle 12 Stunden) und eine übertriebene Vorsicht bei Reinerhaltung der Wunden empfahl [2]). Mit Recht hielt er dagegen viel auf Körper- und Gemüthsruhe und auf sparsame Diät bei Verwundeten, und erklärte darum Wunden schwangerer und leidenschaftlicher Personen für gefährlicher. Für absolut tödtlich erklärt er die Wunden der Hirnsubstanz, des Herzens, der Harn- und Gallenblase, für höchst bedenklich die Verletzungen der Gelenke, wegen der zu befürchtenden Entzündung, und die der Lungen, wegen der drohenden Phthisis [3]). Bei Schwindel und Dyspnöe Verwundeter empfiehlt er Venäsektionen und milde Abführungen (durch Cichorien), gegen heftige Blutungen den Crocus martis, Lapis haematites, Hasenhaare, Froschasche und einige Klebmittel, wie Mehlstaub, „daß er sich mit dem Blut verpappe", das Mieß (Verwitterte) auf den Todtenköpfen u. dgl. [4]). Er sah einmal in Folge eines übermäßigen Blutverlustes Wassersucht entstehen [5]). Tritt

1) III, 2. 12. 2) III, 9. 3) III, 3—4.
4) III, 34. 5) III, 485.

Gangrän zu einer Wunde, so verordnet er angemessene Kataplasmen (von Mohn und Hyoscyamus). Gegen Tetanus rühmt er Einreibungen des Kranken mit Baum= oder Terpentinöl. — Auch über den Einfluß der verdorbenen Luft in Hospitälern auf die innern und äußern Krankheiten, die darin vorkommen, entwickelt er sehr richtige Ansichten, und giebt beherzigenswerthe Rathschläge zur Abhülfe dieses häufigen Uebels [1]).

Speciell handelt Paracelsus über die Wunden vom tollen Hundsbiß, und giebt folgende Erklärung von der Wasserscheu. Alle Intention des Hundes ist auf den Ort, wo er hinbeißen will, gerichtet; ebenso alle Furcht des Menschen auf die verwundete Stelle. Dergestalt bewirken der Gedanke des Menschen und die Imagination des Hundes, in Verbindung mit einander (d. h. durch ihr Zusammentreffen) das Contagium, indem letztere so zu sagen die Inficirung des ersteren bewirkt. Seine eigenen Worte lauten also: „Die Biß der Hund theilen sich in drei Weg, in den wüthenden Biß, den Zornbiß und den gemein Biß. Was wüthende Biß sind, sind die bösesten; denn die Natur des Wüthens schlägt mit sammt den Biß in den Menschen, und also ist das Wüthen und Beißen bei einander. — Auf den wüthenden Hundsbiß ist zu merken, wie dieselbigen durch ihr beißen auch den Menschen wüthend machen, also daß der Mensch in des Hundes Muthwilligkeit (fällt); so der Hund beißet, so steht all sein Art und Gemüth in den Menschen, an das Ort, da er ihn angreift und in selbigem schnellen Angriff zucket auch der Mensch hinter sich und setzt seine ganze Spekulation auf den Biß, also daß der Mensch mit seiner Phantasei und der Hund dergleichen in einer Schnelle sich zusammenfügen, und also wird des Menschen Speculation vergifft von des Hunde Imagination, zu gleicher Weis, als wenn zweierlei Rauch (ein stinkender und ein wohlriechender) in einander kommen; denn wiewohl die Imaginationes nit greiflich sind,

1) III, 320.

so sind sie doch leiblich, wie ein Wind geleibt ist. — Dergleichen ist auch die Phantasey des Menschen gleich wie Magnet in ihrer Natur, also daß sie an sich zieht andre Phantasey, zu gleicher Weis, wie wenn einer von einem andern etwas hört oder sieht, jetzt wirds von seiner Phantasey in jenen hineingezogen und hats gleich sowohl in ihm als der ander. Also hie auch zeucht des Menschen Phantasey an sich die Art des Hunds, die ihm aus seiner Phantasey gehet und vergifft sich mit demselben Ansichziehen und verwandelt sich in des Hunds Natur; zu gleicher Weis, wie ein Safran das Wasser färbt, also wird auch die menschliche Vernunft von des Hunds wüthender Natur befleckt, und also wie die Art des Hunds ist, also wird auch der Mensch, wird wüthend, fällt in die Leut wie der Hund, überkommt ein Magen, wie der Hund genaturt ist u. s. w." [1]) Sonderbar ist es, daß er bei dieser Krankheit Entleerung der Galle für die Hauptindikation hält, und dazu Rhabarber, Senna und Coloquinten gebraucht. Dann soll der Verwundete viel kaltes Wasser trinken und in kaltem Wasser untertauchen, um innerlich abgekühlt zu werden. Auf die entzündete Stelle ist Rosenessig mit Kampher oder ein warmer Ueberschlag von Verbascum, Hypericum und Rosenblättern, oder eine ölige Substanz zu legen, und überdieß innerlich und äußerlich die Anwendung von Opiaten und verschiedener Anodyna anzuordnen. Als ein sehr kräftiges Heilmittel beim Hundsbiß empfiehlt er „aus der Erfahrung des gemeinen Mannes" die obere Haut des Hechtkopfes [2]).

Ueber die Geschwülste, Luxationen und Frakturen ist Paracelsus sehr kurz und fragmentarisch. Letztere getraut er sich ohne Schienen und ähnliche Hülfsmittel zu heilen. Eine eigenthümliche Maschine aber, von der er öfters Gebrauch machte, hat er nicht weiter beschrieben. Als Callus bildende Mittel dienten ihm Abkochungen von Symphytum officinale, Aristolochia ro-

1) III, 45. 2) I, 331.

tunda, Serpentaria, und eine Salbe aus dem Pulver von calcinirten Knochen und aus Knochenöl bereitet [1]). — Bei Schuß- und Brandwunden giebt er ungesalzene Butter als Unguent, und will die im Wundkanal befindliche Kugel durch kein anderes Instrument oder Heilmittel, als den in Pflasterform darauf applicirten Magnetstein, und, wenn das nicht hilft, durch Besprechungen und Amulete ausgezogen wissen [2]). Doch ist sein Rath, bei Wunden immer eher an die Heilung der Hauptkrankheit zu denken, als an die Behandlung der Wunde selbst, ein Beweis, wie richtig er den Connex der einzelnen Theile des Organismus und ihren Einfluß auf einander erkannte.

Die Pathologie der Geschwüre stimmt bei Paracelsus mit seiner Theorie der Krankheiten sehr überein. Er widerlegt die alte Ansicht, daß bei Geschwüren die angeblichen Fehler der Säfte zu verbessern seien, weil er die offenen Schäden nicht aus Verderbniß entstehen läßt [3]). Vielmehr ist ihr Ursprung ebenso mineralisch, als der der inneren Uebel. Im Blute muß nothwendig das Salz (Sal) vorhanden sein; ist dessen aber zuviel darin, so geräth es in Unordnnng und veranlaßt ein Geschwür. Welche Species des Salzes dabei vorherrsche, erkennt man aus der Form des Geschwürs. Das Sal petrae z. B verursacht die fistulösen, das Sal nitri die skrophulösen, das Sal gemmae (Wismuth) die torpiden, das Sal vitrioli die varikösen und scirrhösen, das Sal aluminis die ödematösen Geschwüre, (Tumor albus). Außer dem Sal wirkt noch der „Realgar" und die „Kakimia" als Ursache der Entstehung von Geschwüren. Der Realgar Lunae (☽, Argentum) und Veneris, (♀, Cuprum) setzt seine Schäden in's Antlitz und frißt daselbst um sich. Ebenso setzt sich der Realgar Jovis (♃, Stannum) und Mercurii (☿, Hydrargyrum) an Brust und Schultern, Mars, (♂, Ferrum) in den Rücken und Bauch. Mars, Luna und Venus geben die bösartigsten und hartnäckigsten Geschwüre, Sol (☉, Aurum) Merkur und Jupiter die leichtesten. Bei ihrer Behandlung ist auf

1) I, 96. 2) III, 40 — 41. 51. 3) III, 417. 418.

diesen Grundtypus Rücksicht zu nehmen, um stets das richtige Mittel zu treffen, vermöge dessen der zur Heilung nöthige Balsam am schnellsten und besten bereitet wird. — Außerdem macht Paracelsus auf einen dreifachen Charakter der Geschwüre aufmerksam. „Der Schäden sind drei Geschlecht: alle die da hitzig, brennig sind, mit rothem verfasset, mit aderischen Zugängen, sie stehen im Leib, wo sie wollen, so ist es einerlei Arznei. — Welche brennen und trefflich weh thun, und nicht aderische Zugäng haben und mit rothem verfasset sind, dieselbigen gehören auch zusammen. — Welche mit Geschwülst, Flüssen und Rinnen ꝛc. verfasset sind, dieselbigen gehen zum dritten Geschlecht [1]." — Wer verkennt wohl in diesen sogenannten Geschlechtern den dreifachen Grundcharakter, den auch heute noch die Aerzte bei den Geschwüren erfahrungsgemäß unterscheiden, nämlich den entzündlichen, erethischen und torpiden, worauf bei der Kur hauptsächlich Rücksicht zu nehmen? Paracelsus hält Antimonium bei allen Geschwüren für das vorzüglichste Medikament [2]. Bei veralteten und weitverbreiteten Geschwüren empfiehlt er Bäder, Waschungen, den Balsamus tartari, (dessen Hauptbestandtheile Arsenik, Kalk und Tartarus sind), vorzüglich aber den Compressiv-Verband durch Pflasterstreifen und feste Binden. Durchschneidung der nach der Geschwürsgegend hin verlaufenden Nerven und Venen, soll ebenfalls dergleichen Salzflüsse sistiren, meistens aber Lähmung des Theiles zur Folge haben.

Interessant ist seine Ansicht von der Entstehung und dem Wesen des Erysipelas. Er erklärt dessen Ursprung durch ein „Aufblühen" (Aufblähen?) des Sal im Körper, so daß so zu sagen ein Erdbeben („Erdbidmen") und ein Wind alle Theile des Körpers durchzieht, und zwar zuerst ein Wind, der kalter Natur ist und alle inneren Glieder erkältet. „Das währet so lang bis sich solches Winds Art verzehret. Danach folget ein Hitz aller inwendigen Glieder, von wegen des auffwüthens, die

1) III, 322. 2) III, 364. 389.

sie erlitten haben in bemelter Entschüttung (Erschütterung). — Damit ihr aber merket, wo die Krankheit ausgeht, so verstanden dasselbig also, daß sie sich setzt in ein Glied, wo sie vom Wind am stärckesten getrieben wirdt, mit Hitz und ganzer Art, geschwellt dasselbig Glied auff, und rötets auff wie ein Krebs, so stark und gewaltig, daß stärker nichts sein mag: setzt sich zu gleicher Weis an ein Ort und dringet als wöll es außbrechen. So es aber so kräftig und so stark nicht ist, sondern jung und schwach, so fleucht es im Leib umb, hin und her, hat kein bleibende statt, mit einer rothen Farb, wie ein Gewülk im Himmel, das vom Windt umhergeweht wirdt. Also laufft es im Leib auch umb und wird von seinem eignen Windt hin und her gejagt, und hat die Farben von seiner eygen Natur roht, wie denn nichts Corporalisch ohn Farben sein mag. Ist diese Witterung schwach oder noch nicht zeitig, zu dem dahin es will, so gehet es bald hinweg: nähert es sich aber der Zeitigung, so nimbt es ihm ein ort für in den äußern Gliedern, sonderlich unterhalb der Gürtel und setzet sich da zusammen und erzeiget seine scharfe Art, naget und frißt ein Loch in dasselbig ort" [1]). — Die Namen, welche die Krankheit beim Volke führte, waren „Rotlauff, Gewülkigt, Ungenandt." Die flüchtige und nicht selten unstät von Ort zu Ort wandelnde Natur des Rothlaufs bei gewissen Individuen war dem Paracelsus also nicht unbekannt. Merkwürdig ist auch seine Beobachtung, daß umgekehrt, wie die Heilung von Wunden zuweilen in späterer Zeit gefährliche Krankheiten zur Folge hatte, oft große Krankheiten durch zufällig entstandene Wunden geheilt wurden. So z. B. seien ihm Leute bekannt gewesen, die vielmals im Jahre von der Rose belästigt wurden, und durch zufällige Wunden und Stiche nachher lange Jahre davon befreit blieben [2]).

Fast möchte man auch glauben, daß das Pseudo-Erysipelas der heutigen Aerzte schon dem Paracelsus nichts Neues

1) III, 84 — 85. 2) I, 483.

mehr gewesen sei. Denn er scheint nicht nur die Oertlichkeit des Uebels, das größtentheils die unteren Extremitäten ergreift, richtig erkannt, sondern auch eine Ahnung von dem Wesen desselben gehabt zu haben, das auf einer Zerstörung des Zellgewebes, als Reflex eines tiefer liegenden (Knochen-) Leidens, beruht. Dies ist aus seinen eigenen Worten am besten ersichtlich: „Herysipela ist ein verzehrt Sal vitriolatum, geht anfänglich in eine rötte, demnach mit corosivischer Zeit in ein Ulceration: hat seine statt zwischen den Knyen und Füßen zu, ringsweis um das Schienbein: denn da ist Morbus und Locus mercurialis. — Herysipela est Ulceratio und wechßt sonst nirgendt nicht, denn allein zwischen den zweyen Juncturen des Knyes und Füß. — Anfänglich kompt ein röhtte mit großem Schmerz und brennen, demnach Geschwulst, demnach löcher, eins neben dem andern, mit gestanck, fäule, mit untergraben flach, etwan dürr, oder mit einem lautern gelben Wasser, gleich formirt dem Krebs oder Noli me tangere, begreift den ganzen Schenkel, zwischen den zweien Glaichen, nach Art Mercurii". Ausdrücklich unterscheidet Paracelsus diese Krankheit von andern Ulcerationen der untern Extremitäten, die nur flach auf der Haut wurzeln, und keinen tieferen Ursprung — vom Schenkel-Knochen aus — haben [1]. Auch den Ausgang der Krankheit, wenn er günstig ist, beschreibt er richtig als eine profuse, den Körper sehr angreifende Eiterung: „Die Endung macht ein Fluß dahin mit dem resolvirten Saltz, resolvirt dann auch, demnach die andern Salia des ganzen Leibs, giebet Entfärbung des Angesichts, bricht dem Magen seine Wirkung." Im schlimmsten Fall aber, wenn die Verflüssigung der Weichtheile zu sehr um sich greift, „ubi herysipela ex loco suo abit, daß es über die Knyscheiben kompt," da „kompt durch diese Resolution der Todt" [2].

Den Brand beschreibt Paracelsus unter den Namen „Ignis Persicus," womit er den heißen Brand, und „Bruna" (Pruna, an

1) III, 574. 2) III, 575.

Prunella erinnernd) [1]), womit er den kalten Brand bezeichnet. Zuweilen mag er wohl den Brand mit dem Pseudo-Erysipelas verwechselt haben, weil er einen akuten und chronischen heißen Brand annimmt, von denen letzterer Jahre lang (3, 6, ja 10 — 20 Jahre) dauern soll [2]).

Das Panaritium, von Paracelsus Panritium, Pandalitium, Passa, Spassa, Tassa genannt, wird nach dem Volksausdruck „Fingerwurm" wirklich für einen Wurm erklärt, der, wie jede Wurmerzeugung im Körper, aus Fäulniß hervorgeht, und sich selbst erzeugt und ernährt. „Demnach so er geboren ist, so muß das Ventill eröffnet werden, das macht er ihm selbst, aus ursachen der Thierischen art. Er führt und nehrt sich in sein statt." Die Krankheit endigt mit dem Verlust des Nagels, wenn nicht gar eines Fingergliedes, und soll, wenn sie erst einen Finger ergriffen hat, auch die andern gefährden [3]).

Die Fisteln erklärt Paracelsus auf ähnliche Weise, wie die Rose, aus dem Aufbrausen des Salpeters, der da, wo er nicht durch die Poren als Exkrement ausschwitzen kann, der Zerstörung unterworfen ist, und dann die Zapfenform, die er sonst anzunehmen pflegt, dadurch, daß er durch seine Schärfe sich zapfenförmige Höhlungen gräbt, zu erreichen sucht [4]). Mit Recht wird bei ihnen die Anwendung reizender Injektionen von Terpenthinöl und Myrrhe empfohlen, dagegen vor einer plötzlichen Hemmung ihrer Profluvien gewarnt [5]).

Treffliche und kaum heute in ihrer Richtigkeit übertroffene Ansichten entwickelt Paracelsus in der Beschreibung des Karcinoms und seiner Symptome. Er erinnert zu wiederholten Malen an den häufigen Zusammenhang seiner Entstehung mit Störungen des Hämorrhoidalflusses oder Menstrualflusses — daher seine Häufigkeit im Uterus,[6]) — und giebt den Rath, wenn man nicht erfolglos zu Werke gehen wolle, diese eher einer Behandlung zu unterwerfen, als den Krebs selbst [7]). Er macht dabei

1) S. oben S. 171. 2) III, 598—599. 3) I, 585.
4) III, 85. 5) III, 316. 6) III, 361.
7) III, 360. 392. 393. 433. 573—574.

auf die verborgene Natur desselben (Cancer occultus) [1]) aufmerksam, die den Arzt nicht selten irre führt. „Der mehrer Theil der Krebßen gehen einwärts und werden außwendig nit erkennt.“ Auch soll man auf die Varikositäten und Fungositäten in der Umgebung wohl achten, um nicht jedes Geschwür an einer der Stellen, die der Krebs vorzugsweise zu wählen pflegt, z. B. an der Weiberbrust, für krebsartig zu erklären. „Cancer, das Apostem, ist rot und streckt Aderlin ab, stremlin auß wie ein Krebs mit Füssen ideoqne cancer dictum“ [2]). — Den Gesichts- oder Nasenkrebs nennt er auch, wie wir noch heute, Lupus, Esthiomenus, Tentigo prava, Formix, Noli me tangere, Sirey, Gefreß, und unterscheidet ihn von dem gewöhnlichen Krebs dadurch, daß letzterer mehr in der Breite, jener mehr in der Tiefe um sich greift, während die Erfahrung den entgegengesetzten Fall nachweist. Die nicht seltene Complikation des Krebses mit Syphilis hat Paracelsus gleichfalls wahrgenommen [3]). Wenn tiefe, heftig stechende und klopfende Schmerzen eintreten, so ist ein tödtlicher Ausgang zu vermuthen. Nur Arsenik vermag dieselben zu mildern, und ist auch das einzige Mittel, von dem in dieser Krankheit eine Hülfe zu erwarten steht. —

Merkwürdig ist es, aber aus der ganzen Tendenz seines Strebens, das nur von dem höheren Standpunkte der Naturphilosophie aus beurtheilt werden darf, hinlänglich zu erklären, daß Paracelsus die Anwendung schneidender Instrumente sowie der Kauterien schlechterdings verwarf, und sich allenthalben ihrem Gebrauche widersetzte. Nur beim Blasensteine gestattete er das Messer, weil es das einzige Rettungsmittel sei. Sonst erscheint er stets als abgesagter Feind aller blutigen Operationen, vielleicht weil er zu ihrer Verrichtung eine unzureichende Anlage in sich verspürte, und auf die Wirkung seiner Arzneien mit übergroßer Zuversicht baute. Auch neigte die damalige Krankheitskonstitution, wie im ganzen XVI. Jahrhundert,

---

1) III, 393. 2) I, 574. 3) III, 194—195. 4) III, 392.

sich zum Typhös-Fauligen, und war somit eine der operativen Chirurgie höchst ungünstige. Daher nannte Paracelsus die allezeit zum Schneiden fertigen, und mit roher Ruhmredigkeit ihre Kunst anpreisenden, von Stadt zu Stadt umherziehenden Chirurgen „Folterhansen", und erklärte ihnen unausgesetzt den Krieg.

Drittes Buch.

Schlußbetrachtungen.

---

§. 85.

Aus dem bisher hier Mitgetheilten dürfte es sich zur Genüge dargethan haben, wie Paracelsus sein segensreiches Wirken auf eine bessere Gestaltung der Heilkunde nach den verschiedensten Richtungen hin entfaltete, und wie er sich dadurch in der Geschichte derselben für immer einen ehrenvollen Platz sicherte. Ein Mann von hoher Originalität und Energie, begabt mit Scharfsinn und lebendiger Fassungskraft, reich an Erfahrung und Tiefe der Anschauung, dabei von einer oft unübertrefflichen Naivität, gepaart mit ungekünstelter Wahrheitsliebe, war er ganz geeignet, von diesen natürlichen Fähigkeiten und der Macht der Verhältnisse begünstigt, der Wissenschaft eine neue Bahn zu brechen und eigenthümliche Ansichten geltend zu machen, die er im Allgemeinen mit ebenso großer Klarheit vortrug, als er sie durch passende Beispiele und Gleichnisse erläuterte. Scheinen sie bisweilen auch unvollkommen entwickelt und mit einander im Widerspruche, so muß man nicht vergessen, daß seine Schriften schon während seines Lebens corrumpirt wurden und bald nach seinem Tode die Aechtheit einzelner seiner Werke nicht mehr erweislich war. Durchgehends aber verrathen seine Lehren einen tiefempfänglichen

Sinn für die Erkenntniß der Lebenserscheinungen, und trugen nicht bloß sehr viel dazu bei, den blinden Glauben an die Unfehlbarkeit der griechischen und arabischen Aerzte von Grund aus zu erschüttern, und die sklavische Nachbeterei der älteren Schriftsteller zur Naturbeobachtung hinzulenken, sondern auch überhaupt einen anderen Genius der Medizin zu erwecken. Paracelsus zog die Chemie aus ungelesenen Büchern und aus unbekannten Operationsmethoden zuerst ans Licht, während früher in den Händen roher Empiriker nur Mißbrauch mit ihr getrieben wurde. So ist er als Schöpfer der pharmaceutischen Chemie zu betrachten, und begründete zugleich eine vereinfachte Heilmethode, indem er den alten Heilmittelapparat beschränkte und einen neuen in's Dasein rief, die Heilkunde von unzähligen Conjekturen und Irrthümern befreite, und sie, gestützt auf Erfahrung und höchst glückliche Kuren, auf feste Grundsätze und auf die Natur zurückführte. Schon darum allein ist Paracelsus als ein wirklicher Reformator in der Geschichte der Medizin anzusehen. Noch mehr aber charakterisirt seine reformatorischen Verdienste das bisher unerhört gewesene Streben, vom ärztlichen Standpunkte aus die Harmonie des Alls mit der Medizin in ein einheitliches, sympathisches Bündniß zu bringen, und die große Welt der Natur mit der kleinen Welt des Menschen gewissermaßen zu verständigen. Dies Streben, wie mannigfach und wie irrig zum Theil die Wege waren, auf denen es sich befriedigen zu können schien, ist dennoch nicht als ein subjektives oder zufälliges Phänomen zu betrachten; es ist vielmehr nothwendig bedingt und hervorgerufen durch die höchste Entwickelungsstufe, welche die theosophisch-alchymistische Naturphilosophie in Paracelsus erreicht hatte, der den entscheidenden Wendepunkt zweier großen Epochen in der Geschichte der Wissenschaft bildet, die Scheidewand zwischen der ältern und neuern Medicin. Aus der höchsten Steigerung der scholastischen Richtung hervorgegangen, macht Paracelsus den Uebergang aus den mittelalterlichen Labyrinthen der Systemlosigkeit zu den geordneten und auf naturwissenschaftlicher Basis beruhenden Lehrgebäuden der Heilkunde in den beiden jüngsten

Jahrhunderten bis auf die gegenwärtige Zeit. So sehr schiefe und ungehörige Urtheile, eine übertreibende Darstellung und ungeeignete Anwendung die Paracelsischen Grundsätze zu verdächtigen und in die Vergessenheit zurückzudrängen fähig gewesen, so sind demungeachtet viele davon, besonders der allgemeinere Theil derselben, in die neuesten naturphilosophischen Ansichten übergegangen, und leben darin zum Besten der Wissenschaft fort, einer genauen Würdigung und Erörterung noch fernerhin harrend.

§. 86.

Betrachtet man die wesentliche Eigenthümlichkeit der Paracelsischen Medizin, so ergiebt sich, wie bereits früher nachgewiesen, die wahre Erkenntniß des Wechselverhältnisses oder Parallelismus zwischen dem allgemeinen Naturleben und der individuellen organischen Welt, d. h. zwischen Makrokosmus und Mikrokosmus, als der Grundgedanke, welcher in allen seinen Darstellungen zu finden ist. Es ist nicht leicht, das genaue Verhältniß, wie es sich Paracelsus zwischen Makrokosmus und Mikrokosmus dachte, richtig zu erkennen. Damerow [1]) und Jahn [2]) faßten dasselbe als Identität, als Harmonie, Schultz [3]) gerade umgekehrt als Gegensatz zwischen beiden auf. Die beiden Ersten stützen ihre Ansicht auf die Aussprüche des gediegensten und berühmtesten Paracelsisten, des dänischen Leibarztes Pet. Severin [4]), der in seinem bekannten Werke [5]) den Paracelsus auf die würdigste Weise aufgefaßt, und mit Klarheit und ächt-wissenschaftlichem Geiste seine wesentlichsten Ideen verarbeitet hat. Es heißt nämlich in jenem Werke also: „Medicae artis amplitudo magna est. Universam enim harmoniam totius creaturae contemplatur [6]) — et divinâ quadam analogiâ majoris mundi dispositionem tanquam parentis, microcosmo accommodat." [7]) Allein es scheint aus der Vergleichungsweise

---

1) a. a. O. S. 114 sq. 2) a. d. a. O.
3) a. a. O. §. 72.
4) S. mein Handb. d. Gesch. d. Med. I, 410.
5) Idea medicinae philosophicae, fundamenta continens totius doctrinae Paracelsicae, Hippocraticae et Galenicae. (Erste Ausg. 1570.)
6) Ed. Erfort. 1616. 8. p. 34. 7) ibid. p. 35.

des Makro- und Mikrokosmus bei Paracelsus, wenn man sie unbefangen betrachtet, hervorzugehen, daß er sie beide weder für identisch, noch gar für einander entgegengesetzt betrachtete; auch möchte Severin's Ausdruck „göttliche Analogie" schwerlich für Identität zu setzen sein. Vielmehr sollen die Vergleichungen des Makrokosmus und Mikrokosmus nur den, trotz ihrer selbstständigen Totalität bestehenden, und von der Identität ihres gemeinsamen Ursprungs und Vorbildes abhängigen, Parallelismus der besonderen (aber unter sich unabhängigen) Erscheinungen in beiden erklären helfen. Beide Welten also, die große und kleine, sind unabhängig unter sich und bestehen ganz gleich neben einander. Sie sind selbstständig in ihrer Entwickelung und Individualität, und zwischen ihnen waltet nicht Identität, noch Gegensatz, sondern eine bloße Analogie der Erscheinungen, ein Parallelismus derselben ob, entsprungen aus dem gemeinsamen Urbilde, nach welchem beide, Makro- und Mikrokosmus, erschaffen sind.

Der Mikrokosmus selbst erscheint wieder als eine Welt, als ein Grund und Boden, in dem sich ebenfalls, auf ganz selbstständige Weise, ein neuer Mikrokosmus, die Krankheit, entwickeln kann. Die Arznei bewirkt alsdann eine Aufregung der Energie des Organismus und entzündet im Körper eine Reaktion, vermöge welcher sie, nicht vermöge ihrer eigenen Qualitäten, gegen das Krankheitsprodukt auftritt. Die Zerstörung und Entfernung der Individualität des Krankheitsprozesses aus dem Körper giebt überall die Grundidee der Paracelsischen Therapeutik. In eine Analyse der verschiedenen Thätigkeiten und der Art und Weise, wie sie zur Aeußerung kommen, läßt er sich nirgends ein, sowie auch nirgends eine konkrete Begriffsbestimmung und besondere Erkenntniß des Organismus sich bei ihm vorfindet. Er bleibt immer nur bei der generellen Vorstellung des Mikrokosmus in seiner selbstständigen, dem allgemeinen Naturleben parallelen Thätigkeit stehen, und vermeidet sichtlich eine Definition der einzelen, im Organismus sich manifestirenden Eigenthümlichkeiten und Wirkungen. So z. B. sucht er die

Kraft der Arzneien, die Krankheit zu besiegen, in nichts Anderem, als in der Wissenschaft, in der Vernunft dieser Arzneien, indem es unsere einzige Aufgabe sei, die Existenz einer solchen innern Wissenschaft der Dinge kennen zu lernen, ohne uns auf die besondere Ausführung dieses wissenschaftlichen Prozesses einzulassen.

§. 87.

Vergleicht man die Paracelsische Medizin mit der Galenischen und mit der der Alten überhaupt, so ergiebt sich, daß die letztere auf einer rein unmittelbaren Anschauung und Beschreibung des äußeren Verlaufs der Naturphänomene beruhte und die Verschiedenheit des organischen und allgemeinen Naturlebens nur der sinnlichen Erscheinung nach kannte, nicht dem inneren Grunde nach erkannte. „Die Alten sahen die Natur, wie ein geistreicher Schriftsteller sagt, aber sie beobachteten nicht; sie faßten mit glücklicher Treue die unmittelbare Erscheinung auf, aber sie erforschten nicht; sie suchten das Wesen der Dinge in ihren Merkmalen, nicht in ihrer Genesis. Als innerer Grund der äußerlich wahrnehmbaren Erscheinungen wurden die Qualitäten der Dinge angenommen; aber was sind diese Qualitäten? Nichts, als der generalisirte abstrakte Ausdruck einer conkreten Erscheinung und Wirkung. Und es liegt in dem Wesen dieser Richtung, daß sie uns die Dinge nicht in ihrer inneren Natur und Existenz, sondern nur als Aggregate von Merkmalen kennen lehrt, daß alle ihre Definitionen an der Oberfläche liegen, und daß sie nur an den äußerlich zu Tage kommenden Wirkungen und Wahrnehmungen haften, sich um den inneren Prozeß aber, um das Leben, nicht kümmern." Dies war eine Folge der Universalherrschaft, welche die Aristotelische Methode über alle Disciplinen ausübte, und worin die Wissenschaft der Alten sich erstarrt zeigte. Auch die Galenische Medizin trägt durch und durch das Gepräge dieser Methode, deren Mechanismus und Schematismus in seiner ganzen Nacktheit und Dürftigkeit erscheint, wenn man eine tiefere Einsicht in das Wesen der Aristotelischen Schule, z. B. durch Lektüre der aus ihr hervorgegangenen „Bücher der Probleme," gewonnen hat. Die Elementarqualitäten galten ein für allemal, auch in ihrer Zusammensetzung mit dem Organismus, ebenso als Lebensprinzip, wie sie als Ursache oder Bestandtheile aller übrigen Aeußerungen des allgemeinen Naturlebens betrachtet wurden. Nirgends traten sie als Keime individueller Produktion auf; man konnte nur den fertigen Organismus, nicht seinen Ursprung und seine substantielle Entwickelung dadurch begreifen. Diese Qualitäten waren in allen Prozessen der ganzen organischen und nichtorganischen Welt wirksam, und erschienen daher wegen dieser Allgemeinheit fast nur als leere und abstrakte Bedingungen in den Dingen, deren konkreter Inhalt und besondere Gestalt dadurch nicht angedeutet war. Wie sie den Körper äußerlich zusammensetzten, ohne sich von innen heraus zu entwickeln, so wirkten sie auch von außen auf den Körper ein, und machten in ihm *ihre eigene* Wirkung geltend, so daß die Krankheit nur als Eigenschaft der im Körper hervorstehenden Qualität, als identisch mit ihr, auftrat. Die Qualitäten waren bei den Alten unmittelbar die Krankheit selbst, und letztere war ihrem Wesen nach nicht von dem kranken Körper verschieden. Die Heilung erschien daher nur durch Veränderung der Qualitäten möglich, und da die entgegengesetzten Qualitäten sich in ihren Wirkungen neutralisirten, so war die Hauptindikation der alten Heilmethode auf die Neutralisirung der krankmachenden Qualitäten durch Arzneien von entgegengesetzter Art oder auf die Ausleerung derselben Qualitäten durch die Heilkraft der Natur gerichtet, — eine Ansicht, die sich im Allgemeinen bei sämmtlichen Schulen des Alterthums gleich blieb. Nothwendig mußte ein in dieser Weise bloß auf sinnlicher Anschauung, nicht zugleich auch auf geistiger Erkenntniß beruhendes Studium der Medizin immer einseitig und unvollkommen bleiben. Paracelsus dagegen erkannte die Krankheit als eine von innen heraus sich entwickelnde Totalität, und drang tiefer ein in das Wesen derselben. Während die Alten den Arzt bloß als Minister naturae betrachteten, ward er bei Paracelsus zum Magister naturae, so daß die ganze Medizin bloß auf der Kunst des Arztes und auf der von ihm nach seinen eigenen Heilzwecken direkt gegen den Gang der Natur gerichteten Einwirkung auf die Krankheit beruhte. Die sinnlichen Einzelnheiten, Symptome u. dergl. waren bei ihm das Untergeordnete, die Erkenntniß der Einheit und Gesetzmäßigkeit des Ganzen hatte das Uebergewicht. Bei den Alten stand umgekehrt die Darstellung der allgemeinen Zweckmäßigkeit hinter der des besondern Inhalts zurück.

§. 88.

Noch hervorleuchtender wird dieser Unterschied zwischen der alten Medizin und der Paracelsischen, wenn man die eigentlichen Träger derselben, Paracelsus und Hippokrates, einander unmittelbar gegenüberstellt. Wie der griechisch-antike Geist in stiller Größe und erhabener Ruhe sich mit Einfachheit, Klarheit und Würde über alle Aussprüche und Werke des Hippokrates ergießt, und ohne Ahnung des Uebersinnlichen sich mit dem sichtbar Erfaßten begnügt und es in seiner reinsten Natürlichkeit und schönsten Form praktisch darstellt: so reflektirt der glühende, ungeduldige Wissensdrang, jenes unbegrenzte Streben nach dem Fernen und Unbekannten, jene wilde, alle Fesseln der Sinnenwelt sprengende Sehnsucht, die geheime Werkstatt der Natur mit ihren Gesetzen und Kräften zu erforschen, — wie sich dies Alles, mit Hintansetzung aller plastischen Form und Aeußerlichkeit, in rohem, ungehobeltem, aber kerngesundem und tiefgemüthlichem Zustande in dem Feuergeiste des Paracelsus abspiegelte, — ein unverkennbares Bild jenes mittelalterlichen, auf unbekannte Abenteuer ausgehenden, ungeschlacht-deutschen Rittersinnes, der den brennenden Durst des in Fesseln schmachtenden Geistes in fernen Landen durch kühne Wanderzüge stillen zu können wähnte. Die Medizin des Hippokrates und die des Paracelsus verhalten sich zu einander, wie die griechische Klassicität des Alterthums zur deutschen Romantik des Mittelalters, wie Anschauung mit dem sinnlichen Auge zur Forschung mit dem geistigen Auge, wie die Wahrnehmung neben einander gereiheter Erfahrungen bei einem Naturmenschen zur Erkenntniß ihres inneren Ursprungs und ihres gesetzlichen Zusammenhanges bei einem Naturkundigen, wie

Ansicht der Dinge aus speciellen Erscheinungen zur Einsicht der Dinge nach generellen Verhältnissen, wie Natur zur Kunst, Naturheilung zur Kunstheilung, Naturheilkraft zur Heilkunst. Darum bewegte sich Hippokrates am liebsten auf dem Gebiete der akuten Krankheiten, während Paracelsus seine glänzendsten Siege auf dem Felde der chronischen erfocht. Hippokrates lebte, wie der Jüngling, nur für die Gegenwart; es war der Frühling der Wissenschaft. Paracelsus benutzte die Sommerreife ihres Mannesalters, um von der Vergangenheit zu ernten und für die Zukunft zu säen, auf die er voll Hoffnung und Vertrauen hinwies. Hippokrates war ein praktischer, Paracelsus ein spekulativer Kopf. Jener ward aus einem Philosophen ein Arzt, und blieb Arzt; dieser ward aus einem Arzte ein Philosoph, und blieb beides.

Noch heute existiren beide Elemente, sowohl der Paracelsischen als Hippokratischen Heilmethode, in der neuern Medizin, obgleich mehr in historischer und empirischer, als in eigentlich wissenschaftlicher und in's Bewußtsein getretener, bestimmt ausgesprochener Form. Sie haben sich als Theorie und Praxis einander gegenübergestellt, jene hauptsächlich das Paracelsische, diese das Hippokratische Prinzip repräsentirend. Beide stehen in demselben Widerspruche, wie eben diese Prinzipien, und blieben darum bisher in einem so lockern Zusammenhange mit einander, daß jedes Element für sich eigentlich ein isolirtes Ganzes ausmacht.

§. 89.

Nicht nur in der Geschichte der Medizin, auch in der der Philosophie und Theosophie und in der Geschichte der Wissenschaften überhaupt steht Paracelsus, richtig und umfassend gewürdigt, als Repräsentant und Träger der gesammten neuen Bewegung da, wodurch das XVI. Jahrhundert als Reformations-Jahrhundert charakterisirt wird. Fast zwei Jahrtausende hatte die Aristotelische Lehrmethode den menschlichen Geist in den beengendsten Fesseln niedergehalten, und allenthalben die Nothwendigkeit nach Befreiung von diesem Joche fühlbar gemacht.

Jedes regere Wirken und Schaffen war aus dem Gebiete der Wissenschaften verbannt. Die gesammte Philosophie war mit Aristoteles dergestalt abgeschlossen, daß nach ihm eigentlich nicht mehr wissenschaftlich producirt, sondern nur über schon Vorhandenes disputirt ward. Selbst die alexandrinische und römische Zeit bereicherte das Wissen nur auf empirische Weise von außen her; die innere Schöpfungskraft und das organische Vermögen der Wissenschaftlichkeit war erloschen, alle Thätigkeit der Gelehrten nur auf ein polyhistorisches Sammeln von Notizen beschränkt, die man, so gut es gehen wollte, in das Aristotelische Fachwerk unterbrachte, und woran man nach Aristotelischen Kategorieen herumdefinirte und abstrahirte. Eine so dürre, bloß formelle Wissenschaft konnte die Geister nicht immer befriedigen; es begann die Nebelhülle endlich vor den umdüsterten Sinnen zu schwinden, und man empfand Mißtrauen gegen das dialektische Spiel mit Begriffen und leeren Definitionen. Die Sehnsucht nach Wahrheit und Licht in diesem dunkeln Labyrinthe der Selbsttäuschung ward allgemeiner; Worte und Begriffe genügten nicht mehr den strebenden Gedanken, sondern die Phänomene und Thatsachen der Natur, ihre Genesis und ihr Zusammenhang fingen an, denselben ein neues Feld zu eröffnen; man wollte dem wahren, innern Leben der Dinge, ihrer Eigenthümlichkeit und Entwickelung auf den Grund kommen. So gestaltete sich aus diesem Bedürfnisse in allen Zweigen geistiger und wissenschaftlicher Thätigkeit, der Scholastik gegenüber, eine Mystik.

In der Medizin repräsentirten die Galenischen Aerzte recht eigentlich die scholastische Seite, welcher Paracelsus, nach höherer und richtigerer Erkenntniß verlangend, als Mystiker gegenüber steht. Nur in der neuesten Zeit hat dieser Name zu Mißbräuchen Anlaß gegeben und ist darum mit Recht in Verruf gekommen. An und für sich aber war die Mystik, ihrem ursprünglichen Wesen nach, ein nothwendiges und ein fruchtbringendes Erzeugniß der Zeit, hervorgegangen aus der Ahnung des sich selbst bewußten Geistes, ein Kind der Schmerzen bei der Geburt des sich selbst emancipirenden Gedankens. Von dieser Seite betrachtet, verliert die mystische Richtung, die mit dem Eintritt des XVI. Jahrhunderts allgemein herrschend wurde, das Gehässige und Verächtliche, das ihr die Mißdeutungen Unwürdiger zugezogen haben. Auch das Schönste und Heiligste ist vor solchen Antastungen roher und ungeschickter Hände nicht sicher. Selbst die Religion diente immer Gerechten und Ungerechten, Klugen und Einfältigen zum Deckmantel ihrer Verirrungen. Kann es da auffallend sein, daß jener Durchbildungsprozeß, welchen der menschliche Geist in dem Aufblühen der Mystik erlebte, in unreifen und beschränkten Köpfen mehr Schlimmes als Gutes herbeiführte? Gerade daß dieses mystische Prinzip zunächst von den Fahnenträgern der Wissenschaft repräsentirt ward, gereichte ihr zum größten Verderben. Es ist eine schlimme, aber historisch bewährte Erfahrung, daß Männern, die durch heilsame Reformen in Religion und Wissenschaft einen Kampf zwischen dem alten und neuen Systeme veranlassen, und durch den angefachten Zwiespalt der Meinungen bei beiden Parteien den Fortschritt zum Besseren befördern, ihre Freunde immer mehr zu schaden pflegen, als ihre Feinde. Rücksichtslose Verfolgungswuth und hartnäckiger Widerspruch vermögen weniger der guten Sache überhaupt, und besonders wohlthätigen Neuerungen Abbruch zu thun, als eine blinde Anhänglichkeit, eine unvernünftige Lobpreisung und unzweckmäßige Verbreitung derselben. Die großen Geister aller Jahrhunderte haben das Schicksal gehabt, nicht nur die Wahrheit und richtige Erkenntniß, die sie mit Mühe und Noth ihr ganzes Leben lang errungen und verfochten hatten, von allzu ergebenen und unselbstständigen Schülern und Nachbetern nicht gefördert, sondern meistens sogar ihre weisen Lehren durch Verkennung ihrer höheren Absichten entstellt und gemißbraucht, und durch starrsinnige und bodenlose Consequenz zu den gröbsten Uebertreibungen verunstaltet zu sehen. Darf es wundern, daß der Lehre des Paracelsus ein gleiches Loos bereitet war? Seine Zeitgenossen und nächsten Nachfolger waren fast alle noch nicht reif genug, die Bedeutung seines naturphilosophischen Riesenbaues gehörig zu begreifen, und nur der späteren Nachwelt war es vorbehalten, den Standpunkt desselben richtig zu würdigen. „Aus ihren Früchten sollt ihr sie erkennen!“ Aber man würde Paracelsus sehr irrig und ungerecht beurtheilen, wollte man aus den nächsten Folgen, die sein System hatte, Rückschlüsse auf dessen inneren Werth und Gehalt machen. Die wahren Früchte seiner großartigen Bestrebungen, an die Stelle todter Büchergelehrsamkeit, roher Empirie und eines mystisch-abgeschmackten Materialismus, eine sinnigere und tiefere Anschauung der Natur in der Einheit und Wechselwirkung ihres geheimnißvollen Waltens, und idealere Begriffe von dem Gesammtleben der Schöpfung in seiner rein-göttlichen Integrität und Selbstbestimmung einzuführen, — die Früchte dieses Strebens hat erst die jüngste Vergangenheit sammeln und genießen können. Die nächste Zukunft nach des Paracelsus Tode hingegen sah seinen Eifer gemißdeutet, und von geistesbefangenen oder eigennützigen Schwärmern das Wort des weisen Meisters unwürdigem Aberglauben untergeschoben. Wie die Naturphilosophie des Paracelsus aus der mystischen Richtung seiner Zeit hervorgegangen war, und die Spuren dieses Ursprungs in mannigfach phantastischen Ausschmückungen und Auswüchsen zeigte, so mußte sie bei Leuten, die ihn nur halb verstanden, gar bald zu gänzlicher Verachtung alles positiven Wissens und in die ausschweifendste und heilloseste Mystik der früheren Zeit wieder zurückführen.

Wer die eigenthümliche Neigung des deutschen Volkes zur Spekulation und zum Supranaturalismus kennt, den wird es nicht Wunder nehmen, daß Paracelsus die Mehrzahl seiner Anhänger, wofür sie wenigstens galten, unter den Deutschen fand. Ein großer Theil dieser Menschen bestand aus ungebildeten Goldköchen, die sich blindlings in die gefahrvollen Tiefen jener phantastischen Medizin stürzten, weil sie darin Ersatz für ihre Unwissenheit und Befriedigung ihrer Habgier zu finden hofften.

Aber selbst Hippokratische Aerzte wurden Anhänger des Paracelsus. Sie mochten die Unzulänglichkeit ihrer bisherigen Methoden und die Mangelhaftigkeit des alten Elementarsystems fühlen, und suchten daher die Paracelsischen Ideen der herrschenden Theorie möglichst anzupassen. Bald fand man die Lehren des Paracelsus in den Werken des Hippokrates wieder, zwängte die neuen Begriffe in den alten Text, um sie zugänglicher und annehmlicher zu machen, und wo dies nicht möglich war, da ließ man die praktischen Grundsätze des Reformators neben dem Systeme der Alten in wunderlicher Vereinigung auftreten, oder begnügte sich, die wirksamen Arzneien und Arcana des Neuerers allein anzunehmen, im Uebrigen aber Alles wie ehemals zu lassen.

Aehnlich ging man in der Philosophie zu Werke. Alle Irrthümer und Verkehrtheiten, auf welche eine falschverstandene Mystik nur immer zu führen vermochte, wurden auf Rechnung der Paracelsischen Lehren gesetzt. Der Name des großen Reformators mußte auch dem abgeschmacktesten und überspanntesten Aberglauben zum Aushängeschilde dienen. Selbst in die Theologie spukte dies Unwesen hinüber, und eine große Anzahl von Schriften über Gottesgelahrtheit ward dem Publikum unter dem Namen des Paracelsus aufgedrungen. Es ist bekannt, welche Ausdehnung jene theosophischen Umtriebe in kurzer Zeit erlangten. Eigennützige und betrügerische Menschen, Berufene und Unberufene, Aerzte und Laien, maßten sich die Bezeichnung „Paracelsisten" an, und metamorphosirten mit der gröbsten Schwärmerei, von einer gewissen Ueberschwänglichkeit jenes Zeitalters begünstigt, die Paracelsische Lehre in ein theosophisch-mystisches System, das allen Keimen einer helleren und freieren Geistesentwickelung den Untergang in Fanatismus und Versinsterung drohte. Es bedarf hier nur der Erwähnung eines Jacob Böhme oder der Rosenkreuzer, um an eine ewig denkwürdige Epoche in der Geschichte menschlicher Verirrungen zu erinnern. Aber wie viel oder wie wenig auch die Paracelsischen Grundsätze, theils durch ihre nicht selten chaotisch verworrene Gestalt, theils durch ihre öfters nur in der ersten Anlage, gleichsam embryonisch, vorhandene Form, mit einem Worte: durch ihre Unentschiedenheit und Wandelbarkeit, (die freilich meistens mehr den Schriften, als dem Schriftsteller zur Last fällt) [1]), jene Mißbräuche und Entstellungen selbst verschuldet haben mögen, — so gewährt doch dem Historiker die Ueberzeugung keinen geringen Trost, daß die Philosophie in solche Labyrinthe nicht durch Zufall gerathen war, und daß die Ab- und Umwege, auf denen sie sich hindurcharbeiten mußte, um ihre Umgestaltung und gänzliche Wiedergeburt zu erlangen, seit Jahrhunderten in der Ausbildungsweise der Wissenschaft nothwendig bedingt und vorbereitet lag. Mit diesem Maßstabe gemessen, wird die Paracelsische Lehre ein viel günstigeres Urtheil zu erwarten haben, als wenn man sie von dem Standpunkte der Gegenwart aus betrachtet. Sie war ein Ergebniß ihrer Zeit; dies darf der Geschichtsforscher nie aus den Augen verlieren. Somit sind auch ihre Folgen, sowohl die lebendigen Früchte, als die schmerzensreichen Nachwehen, nur nach der Zeit, der sie angehören, zu richten, — mit Rücksicht, mit Nachsicht. Nur dann wird man sie gebührend zu würdigen verstehen, und in dem Studium der Geschichte den reichen Schatz von Erfahrung und Wahrheit finden, der für den kundigen und unparteiischen Sucher darin verborgen liegt. Denn „jede Philosophie hat, wie einer der größten Denker unserer Tage sich ausdrückt, im Ganzen des Ganges eine besondere Entwickelungsstufe und ihre bestimmte Stelle, auf der sie ihren wahrhaften Werth und Bedeutung hat. Nach dieser Bestimmung ist ihre Besonderheit wesentlich aufzufassen und nach dieser Stelle anzuerkennen, um ihr ihr Recht widerfahren zu lassen. Eben deswegen muß auch nicht mehr von ihr gefordert und erwartet werden, als sie leistet. Es ist in ihr die Befriedigung nicht zu suchen, die nur von einer weiter entwickelten Erkenntniß gewährt werden kann. Jede, eben darum, weil sie die Darstellung einer besondern Entwickelungsstufe ist, gehört ihrer Zeit an und ist in ihrer Beschränktheit befangen. Das Individuum ist Sohn seines Volkes, seiner Welt; der Einzelne mag sich aufspreizen, wie er will, er geht nicht über sie hinaus. Denn er gehört dem allgemeinen Geiste an, der

---

1) Vergl. oben S. 21—23.

seine Substanz und Wesen ist; wie sollte er aus diesem herauskommen? — Jede kann also nur Befriedigung für die Interessen gewähren, die ihrer Zeit angemessen sind [1])." —

§. 90.

Schon dadurch, daß Paracelsus mit seinen neuen und kühnen Ideen in die verschiedensten Gebiete der Wissenschaft hineinragt, daß er nicht nur in der Heilkunde, sondern selbst in der Philosophie und Theologie, eine so einflußreiche Stellung behauptet, unterscheidet er sich von allen früheren Aerzten, und hat eine größere Bedeutung, als selbst die größten Aerzte des Alterthums, ein Hippokrates und Galen, denen es niemals gelang, sich über die ärztliche Sphäre hinaus geltend zu machen. Doch abgesehen auch hiervon, ist die Stellung, die Paracelsus als Gründer einer neuen medizinischen Schule einnimmt, wichtig genug, um ihn jenen beiden Koryphäen würdig an die Seite zu setzen. Wenn man die verschiedenen Systeme der neueren Heilkunde seit Paracelsus mit Aufmerksamkeit durchforscht, so wird man in ihnen eigentlich immer nur einzelne Momente seiner Lehre, mehr oder weniger zu einem Ganzen ausgesponnen, wieder erkennen. Nur muß man weder ein enthusiastischer Verehrer, noch ein bitterer Anfeinder jener Lehre sein, und auf die Denkform jenes Jahrhunderts, an welche dieselbe gebunden war, auf die unentwickelte und kunstlose Gestalt, in welcher sie zuerst an's Licht trat, billige Rücksicht nehmen; man muß nicht bloße Fruchtansätze, die zur Ausbildung und Reife zu bringen, Aufgabe der ganzen neueren Zeit sein sollte, sofort für fertige und gereifte Früchte selbst hinnehmen, geschweige über krankhaften Auswüchsen und Produkten einer ungünstigen Witterung den eigentlichen Saft und Kern der Frucht zu genießen vergessen. Dann wird man Paracelsus mit den größten und geistreichsten Naturforschern als einen wirklichen Propheten erkennen, und von Tage zu Tage mehr die Aussprüche seines tiefsinnigen Vorgefühls, die er bald als Ahnung, bald als Gleichniß, in einfachen Worten niederlegte,

---

1) Hegel, Vorlesungen über die Gesch. der Philosophie. Thl. I. S. 59.

in ersprießlicher Deutung bestätigt finden. Wenn man sein System aller entstellenden Umhüllungen entkleidet, und es von dem Staube des kabbalistisch-mystischen Flittertandes befreit, so sieht man deutlich darin die beiden Faktoren enthalten, in die sich die ganze Medizin in den nächsten Jahrhunderten spaltete. In seinen chemischen Ansichten verbirgt es die Wurzeln der nachfolgenden materiellen Systeme, in seinem mystischen Prinzipe den Grund des sich später entwickelnden Dynamismus. Auf den Materialismus baute später Sylvius seine chemiatrische Schule, C. L. Hoffmann seine Humoralpathologie, Friedrich Hoffmann die iatromechanische Lehre, und Stoll's gastrische Theorie, Cullen's Solidarpathologie waren ebenfalls nur Kinder dieser materialistischen Lebensanschauung. Die dynamische Seite bildeten Helmont, Stahl und Brown aus, so daß Paracelsus als der Vater der jetzigen Heilwissenschaft dasteht, wie sie, begünstigt durch die Fortschritte der Anatomie und die umfassenden Reformen in der Philosophie, sich in unseren Tagen gestaltet hat. Und selbst diese Philosophie, — ist Paracelsus nicht auch in ihr Begründer derjenigen Schule, die auf die Medizin und gesammte Naturwissenschaft unseres Jahrhunderts den größten und entschiedensten Einfluß ausgeübt hat? — Die Naturphilosophie, wie sie in Schelling ihre höchste Blüthe, in Oken, Steffens, Kieser, ihre Ausbildung, und durch Jahn, Stark, Burdach, Schönlein ihre Anwendung und Fortpflanzung erlebte, reicht mit ihren ersten Wurzeln bis in die Platonische Lehre hinauf, die, durch verschiedene Chancen hindurch, endlich im Neuplatonismus eine gänzliche Entartung, und später in der Scholastik ihr Grab fand, bis sie, aus dem Staube der Vergessenheit wieder an's Licht gezogen, durch die Paracelsischen Grundsätze diejenige Umwandlung erlitt, die noch der heutigen Naturphilosophie zur entsprechenden Basis dient. Dergestalt ist Pararelsus der Vermittler zwischen der Philosophie des Alterthums und der Neuzeit geworden, und wenn man auch nicht ausschließlich ihm allein diese Stellung einräumen kann, so ist es doch seinem bedeutenden Einflusse auf die gesammte Naturwissenschaft vorzugsweise zuzuschreiben, daß letztere mit der Philosophie in ein innigeres Verhältniß trat, und beide in Gemeinschaft zu einer tieferen Auffassung des Lebens, zu einer lauterern Naturerkenntniß, zur absoluten Wahrheit hinanstrebten. Es würde hier zu weit führen, durch mancherlei Analogieen den gegenseitigen Einklang zwischen der Paracelsischen und naturphilosophischen Lehre nachzuweisen. Nur an wenige Einzelnheiten sei hier erinnert! Die Rolle, welche die Attraktiv- und Repulsiv-Kraft, der Magnetismus, der chemische Prozeß, in der neueren Naturphilosophie spielt, ruft gar deutlich die „Virtus attractiva," den „Magnes microcosmi", das Wirken eines „inneren Alchymisten" bei Paracelsus in's Gedächtniß zurück. Die Erklärung des Lebens als eines nur absolut Begreiflichen und nur vermittelst der intellektuellen Anschauung Erfaßlichen, die Annahme eines allgemeinen Belebtseins der Natur ohne Tod, die Betrachtung des Lebensprozesses als einer bloßen Nach- und Gegenbildung dessen, was in der urbildlichen Welt vorgebildet ist, die Ableitung alles Organischen aus einem Urschleime (bei Oken), die Anschauung des Organismus als eines individuellen Planeten auf dem Planeten, u m. dergl. — alle diese, in der heutigen Naturphilosophie mehr oder weniger feststehenden Ideen und Grundsätze finden ihren Urtypus und ihr Widerspiel in den alten, halbvermoderten Werken des so lange verkannten Theophrastus Paracelsus, dessen System mit Recht einem Baume zu vergleichen ist, der, der Zeit ihren Zoll pflichtend, mit zersplitterten Aesten und erstorbener Rinde, von Aftergebilden bedeckt und großentheils vom Wurme zernagt, krumm und verwachsen auf nacktem Felsen hängt, der aber zugleich noch im Innern lebendiges Mark, und darin eine Fülle schaffender Gewalt herbergt, und so noch lange Blüthen und Früchte treiben wird. Wer der Schöpfer eines solchen Systems zu sein vermochte, der Mann durfte wohl ohne Scheu vor aller Welt von sich selber sagen: „Wohl dem Arzte, der sein Tag vollbracht hatt mit den Arcanis und hatt in Gott und in der Natur gelebt, als ein gewaltiger Meyster des irrdischen Liechts!"

Beilagen.

Beilage A.

Vergl. S. 19.

Testamentum Theophrasti.

In Gottes Namen. Amen. Kundt, wißen vnnd offenbar sey allen vnd jeden, die dis gegenbürtig offen Instrument ansehen, lesen, oder hören verlesen, das nach Christi unsers Lieben Herrn Geburdt, Tausendt, Fünffhundert, im Ain vnd viertzigesten Jar, der vierzehnden Indiction, an sanct Mattheus tag, des heiligen zwölffpotens, den Ain vnd zwantzigsten des Monats Septembris, Mittagszeit, Als regieret der aller heiligst in Gott vatter vnd herr, herr Paulus auß Göttlicher Fursehung der dritt Bapst, des namens, im sibenden iar, in mein offen Notary, vnd hernach benenten Zeugen, darzu sonderlich erfordert vnd erpetten, gegenburt ist persönlich erschinen der Würdig Hochgelehrt herr Theophrastus von Hochenhaim, der Freien Künst vnd Artzney Doctor, wie wol schwachs leibs, an einem Raißpetl sitzendt, aber der vernunfft, Sinnen, vnd Gemüths gantz auffrichtig, Damit er dann ohn Testament vnd Ordnung seiner zeitlichen Güter von dieser welt nicht abschide, So hat derselb Doctor Theophrastus mit vernemblichen worten gantz freymütig, vnd auß rechtem wißen, von niemands dahin bedrangt sein benennig wesentlich geschefft vnd letzten willen dazumahl bekendt, gethan vnd auffgericht, aller maß vnd form, wie hernach begriffen. Von Erst beulicht er sein Leben, Sterben, vnd arme Seel, in schutz und schirm Gottes Allmechtigen, verzweifflicher hoffnung dem Ewig Barmherzig Gott, werde das bitter Leiden, Marter vnd Sterben seines Aingebornen Sohns vnsers Heiligmachers

Jesu Christi, an jene armseligen Menschen nicht laßen unfruchtbar noch verlorn sein, dann sein Begrebnuß hat ihme gedachter Doctor allhie zu sanct Sebastian enthalb der Prucken außerweldt, Man soll jhne auch in der Pfarrkirchen, wie alt breuchig mit Ersten, Sibent, vnd Dreißigsten besingen vnd zu allen Dreyen Besingnussen, ainem jeden armen Menschen vor der Kirchen, auff die Hand einen Pfennig geben, vnnd vertheilen laßen. Zum andern, Maister Hansen Rappelbader Allhie hat er Sechs Gulden verordnet.

Zum dritten, maister Andreen Wendl auch Burger und Balbierer zu Salzburg, hat Er durchaus alle seine Ertznei vnd Kunstbücher, deßgleichen die Stichpflaster vnnd anders was dann die Ertzney vngeferlich gebühret, vnnd zu Zeit seines absterbens in seiner gewaltsam gefunden vnd verhanden sein wirdet, geornet vnnd verschafft, damit zehandeln, zethun vnnd zelaßen, als mit seinem freyledigen Gut.

Zum vierdten, Seinen nächstgesipten Freunden, so zu den Ainsidln in Schweitz wohnhaft sein sollen, Legiert vnd verordnet Zehen Gulden in Münz, doch wo sie in Jarsfrist nach verkündigung seines absterbens vnnd solches Legats, dasselbig nit ersuchen wurden, So ist sein Testamentmachers befelch vnnd mainung, das es nachfolgendt vnter Arm Leut ausgetheilt werde.

Zum fünfften, Sonst zu vnnd in allen andern seinen nachgelassen haab vnd Gütern Instituirt, setzt vnnd benennt Er in gemein zu seinen Erben, Arm, Elend, dürftig Leut, die dann kain Pfründt noch andere Fürsehung haben, denen vnnd vnter dieselben sollen nachbenannt seine Testimentary solch vberbleibendes haab vnnd gut, ihrer gwissen vnnd gutbedanken nach treulichen verspenden vnnd austheilen, Auch darinnen weder gonst noch vngonst, Sonder allein die notturft vnd gebrechen derselbigen Armen Perschonen ansehen, Mann soll auch von solchen Güttern die Schulden, wo er ainiche verlassen wurden, bezalen und abrichten. Damit denn gegenbürtig sein Testament, wenn vorgemelter Testirer, nach willen Gottes Allmechtigen seinen Tag beschlossen, zu entlicher vollziehung gebracht, verricht vnnd würklichen Exequiert werde, So hat er dazumal zu seinen Testamentarien vnnd geschefftherrn erbetten, gesetzt, vnnd fürgenommen den Wohlgelehrten, Achtbaren vnnd fürnemmen maister George Teyssenberger geschwornen Hofprocuratorn, vnnd Michaeln Setznagl Burger zu Salzburg, welche den haid zugegen gewesen, auff anzogens des Testirers bettlich anlangen, solche bürde vnnd testamentliche Execution, willig an vnnd auff sich genommen haben, Denselben Testamentarien sament vnnd besonder, hat mehr genannter Testirer vollmechtigen gewalt vnd macht geben, thut das auch hie mit wissentlich in Krafft diß offnen Instruments, sich nach seinem todt aller seiner verlaßner Güter, aigen gewalts zu vnterfachen, in verwahrnuß zu bringen, auch alles vnd jedes nach vermög diß gegenbürtigen testaments, davon zevolziehen, daneben anders zehandeln, zethun vnd zelaßen, was den Testamentarien, von rechts wegen oder guten Gebrauch nach in solchen Fall zu verrichten zusteht vnnd gebürt, wie dann sein hochvertraun zu ihn stet. Sie wißen vnd werden darinnen das best bedenken, handlen vnnd fürnemen, Ordnet und schafft darauf ainem jeden derselben seiner Testamentary, für sein mühe, fleiß vnnd arbeit Zwelff gulden in Münz, Das alles vnd jedes ist mehrgedachten Theophrastus Testament vnnd geschefftsordnung gewesen, auch willen, das es dermaßen, oder doch wie ein Codicill, glaubsbevelch, oder aber legatum ad pias causas soll bestand vnnd fürgang haben, auff weg vnd formats wären all nottürfftig Punct vnd Clausulen zu disem villeicht von recht not und dinstlich hirinnen lauter außgedruckt vnnd ermeldet, Bathe darauff mit aignem Mund nachbenennt Leuth vorbegriffner aller vnnd jeden eingedenk vnd zeugen zeseyn, daneben mich offnen Notarj mit ersuchung meines ampts angelangt, ihm seine Testamentarien vnd andern wen dises bedrifft, aber vorbeschriebene ains oder mer offen Instrument zemachen vnd zegeben. Beschehen zu Salzburg in der behausung und Wirtshaus zumweissen Roß genannt, im Chay gelegen, vnd im klainen Stübel daselbß, darin dieser Zeit die benannter Testamentmacher beherbergt gewesen. An Jar, Indiction, Tag, Stund, Monat, vnnd Babstum, wie oben begriffen.

Vnnd sindt dabei gewesen, der Edel vest Melchior Spåch Stattrikter zum Hållein, auch die Erbern beschaiden Andree Setznagl, Hans Mülberger, Ruprecht Strobl, Sebastian Groß, zu offt bemelten Salzburg vnd Steffan Waginger zu Reichenhal Burgern, vnd Claus Frachmair, diser Zeit des Gestirers diener, Zeugen zuvor bemelten sachen sonderlich erfordert vnnd erbetten.

Vnnd vann ich Hans Kalbssor ain beheyrather Clerik Salzburger Bistumbs, aus Kyserlichem gwalt offner Notarj, bey vorbemelts Testaments vnd lesten willensordnung, auch allem vnnd jedem anderm, wie hier oben verschriben, sampt vorbenenten Zeugen Persehnlich zugegen gewesen bin, solchs gesehn vnd gehört, hab darumben diß offen Instrument, durch einen andern trewlichen geschrieben, darüber gemacht, vnterschriben, vnd in diser Form bracht, auch mit meinem gewonlichen Namen vnd Zaichen bezaichen, zu verkund vnd glauben aler vorbegriffner, darüber ersucht vnd soxderlich erbetten.

Inventarium.

Infentarie und Beschreibung, der Hab und Güetter, so der Würdig hochgelehrt Herr Doctor Theophrastus von Hochenhaim, der freyen Kunst und Artzney Doctor, hie zu Salzburg nach seinem Absterben verlassen hat. Auff Begeren und anhalten der Wolgelehrten, Achparen vnnd furnemen Mayster Georgen Teyssenberger, Hoffprocurators, vnnd Michåln Setznagels daselbst zu Salzburg, als ehegemelts Doctors Theophrasti auffgerichten Testaments, verordnet Geschefftherrn, durch mich Hansen Kalbssoren offnen vnnd derhalben berüfften Notari, in derselben Testamentari, und nachbenannten erfordeten Zeugen beysein aufgericht, beschehen, Laut also:

Erstlich aus zwayen Reitpulgen, so in einem trühel (welches ehegenannt Testamentari vor, und ich Notari von geistlicher Obrigkeit wegen, nach Absterben gedachts Doctors verseantirt, und dazumal allenthalben noch unvermayligt, aigentlicher besichtigt und gefunden haben) auff heut verspert gelegen, ist beschriben worden.

Item Hungerischer Golt Gülden fünffzehen.

Mehr ein Saltzburgischer Ducaten.

Fünf Güldinn Ehrpfennig, groſſ, vnd klain, wegendt alle achthalb lot, vnd ain halbs quintlin.

Ein vergulter Sylberin Jochimstahler, wigt anderthalb lot, ain sechszehntail.

Sechs Teutsch sylberin Ehrpfennig klein vnd groß, wegendt alle neunthalb lot.

In ainem peutelin vier vnd virtzig klain vnd groſſ sylberinen Medeuen oder alt haidnisch pfennig, wegendt alle sammen achtzehendhalb lot.

Zween Guldin Ring, ainer mit Topazion, vnd der ander mit ainem geschmeltzten blawen Stein versetzt, wegen bayde anderhalb lot drey sechzehnthail.

Drey stuck, so man für gedügen oder Waschguld gehalten wegen mit einander fünff lot.

Aber ein Stauffelgüldigs Aertz, wigt ain lot, ain quintl.

Ein güldin ketlin von Mülstainen wigt drei lot anderhalb quintl.

Ein geschraubte silberne Kugel, an ainem silberin kettl, wigt acht lot vnd ein Quintl.

Ain silberin eingesetzt Trinckgeschirr mit 9 Pechern, ist das oberst sampt dem vbirlügk vnnd vnterist knort, auch innen vnnd aussen vergült, desſgleichen an dem ainen Füss zerprochen, aber die drinnen verhanden, wigt alles durcheinander vir mark, vnd dritthalb lot.

Ain ander innen und aussen vergült vblerügk, knort, silberin Trinkgeschürr, auf dreyen Apflen, wigt zway und zwainzig halb lot.

Ein silberin ausgestochen Kandel, mit vergülter Klaidung, wigt zwo Mark trey lot.

Ain silberin Köchel mit Löwenköpfflen wigt achthalb lot ein halb quintl.

Ain silberin Schyimpecher, mit vergulten Raislen, wigt 9 Lot, zum Thail gekrümbt oder zerprochen.

Zwo klaine sylberine verdeckte-Ertzneypüchsel, wegen vir lot, trey quintel vnd zween sechzehntheil.

Ain klein silberin gestochen Schaelel wigt 4 lot, 1 sechzenteil.

Allerlei Klain pruchsilber, wigt anderhalb lot zway sechzehnthail.

Ain Corallen, gefasst in vergült silber, wie ein Schenkel geformbt, wigt anderthalb lot, trey sechzehen Thail.

Fünff stück Aingkürn, vnd ein Behaimischer rauher Amettist, alles vngefasst.

Aine runde in silberin drat verfasste Cristallen, wigt alles siben lot, vnd ein halb quintl.

Ein ander runde vnd flache Cristalln auch in silber gefasst wigt zway lot, vnd anderthalb quintl.

Mehr eine runde flache ungefasste Cristalln.

In ainem schwarzen liderin Säcklein drey zerprochnen Stuck von einer Cristalln.

Trey Stüffelbraun Aertz.

In einem hültzen weissen püchseln ein schon geformirter Handstain.

Aber in einem hültzen püchsslen, ein unbekander Stain in grünen Wachs verfast (Nota, die Bildnuss ist in das Invendari in Wachs gedruckt).

Ein roth alt samaten Goller mit schwarzkröpflin gefüttert.

Ein aschenfarb damasten Leibrock, ohn Ermel.

Ein roth damascken Wappenrock mit Ermeln.

Ein roth gut damassken Wammes.

Ein roth damasscken Schläppl.

Ein roth damasscken Peutl.

Ein schwartz alts damasscken schläppel.

Ein roth wullen Leibrock mit weissen Kröpflen.

Ein schwartz halb burstater Rock mit Fuchswammen gefütert.

Ein schwartz Schambotene Böhaimische Reutkappen.

Ein schwartz wullen Schläppl.

Ein schwartz parhaten Leibrock.

Ein liderin Gsäss vnd wamess.

Ein ganz wullen weiss par hosen.

Drei rote Schläppen.

Ein schwarzer abgetragener Wappenreut Rock dabei.

Ein Kappen, ist alles ainfach.

Ein schwartzer Barchanter Mantl.

Ein ganz liderin par Hosen.

Ein schamlotener Prustfleck.

Ein grawer parchaten wappenkittel.

Ein Mäderin Hauben.

Ein roth wullen par Hosen.

Ein guldene gewundene schnür umb einen hut.

Drey Hemet mit guldin schönen krägen.

Mehr drey Krainerische Hemet mit knüpffter Arbeit.

Noch ein abgetragen Hemet.

Zwei Stückel Leinwat, halten 13 eln.

Ein eln weiss Augspurger parchat.

Ein Reuthamer und ein eysene Züntpüchsen.

Ein Messerle vnd ein käppl in einer schaid mit sylbernen beschlächt.

In ainer schaid trey Behaimische Messer von Sandl.

Ein par Stiffel, Reutsack, vnd Sporn.

Ein schwartzer Reuthut.

Ein geschmelzter Tussäcken, ist unbeschlagen.

Mehr genannts Doctor Theophrasti täglicher Wäschger, darin zween schlussel gefunden, darbei hangt auch ein klain unbeschlagen Prächsen.

Mehr benennts Doctors silberin Petschafft.

Ein Füteral von einer Ellendshaut, darbei ain Elend klaw.

Ein pergamenten Kundschafftbrieff von der Statt Willach von wegen absterbens des Theophrasti Vatter.

Concordiae Bibliorum.

Bibliam parva forma.

Novum Testamentum.

Interpretationes Hironymi super Euang. in duobus libellis eiusdem formae.

Ein gedruckt vnd siben geschribne Artzney Bücher, und sonst allerlei anderer collectur.

Mehr etliche vnnd allerley geschribne Collectur in Theologia, so Theophrastus soll concipirt haben.

Etliche Püchsel vnd Scütel, darinn allerley Pulver, pflaster, Vnguent vnd anders, der Ertzney zugehörig.

In einem alten Wätschger etliche runde flache Eysen mit leder beschlagen, wie dazumahl geacht, zum wasserheben gehörig, darbey siben klaine aiserne stangel.

In ainem hochen sack allerlei hültzen Dräwerk, Form vnd Instrument, wie man das wasser heben soll.

So haben auch vermelt herrn Testamentari damals angezeigt, wie das sie auff vnd zu allerley nottürfftigen aussgaben gegen gebürlicher Rechnung verschiner Zeit, noch in leben, vnd aus bevelch Doctors Theophrasti, vber vnnd auserhalb dem Gold, so hie oben Inventirt, auss desselben Theophrasti Güttern, Maister Andreen zugestellt vnnd geben haben 16 Dugaten in Golt.

Beschehen und beschrieben zu Salzburg in mehr genannd, Michaeln Setznagels gewohnlicher Herberg an sanct Lucastag den 18ten des Monats Octobris, Als man zelt von Christi unsers lieben Herrn Geburt, Tausend fünff hundert, vnd im ain vnd vierzigsten Jar, vnd sind dabei gewesen die Erbern Maister Leonhard Sultzberger, Goldschmid, Andres Wendel, vnd Rubrecht Strobl all Burger zu mehrbestimmbtem Saltzburg, als Zeugen zu vorbeschribner Invendation erfordert berüfft, vnnd sonderlich erfordert.

Hans Kalbssor, auss Kaiserlicher Gewalt offner vnd vorbeschriebner Inventation berüffter vnnd requirirter Notari., hat sich zu vrkund vnd Glauben aller vorbeschribner hie mit aigne Hand vnterschriben.

Beilage B.

Vergl. S. 23.

Verzeichniß der Schriften des Paracelsus nach deren Ausgabe von Johann Huser bei Zetzner in Straßburg. 1616 — 1618. 3 Bde. fol.

Erster Band.

1. Paramirum de quinque entibus morborum omnium.
2. Liber de generatione hominis.
3. Paragranum de 4 columnis Medicinae.
4. Chronica des Landes Kärnthen.
5. Defensiones und Verantwortungen gegen etliche Verunglimpfungen seiner Mißgönner.
6. Labyrinthus medicorum errantium.
7. Das Buch vom Tartarus d. i. vom Ursprung, Ursach und Heilung des Sandes und Steines.
8. De viribus membrorum 2 Bücher, sammt einem Fragmente de conservatione 4 elementorum in homine.
9. De primis essentiis ein Büchlein.
10. Vom Ursprung und Heilung der Pestilenz.
11. Ein Büchlein von der Pestilenz an die Stadt Sterzingen.
12. De morbis ex Tartaro oriundis libri duo (ex Manuscr. Joh. Montani et aliorum cum ipsius Auctoris explicationibus).
13. Liber de Icteritiis (ex Mss. Joh. Montani cum anotationibus Auctoris).
14. Libri 14 Paragraphorum (ex Mss. Joh. Montani et aliorum cum declarationibus Auctoris)
15. Neun Bücher in der Arzney, von welchen aber das dritte von dem Auctor nicht vollendet worden ist.

16. Zwei Bücher vom Podagra.
17. Vom Ursprung, Ursach und Heilung morbi caduci oder Epilepsiae.
18. De caduco matricis (suffocatione matricis).
19. De morbis ex incantationibus sive impressionibus inferioribus (ex Mss. alterius).
20. Theorica schemata sui typi de morbis aliquot generaliter agentes (ex Mss. aliorum).
21. Etliche Consilia medica.
22. Commentaria in Aphorismos Hippocratis.
23. Gründlicher Unterricht vom Aderlassen.
24. Vom Purgiren in der Aderlaß.
25. De Urinis, Pulsibus et Physiognomia.
26. De modo pharmacandi 4 Tractat.
27. Archidoxis Theophrasti Paracelsi pars prima in neun Büchern.
28. De renovatione et restauratione ein Buch.
29. De longa vita (teutsch, und in's Lateinische übersetzt von Joh. Oporinus).
30. De praeparationibus lib. 42.
31. De natura rerum 9 Bücher.
32. De Tinctura Physicorum.
33. Liber Vexationum (Vexierbuch) sonst Coelum philosophorum.
34. Thesaurus Alchymistarum.
35. De transmutationibus metallorum 10 Bücher, wovon aber die ersten 8 fehlen.
36. Manuale de Lapide Philosophorum (zweifelhaft).
37. Ratio extrahendi ex omnibus Metallis Mercurium, sulphur et crocum.
38. Herbarius, sive de virtutibus herbarum, radicum, seminum etc. Germaniae, Patriae et imperii.
39. Von dem Natürlichen, erstes Buch.
40. In Macri quaedam poëmata de virtutibus herbarum, radicum etc. explicationes et observationes admodum utiles per Joh. Oporinum ex ore dictantis Paracelsi exceptae.

41. Liber Principiorum von Schlangen, Kröten u. s. w. was ihr Nutzen und Brauch in der Arzney sey.
42. De Thermis d. i. von den natürlichen Bädern, 5 Tractat.
43. Vom Bade Pfeffers ein besonders Büchlein.

Zweiter Band.

44. Philosophia ad Athenienses, sive (ut alibi legitur) ad Uticenses; (wahrscheinlicher ad Athesienses, an die Etschländer d. i. Trienter, sive ad Udinenses, d. i. an die von Udine oder Weiden in Friaul) 3 Bücher.
45. Philosophiae de generatione et fructibus Elementorum libr. 4.
46. Philosophiae de generatione hominis libellus.
47. De Meteoris ein Buch in 10 Capiteln.
48. Tabula generalis, omnes impressiones meteoricas comprehendens.
49. De generatione metallorum, 2 Tractate, (der 2te ist nicht vollendet).
50. Philosophia de divinis operibus et factis, et de secretis lib. 28 (einige Bücher sind ganz, andere zum Theil verloren).
51. Philosophia occulta (ex Mss. Montani)
52. De imaginibus d. i. von allerley Bildwerk und Figuren.
53. Philosophiae Tractatus 5.
54. Vom Fundament und Ursprung der Weisheit und Künste, 3 Tractate.
55. Philosophia sagax, oder astronomia magna, 4 Bücher.
56. Das Buch Azoth, oder de ligno et linea vitae.
57. Archidoxis magicae, 7 Bücher.
58. Auslegung 30 magischer Figuren, welche zu Nürnberg im Karthäuser Kloster gefunden worden, und noch allda mit besonderm Fleiße sollen Aufbehalten werden.
59. Verschiedene Prognostica, auf das Jahr 1530, 1537, u. s. w
60. Verbesserte Auslegung über einige Capitel der Weissagungen, welche Joh. Lichtenberger beschrieben.
61. Auslegung des Kometen von 1531.
62. Auslegung des Kometen von 1532.
63. De Eclipsi solis.

64. Apocalypsis Hermetis.
65. Secretum magicum von drey gebenedeyten magischen Steinen.
66. Lumen naturarum.
67. Von Bereitung des gebenedeyten philosophischen Steines, sammt dessen Subjecto, Natur u. s. w. (ex Mss. D. Caspari vom Hoff).

Dritter Band.

68. Der großen Wundarzney 3 Bücher.
69. Von den Imposturen, welche in den Frantzosen gebraucht werden; item von derselben Corrigirung und Abschaffung, 3 Bücher.
70. Vom Ursprung und Herkommen der Frantzosen sammt derselben Heilung 8 Bücher.
71. Von frantzösischen Blättern, Lähmung, Beulen u. s. w. 10 Bücher.
72. Spittalbuch.
73. De ligno gallico (guiaco).
74. Holzbüchlein (vielleicht von einem Andern zusammengetragen).
75. Bertheoneoe, 3 Bücher.
76. Das Buch von offenen Schäden, so aus der Natur geboren werden, 7 Bücher.
77. Von Oeffnung der Haut und ihrer natürlichen Verletzung, 2 Bücher.
78 Libri chirurgici 3.
79. Von Apostemen, offnen Schäden und andern Gewächsen am Leibe in 62 Capiteln.
80. Prolectiones chirurgicae de vulneribus.
81. Von Wunden, offnen Schäden und den Franzosen 3 Bücher.
82. Chirurgia parva de cura vulnerum.
83. Rhapsodie eines chirurgischen Buches von den Wunden in 6 Büchern, von welchen das 3. 5 und 6 vermißt werden.
84. Manuale I et II.

Beilage C.

Vergl. S. 25.

Urtheile über Paracelsus

1. Urtheil des Jordanus Brunus († 1600) über Paracelsus.

Paracelsus, der weder griechisch noch arabisch, ja nicht einmal vollkommen lateinisch verstand, hat gleichwohl augenscheinlich eine tiefere Kenntniß der Heilkunst und Heilmittel inne gehabt, als Galenus, Avicenna und alle Doktoren und derselben Anhänger, die sich lateinisch vernehmen lassen. — Sein höchstes Lob ist, daß er zuerst wiederum die Medizin als Philosophie behandelte, — und magische Mittel anwendete, wo die gemeinen physischen und chemischen nicht hinreichten. Dadurch gelang es ihm öfter, z. B. einen Epileptischen zu heilen, welchen die Physiker und Chemiker bereits aufgegeben hatten. *)

2. Urtheil des Franz Baco von Verulam über Paracelsus.

Paracelsus ist kühn und wagt allerlei Meinungen, gleichsam auf's Gerathewohl. Seine Dreiheit der Prinzipien ist jedoch kein unnützer Einfall, und gränzt zum Theil nahe an die Wirklichkeit der Dinge. — Uebrigens mischt er sehr oft Göttliches mit Natürlichem, Heiliges mit Gemeinem, und Wissenschaftliches mit Träumereien, ja völligem Unsinn. Auch vermehrt er noch das Verdrüßliche der Versuche durch allerlei Neuerungen.

*) Edit. 1584. Venet. 12. p. 61. 65. 77.

Unter allen seinen Anhängern mißgönne ich ihm nur allein den Dänen Peter Severin, — — der mit vieler Kunst sogar die Lügen seines Meisters recht artig als Fabeln vorzubringen weiß, daß sie gefallen, statt zu mißfallen. — — Vorzüglich aber lobe ich an Beiden, daß sie Jedermann mit so dringenden Worten vor den Richterstuhl der Erfahrung berufen. *)

3. Urtheil des Joh. Bapt. van Helmont über Paracelsus.

Paracelsus war ein Vorläufer der wahren Arznei, von Gott gesandt und mit der Wissenschaft ausgerüstet, die Körper durch Feuer zu zerlegen, und seine vortreffliche Kuren haben ganz Deutschland in Bewegung gesetzt. **)

Paracelsus war ein Mann von hohen Gaben im Lichte der Natur: er wußte jedoch vieles bloß aus Erfahrung gewisser geheimer Mittel und ihrer Praxis, die er von allerlei Leuten aufgetrieben und erlernt hatte, als daß er selbst den rechten Grund immer erkannt hätte. ***)

Paracelsus war ein Mann von vortrefflichem Verstande, in allen Dingen wohl erfahren, und fast glücklich; und er meinte, daß die Wissenschaft unter den Deutschen nur deutsch reden sollte. — Ein spitzfindiger, hochverständiger Mann, der sich mit den nichtigen Träumen der Siebenschläfer, die vor ihm lehrten, nicht wollte genügen lassen. ****)

Paracelsus war eine Zierde des ganzen Deutschland, und die Schmähungen, die gegen ihn ausgestoßen wurden, sind nicht einer tauben Nuß werth. Von seiner Gelehrsamkeit, Weisheit und seinen Kunstgaben, wovon alle dessen Schriften voll sind, will ich nicht erst viele Worte machen, wäre auch viel zu geringe dazu. Auch ist derselbe fürwahr nicht zu tadeln, daß er

*) Opp. omnia. Amstel. 1712. fol. 74.
**) Ortus medicinae novus etc. Vorrede.
***) ibid. von der Pest. Cap. 2. 3. 6.
****) ibid. vom Tartarus. Cap. 3.

statt der unnützen Physik, die in den Schulen insgemein gelehrt wird, die magnetische Kraft bekannt gemacht und die wirkliche Scheidekunst aufgebracht hat: weswegen derselbe mit Recht den Namen Monarch der Arkanen sich erwarb und verdiente. *)

4. Urtheil des Libavius über Paracelsus.

Opera Paracelsi sunt cloaca, monstrosa jactantia, ruditate, temeritate conflata. **)

5. Urtheil des Herrmann Conring über ihn.

Paracelsus est monstrum hominis, in perniciem omnis melioris conditionis natus, qui absurda, inaudita, perniciosa et summe impia dogmata in artem et philosophiam universam introduxit eamque omnem suis sordibus conspurcavit. ***)

6. A. F. Hecker's Urtheil über ihn.

Ein Mann ohne alle wissenschaftliche Bildung konnte kein System haben. †)

7. Urtheil J. G. Zimmermann's über ihn.

Er lebte wie ein Schwein, sah aus wie ein Fuhrmann, fand sein größtes Vergnügen in dem Umgang des liederlichsten und niedrigsten Pöbels, und war die meiste Zeit seines ruhmvollen Lebens hindurch besoffen; auch scheinen alle seine Schriften im Rausche geschrieben. ††)

8. K. Sprengel's Urtheil über ihn.

Er war ein Mann, der der Wahrheit zu huldigen und seine Meinungen den Aussprüchen der Vernunft zu unterwerfen wenig

---

*) ibid. v. d. magnet. Wunderkuren. Cap. 51. 52. 53.
**) Alchym. I. Cap. 1.
***) Introduct. in art. med. lib. III, p. 53.
†) Die Heilkunst auf ihrem Wege z. Gewißheit ꝛc 1819. S. 67.
††) Von der Erfahrung in d. A. K. 1763. II. S. 121.

gewohnt war, und allen theosophischen Unsinn, der von einzelnen Männern vor ihm stückweise vorgetragen war, in einem vorgeblichen (kabbalistisch-theosophischen) System vereinigte. *)

9. K. G. Neumann's Urtheil über Paracelsus.

Wer kann ein Buch von Theophrastus in die Hand nehmen, ohne sich sofort zu überzeugen, daß der Mann wahnsinnig war! **)

*) Gesch. d. A. K. 1827. III. §. 206. 228. u. a. v. O.

**) Von den Krankheiten des Menschen. IV. 513.

Druckfehlerverzeichniß.

Seite XI Zeile 2 v. u. st. 1618 l. 1603.
— 6 — 14 v. o. statt Aufseherinn lies Aufseherin.
— 23 — 6 v. o. in der Anmerk. 3. statt A chidoxis l. Archidoxis.
— 39 — 14 v. o. statt einen lies einem.
— 59 — 2 v. o. statt unstetes lies unstätes.
— 66 — 1 v. u. in der Anmerk. statt übe m lies übeln.
— 82 — 1 v. u. in der Anmerk. statt i nit lies init.
— 84 — 7 v. o. statt annerkennen lies anerkennen.
— 87 — 4 v. u. in der Anmerk. 2. statt schl eßen l. schließen.
— 91 — 6 v. u. im Text statt σύρροια lies σύῤῥοια.
— 92 — 16 v. o. statt sinden lies finden.
— 112 — 9 v. o. statt diesen lies diesem.
— 125 — 6 v. u. im Texte ist hinter „alte" statt des Punkts ein Komma zu setzen.
— 132 — 5 u. 6 v. u. im Texte st. Minister l. Magister naturae.
— 134 — 4 v. u. im Texte statt zur lies zu.
— 151 — 12 v. v. statt trocken n lies trockenen.
— 164 — 1 v. u. im Texte st. Krank eit l. Krankheit.
— 166 — 13 v. u. im Texte st. gerursacht l. geursacht.
— 167 — 9 v. u. im Texte st. Krakheit l. Krankheit.
— 171 — 9 v. o. ist nach „Herzens" ein Komma zu setzen.
— 178 — 1 v. o. Ekklampsie l. Eklampsie.
— 179 — 5 v. u. im Texte st. erklärt sich l. erklärt er sich.
— 185 — 11 v. u. im Texte st. Mord l. Mond.
— 188 — 5 v. o. st. Wasser l. Wassers.
— 203 — 11 v. u. im Texte st. spiele l. spielt.

FSC
www.fsc.org
MIX
Papier | Fördert gute Waldnutzung
FSC® C083411

Zeitfracht Medien GmbH
Ferdinand-Jühlke-Straße 7
99095 Erfurt, Deutschland
produktsicherheit@kolibri360.de